国家卫生健康委员会"十三五"规划教材

全 国 高 等 职 业 教 育 教 材

供康复治疗技术专业用

儿 童 康 复

主　编　李　渤　程金叶

副主编　方　琼　颜益红　孟　伟

编　者（以姓氏笔画为序）

王丽婷（聊城职业技术学院）

方　琼（合肥职业技术学院）

孙来信（聊城市东昌府区妇幼保健院）

李　渤（聊城职业技术学院）

孟　伟（雅安职业技术学院）

徐智春（大庆市人民医院）

程金叶（郑州大学第一附属医院）

蔡振存（沈阳医学院附属中心医院）

颜益红（长沙卫生职业学院）

人民卫生出版社

图书在版编目（CIP）数据

儿童康复 / 李渤，程金叶主编 . —北京：人民卫
生出版社，2019

ISBN 978-7-117-28461-5

Ⅰ.①儿…　Ⅱ.①李…②程…　Ⅲ.①小儿疾病 – 康
复医学 – 职业教育 – 教材　Ⅳ.①R720.9

中国版本图书馆 CIP 数据核字（2019）第 131219 号

人卫智网	www.ipmph.com	医学教育、学术、考试、健康，购书智慧智能综合服务平台
人卫官网	www.pmph.com	人卫官方资讯发布平台

儿 童 康 复

主　　编：李　渤　程金叶

出版发行：人民卫生出版社（中继线 010-59780011）

地　　址：北京市朝阳区潘家园南里 19 号

邮　　编：100021

E - mail：pmph @ pmph.com

购书热线：010-59787592　010-59787584　010-65264830

印　　刷：北京铭成印刷有限公司

经　　销：新华书店

开　　本：850×1168　1/16　印张：14　插页：8

字　　数：443 千字

版　　次：2019 年 9 月第 1 版　2025 年 4 月第 1 版第 13 次印刷

标准书号：ISBN 978-7-117-28461-5

定　　价：49.00 元

打击盗版举报电话：**010-59787491　E-mail：WQ @ pmph.com**

（凡属印装质量问题请与本社市场营销中心联系退换）

修 订 说 明

《"健康中国 2030"规划纲要》指出："加强康复、老年病、长期护理、慢性病管理、安宁疗护等接续性医疗机构建设""加大养老护理员、康复治疗师、心理咨询师等健康人才培养培训力度"。近年康复治疗技术专业和康复治疗师职业显示了强劲的发展势头和成长的活力,反映了医疗和康复领域对专业人才培养及人力资源的迫切需要。为了认真贯彻落实党的二十大精神,更好地服务康复专业教育的发展,提升康复人才培养水平,人民卫生出版社在教育部、国家卫生健康委员会的领导下,在全国卫生职业教育教学指导委员会的支持下,成立了第二届全国高等职业教育康复治疗技术专业教育教材建设评审委员会,并启动了第三轮全国高等职业教育康复治疗技术专业规划教材的修订工作。

全国高等职业教育康复治疗技术专业规划教材第一轮 8 种于 2010 年出版,第二轮主教材 17 种于 2014 年出版。教材自出版以来,在全国各院校的支持与呵护下,得到了广泛的认可与使用。本轮教材修订经过认真的调研与论证,在坚持传承与创新的基础上,积极开展教材的立体化建设,力争突出实用性,体现高职康复教育特色:

1. **注重培育康复理念** 现代康复的核心思想是全面康复、整体康复。整套教材在编写中以建立康复服务核心职业能力为中心,注重学生康复专业技能与综合素质均衡发展,使其掌握康复治疗技术的特点,增强实践操作能力和思维能力,能够适应康复治疗专业的工作需要。

2. **不断提升教材品质** 编写遵循"三基""五性""三特定"的原则,坚持高质量医药卫生教材的一贯品质。旨在体现专业价值的同时,内容和工作岗位需求紧密衔接,并在教材中加强对学生人文素质的培养。本轮教材修订精益求精,适应需求,突出专业特色,注重整体优化,力争打造我国康复治疗技术专业的精品教材。

3. **紧密围绕教学标准** 紧紧围绕高等职业教育康复治疗技术专业的教学标准,结合临床需求,以岗位为导向,以就业为目标,以技能为核心,以服务为宗旨,力图充分体现职业教育特色。坚持理论与实践相结合,实践内容并入主教材中,注重提高学生的职业素养和实践技能,更好地为教学服务。

4. **积极推进融合创新** 通过二维码实现教材内容与线上数字内容融合对接,让学习方式多样化、学习内容形象化、学习过程人性化、学习体验真实化。为学习理解、巩固知识提供了全新的途径与独特的体验,体现了以学生为中心的教材开发和建设理念。

本轮教材共 17 种,均为国家卫生健康委员会"十三五"规划教材。

教材目录

序号	教材名称	版次	主编
1	人体解剖学	第1版	陈 尚 胡小和
2	基础医学概要	第2版	杨朝晔 倪月秋
3	临床医学概要	第2版	胡忠亚
4	运动学基础	第3版	蓝 巍 马 萍
5	人体发育学	第1版	江钟立 王 红
6	康复医学导论	第1版	王俊华 杨 毅
7	康复评定技术	第3版	王玉龙 周菊芝
8	运动治疗技术	第3版	章 稼 王于领
9	物理因子治疗技术	第3版	张维杰 吴 军
10	作业治疗技术	第3版	闵水平 孙晓莉
11	言语治疗技术	第3版	王左生 马 金
12	中国传统康复技术	第3版	陈健尔 李艳生
13	常见疾病康复	第3版	张绍岚 王红星
14	康复辅助器具技术	第2版	肖晓鸿 李古强
15	社区康复	第3版	章 荣 张 慧
16	康复心理学	第3版	周郁秋
17	儿童康复	第1版	李 渤 程金叶

第二届全国高等职业教育康复治疗技术专业教育教材建设评审委员会名单

数字内容编者名单

主　编　李　渤　程金叶

副主编　方　琼　颜益红　孟　伟

编　者（以姓氏笔画为序）

王丽婷（聊城职业技术学院）

方　琼（合肥职业技术学院）

孙来信（聊城市东昌府区妇幼保健院）

李　渤（聊城职业技术学院）

孟　伟（雅安职业技术学院）

徐智春（大庆市人民医院）

程金叶（郑州大学第一附属医院）

蔡振存（沈阳医学院附属中心医院）

颜益红（长沙卫生职业学院）

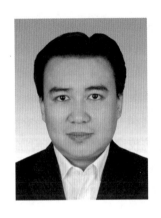

李渤,中国康复医学会康复医学教育专委会秘书长、全国卫生职业教育专业建设指导委员会康复治疗类专业指导委员会委员。国家职业教育康复治疗技术专业教学资源库子项目负责人。先后担任康复治疗技术专业康复评定技术、作业治疗技术、人体发育、儿童康复等课程主讲教师。主持山东省高等职业教育康复治疗技术专业教学指导方案。主持或参与省级课题6项,获得山东省软科学成果奖二等奖1项、三等奖3项。主编规划教材5部。

寄语:

我国儿童康复事业发展速度较快,如何使我国儿童康复事业沿着科学、规范、正确的轨道健康发展,已经成为全国儿童康复工作者共同关注的课题。本教材较为全面地介绍了儿童康复评定、康复治疗理念、理论与技术的相关内容,重点阐述当前临床常见相关疾病及各类特殊儿童的康复。希望同学们能认真学习本课程,利用本教材及数字融合资源,掌握儿童康复的理论知识,提升儿童康复各项康复操作技能。

主编简介与寄语

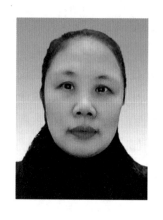

程金叶,讲师。现任河南省物理医学会副会长兼常任理事。1988 年 7 月至今一直在郑州大学第一附属医院工作。从事临床康复治疗及教学任务 20 余年,是郑州大学第一附属医院从事康复治疗工作的第一人。2004 年在院长和科主任的大力支持下组建了郑州大学第一附属医院神经康复中心。工作期间除完成临床工作外,还承担了郑州大学临床医学系五年制和七年制康复医学的教学任务,且以外聘教授的身份承担了河南省多所医学院校康复专业言语治疗学、运动疗法等课程的教学任务。曾赴中国康复中心、香港沙田医院、香港伊丽莎白医院等知名医院进修学习。发表论文数篇,主编国家"十三五"规划教材(国际留学生专用)1 部,副主编教材 2 部,参编规划教材 2 部。

寄语:

孩子是家庭的希望,是国家的未来,是全社会备受关爱的群体。作为一名中国儿童康复的医学生,有责任为我国儿童康复事业的发展、为孩子的身心健康带来全面的保障。儿童康复医学的发展和进步,将为更多需要帮助的孩子带来健康,因此希望同学们刻苦学习,全面掌握儿童康复的相关知识和技能,全身心地投身于儿童康复事业之中,为我国儿童康复亚专科的发展做出重大贡献。

前　言

儿童康复是高职康复治疗技术专业的专业课程，随着经济快速发展和重工业对环境的污染，儿童致残疾病越来越常见，本课程是主要培养学生具备必要的儿科疾病的基本知识、儿童康复治疗职业素质和较强的实践能力的一门课程。目前国内高职康复治疗技术专业的儿童康复教材较少，本书促使人们从康复医学角度来认识和处理儿童疾病及满足特殊的儿童康复需求，对提高特殊儿童的生活质量、帮助其回归社会开辟了一条阳光大道。

近年来，随着社会的进步以及康复工程学的迅速发展，儿童康复已经从 20 世纪 80 年代以儿童脑瘫康复为主，发展为针对儿童不同疾病及不同功能障碍的康复，儿童康复医学已经形成较为完整的和独立的理论和康复治疗技术体系。本教材认真落实党的二十大精神，以儿童康复治疗工作岗位的实际需求和人才培养目标的要求为依据，以工作过程系统化为导向，精选教材内容，构建教材体系，突出康复治疗技术专业的特色和高职教学特点。为了让学生能实现"早临床、多临床、反复临床"的目标，在部分常用治疗技术前增加以临床案例为核心的任务导入，帮助学生将治疗技术融合在临床的治疗过程中。为了让高职学生能熟练掌握常用治疗技术，我们精选每一个治疗技术，从概念、原理、方法、临床应用等多方面详细介绍，让学生能在学中做，做中学，培养学生职业能力和灵活运用所学知识的能力。

本书的编写力求规范、正确、通俗、实用。本书主要分为三部分：第一部分包括第一章到第三章，为绪论、儿童康复评定、儿童康复治疗技术；第二部分包括第四章到第七章，为各种具体疾病的康复，突出实用性、科学性；第三部分为实训指导。本书为融合教材，有丰富的数字资源，将理论教学内容与实践教学技能训练有机结合，充分体现教材的针对性、应用性、实效性。

本书在编写过程中，得到了康复医学界同人和各编者所在学校或单位的大力支持，在此表示诚挚的谢意。由于编者水平有限，书中难免存在疏漏之处，恳请使用本书的师生、同人和读者谅察并惠正。

李　渤

2023 年 10 月

教学大纲
（参考）

目　录

第一章 绪 论

第一节 基本概念及研究范围

一、基本概念

(一) 康复

《世界残疾报告》中将康复定义为"帮助经历着或可能经历残疾的个体,在与环境的相互作用中取得并维持最佳功能状态的一系列措施"。世界卫生组织(World Health Organization,WHO)对康复的描述是"采取一切有效措施,预防残疾的发生和减轻残疾的影响,以使残疾者重返社会。康复不仅是指训练残疾者适应周围的环境,而且也指调整残疾者的环境和社会条件以利于他们重返社会。在拟定有关康复服务的计划时,应有残疾者本人、他们的家属以及所在社区的参与。"康复应为综合性康复或全面康复,包括采用医学康复、教育康复、职业康复、社会康复等方面的措施。

(二) 康复医学与儿童康复医学

康复医学是医学学科的一个分支,与预防医学、保健医学、临床医学并重,被称为"第四医学",通过康复小组的工作方式,采取综合性康复的方法,研究由于功能障碍所导致的残疾,改善功能障碍,提高患者生活自理能力,使其发挥最佳身体、心理、社会、职业、非职业和教育的潜力。

儿童康复医学是康复医学的重要组成部分,其服务对象是各种功能障碍的儿童(或称之为残疾儿童),包括先天性疾病、后天性疾病、急性疾病、慢性疾病、各类损伤以及个人或环境因素导致的功能障碍者。儿童康复医学的疾病种类、临床特点、康复理论与技术、预后及家长的期待等与成人康复医学有很大差别。

二、儿童康复医学研究范围

(一) 生长发育

生长发育是儿童不同于成人的重要特征,全面了解和掌握儿童生长发育全过程不同阶段的特点、规律和影响因素,是对儿童康复工作者的基本要求。儿童康复工作者要掌握儿童每个年龄阶段的粗大运动发育、精细运动发育、语言发育、心理和社会功能发育特点,从而可以判断儿童的生理年龄和发育年龄是否一致,是否存在发育落后和异常,进而制订合理的康复治疗方案。同时儿童康复工作者也要了解影响儿童发育的因素,包括先天因素和后天因素,从而给予适当干预。

(二) 康复评定

康复评定是治疗的依据和前提条件。儿童康复工作者不仅需要掌握和应用各类康复医学相关评定方法与技术,还应熟悉和应用能够反映儿童生长发育状况的评定方法及技术。儿童康复评定内容主要有:①体格发育障碍评定,包括身高(长)、体重、头围、囟门、胸围等;②运动功能评定,包括粗大运动功能发育、手功能发育、反射发育、肌张力、关节活动度、协调和平衡功能、步态等的评定等;③言语功能评定,有无语言发育迟缓和构音障碍;④智力评定,包括认知功能和适应性发育;⑤感觉功能评定,如视觉、听觉、深感觉、浅感觉的评定等;⑥日常生活活动能力评定(从实用的角度综合评测活动能力,如进食、排大小便、个人卫生动作、移位、行走等)。此外,还应该根据需要,掌握其他评定方法,如神经电生理学评定(脑电图、肌电图等)、影像学评定、心肺功能评测(运动试验、肺功能测定)等。

(三) 康复治疗

在康复评定的基础上,根据儿童功能障碍及需求,制订个体化的综合康复治疗方案。儿童康复治疗师应全面掌握儿童康复治疗学理论、方法及技术,在康复治疗团队的紧密合作下,实现最佳康复效果。儿童康复治疗的主要方法有:物理治疗(包括运动治疗和物理因子治疗)、作业治疗、言语治疗、感觉统合治疗、音乐疗法、特殊教育、心理治疗、康复工程、手术治疗、药物治疗等。儿童康复治疗师应全面掌握儿童康复治疗学方法,在康复治疗团队的紧密合作下使患儿获得最佳康复效果。

(四) 预防及预后

早期发现、早期干预是预防各类致残性因素以及减轻残疾程度的最重要途径。预防各类致残性因素的发生,最大程度发掘患儿的潜力,使功能障碍降低至最低程度,需要研究制订和实施综合的预防与康复措施。不仅要最大限度地阻止导致残疾或功能障碍的因素发生,还要通过综合治理,改善疾病预后,减少与创伤及功能障碍发生、发展相关的个人因素及环境因素,更需要建立良好的、科学的康复途径,规范的康复行为,以及教育、职业、社会康复途径,并使全社会积极参与。

第二节 儿童康复需求及治疗原则

一、康复需求

2006年第二次全国残疾人抽样调查数据显示,全国残疾人口中,0~14岁的残疾人口为387万人,占4.66%;6~14岁学龄残疾儿童为246万人,占2.96%。其中视力残疾儿童13万人,听力残疾儿童11万人,言语残疾儿童17万人,肢体残疾儿童48万人,智力残疾儿童76万人,精神残疾儿童6万人,多重残疾儿童75万人。近年来,残疾儿童数目在不断地增加。相关报道显示,2010年我国0~14岁残疾儿童约有817万人,比2006年增加了一倍多,占全国儿童总数的2.66%。残疾儿童数目增加可能与环境、食品污染日趋严重,二孩政策的开放,高龄孕妇增加,围生期技术的提高,疾病谱的变化等相关。

2010年对全国111家康复机构的调查显示,位居各康复机构儿童康复治疗数量前三位的疾病为脑性瘫痪(95.50%)、精神(运动)发育迟缓(69.70%)及孤独症谱系障碍(23.42%)。以上数据说明儿童康复仍以运动功能障碍康复需求为主,孤独症谱系障碍康复需求逐渐增高。

二、治疗原则

1. 早发现、早干预 及时发现异常,并早期干预和训练。3 岁以下的幼儿大脑发育还未成熟,生长速度很快,大脑的可塑性大。早期治疗可使已有损害的大脑功能得到有效的代偿,并促进大脑正常的发育。及时的康复干预可以使大脑的残存功能得到最大限度的保存,其他机体功能得到最大限度的利用,且有助于患儿心理的发展,帮助患儿获得更强的社会适应能力,将来更好地融入社会,对患儿有极为重要的意义。

2. 不同年龄段康复治疗策略的选择 不同年龄阶段,功能障碍程度和环境状况不同,需要制订不同的康复治疗目标及方案。

(1) 婴儿期:对身心发育全面促进,包括粗大及精细运动功能、精神心理功能的建立和发展。

(2) 幼儿期:患儿在智力、语言、思维和社交能力发育日渐增加的同时,运动发育尚未成熟。这一时期是儿童迅速形成自我运动模式的关键时期,康复治疗的重点应围绕上述特点开展,同时注重心理及社会功能发育在康复中的作用和影响。

(3) 学龄前期:此期儿童具备了一定程度的主动运动能力,活动范围和种类扩大,主动学习能力增强,对技巧性和操作性的运动具备了一定程度的学习能力。这一时期康复治疗的重要目标是为入学做准备,可采用诱导及主动运动训练、引导式教育。

(4) 学龄期:此期的主要目标是适应学校的环境,应以学会独立、建立计划和处理问题及满足自我需求为主。此阶段已经从初级运动学习转向认知与文化的学习,应减少运动功能康复训练的频率或不进行连续的康复训练。

3. 全面康复 就是提供儿童全面发展的机会,即通过医疗康复、教育康复、职业康复、社会康复等康复方法,提高儿童生活自理能力,锻炼儿童心理素质,增强儿童学习技能,促进儿童积极参与家庭、学校和社会活动等。目前"医教结合"是研究的热门内容,人们认为特殊儿童既有接受教育的需要,又有接受康复干预的需要,需要将医学康复与教育相结合。

4. 主动参与 找出孩子的兴趣,将治疗项目以游戏的形式进行并融入日常生活之中,儿童自己做得越多,学到的东西也越多。任何功能或技能的获得,都是通过学习才能达到的。学习就需要主动参与。与游戏相结合可促进其运动、平衡和手眼协调等发展,提高他们训练的主动性和积极性。

5. 重视环境及社区康复 家庭康复是在专业人员的指导下由家庭训练员(患儿家属)负责,以家庭为基地进行康复的一种措施。家庭康复现已成为儿童康复医疗整体服务中的一个组成部分,是对医疗、教育康复的一个重要补充。社区康复为特殊需求儿童提供了使用简单、通俗易懂的康复技术,低资金投入,充分发挥其自身积极性,家庭成员的参与等多项优越条件,使特殊需求儿童得到长期的康复训练,达到理想的康复效果。

第三节 我国儿童康复医学的发展及挑战

一、我国儿童康复医学发展历史

在以李树春教授为代表的老一代儿童康复工作者带领下,我国儿童康复起步于 20 世纪 80 年代。之后,国际流行的儿童康复理论和技术引入我国,并逐渐推广应用。21 世纪后,儿童康复快速发展。康复队伍不断壮大、康复方法不断更新、康复模式逐渐完善。20 世纪 90 年代初李树春教授创建了中国残疾人康复协会小儿脑瘫康复专业委员会,21 世纪初中国康复医学会成立儿童康复医师行业组织,与优生优育协会等学术团体共同开展儿童康复医学科学研究与学术活动。

我国政府自 20 世纪 80 年代以来,越来越重视儿童康复发展,将儿童康复纳入中国残疾人事业发展纲要。"八五"期间增加了智力残疾儿童康复训练等内容,"十五"期间国家提出到 2015 年残疾人"人人享有康复服务"的目标,其中包括残疾儿童,并应优先重视和实现这一目标。"十二五"期间,国家大规模、全方位开展残疾儿童康复工作,更加注重残疾儿童制度建设,探索建立残疾儿童早预防、早筛查、早转介、早治疗、早康复的工作机制。

我国儿童康复与研究经历了30余年的发展,尤其近10年发展迅速。但是,我国康复医疗资源有限,康复服务尚不能满足需求,与发达国家相比仍存在很大差距,需要以科学严谨的态度努力探索、学习和实践。

二、我国儿童康复医学方法和技术

(一) 物理治疗

物理治疗包括运动治疗和物理因子治疗。运动治疗方法包括:关节活动度维持与改善训练、平衡功能训练、关节松动术、减重步态训练、Bobath技术、Vojta疗法等,以及借助于辅助器具的训练;物理因子治疗包括:水疗、热疗、肌电生物反馈、超声波疗法等,在我国应用广泛。

(二) 作业治疗

儿童作业治疗开展时间较物理治疗晚,目前仍处于发展阶段。近些年作业治疗发展取得了很大进步,体现在:更加重视功能训练,关注感觉输入、反馈、控制和协调能力的发展。在注重上肢和手功能障碍的同时,注意行为异常、孤独症倾向、学习障碍等;促进解决日常生活活动障碍、心理行为障碍、适应能力障碍、交流障碍等。

(三) 言语治疗

言语治疗开展较晚,理论和技术应用仍处于起始阶段。近些年,由不重视、不熟悉,到逐渐重视并开展。言语治疗技术在不断更新,运用计算机辅助设备的言语训练、采用替代言语交流的辅助器具进行言语训练等也不断开展。

(四) 辅助器具及矫形器

我国康复器材和辅助器具逐渐配备完善,矫形器制作和使用也逐渐开展,但是与发达国家相比,还有很大差距。康复工作者及残疾儿童家长对辅助器具及矫形器认识不足,治疗师设计并制作简单适用辅助器具的观念和能力有待提高。矫形器的材质、重量、配型等向着多种类、个性化发展,但是质量和适用性有待进一步发展。

(五) 感觉统合治疗

在我国感觉统合治疗最早且大多应用于孤独症谱系障碍儿童的治疗,自20世纪90年代后期逐渐应用于脑瘫、精神(运动)发育迟缓以及其他康复需求者。目前感觉统合治疗开展得较为普遍,但人们对其内涵以及治疗方法还缺少全面深刻的认识、理解,在我国也还没有实现普及。

(六) 行为治疗

行为治疗主要针对行为异常的有各种康复需求的儿童,能促进儿童社会化,减少干扰患儿功能和与学习不协调的行为。比如,可以采用"正性强化法""消退法"等纠正注意缺陷多动障碍。行为治疗以家庭为基地,训练父母或特殊教育老师实施行为治疗。目前,我国还缺少专业人才和技术,儿童行为治疗尚未普及。

(七) 心理治疗

心理治疗是康复治疗的重要组成部分,心理治疗要关注残疾儿童及其家长和家庭成员心理问题。对残疾儿童要多理解和鼓励。家长之间可以互相交流,改正不良的教养态度和方法,以家庭为中心,努力采取相应对策和方法进行心理疏导,同时注意充分利用社会资源,向家长传播有关知识。

(八) 中医康复治疗

我国儿童康复的一个特色是中医中药,如:推拿疗法的各种手法,中药药浴、熏洗等。在缓解肌张力,预防挛缩,控制流涎,提高肌力、吞咽能力等方面可以促进康复训练效果。

(九) 教育康复

教育康复(educational rehabilitation)是残疾儿童全面康复的基本途径,通过教育与训练的手段,提高残疾者的素质和能力。这些能力包括智力、日常生活的操作能力、职业技能以及适应社会的心理能力等方面。动力来自残疾者本身、家庭、教师、社会。教育康复的任务是最大程度地发挥个体的潜能和补偿能力,使受损害的机体功能达到最好的发展水平,尽其最大可能参与社会活动。

（十）社会康复

社会康复应依靠国家、政府、社会、残疾儿童本身及其家庭、从事残疾儿童康复的专业人员以及与此有关的机构和个人。社会康复的出发点是适应家庭、社区和社会生活。家庭中，包括父亲在内的家庭成员要参加康复。通过综合康复、综合保育及丰富的生活体验，提高患儿的社会性，培养患儿生活自理能力，促进患儿的全面发展。

三、我国儿童康复面临的挑战及展望

（一）专业化建设及专业队伍建设有待加强

我国儿童康复医师和治疗师多来自其他专业，专业基础相对较差，难以满足患儿疾病专业化康复治疗的对应需求。儿童康复医师和治疗师，学历层次偏低，缺少高级、中级技术骨干。我国儿童康复机构、康复治疗空间和病房不足，部分科室依附于儿科、神经内科等科室，迫切需要加强专业化建设。

（二）康复治疗技术有待提高

我国能够全面掌握并规范应用各类儿童康复评定及治疗技术的单位较少。儿童康复物理治疗（physical therapy，PT）发展较为成熟，作业治疗（occupational therapy，OT）、言语治疗（speech training，ST）相比物理治疗要落后。心理康复治疗技术尚未普及。大部分机构缺少矫形器及辅助器具制作的技术和条件。我国儿童康复治疗技术需要大力促进和提高，并需要不断引进国际先进理念、理论和技术，促进全面康复，提高综合康复实力。

（三）社会康复有待发展

我国儿童康复相关政策及医疗保障尚不完善。残疾儿童医疗项目未纳入城乡医疗保障范围。许多残疾儿童，由于在智力发展关键时期缺乏良好的环境和文化因素，得不到及时的医疗和康复训练，使很多儿童错失了康复的时机，导致智力发育落后。因此，需要不断完善儿童康复相关政策和医疗保障，健全儿童康复相关指南和标准，改善儿童康复的社会环境。

（四）社区康复有待完善

我国残疾儿童社区康复尚未普及，康复治疗不能贯穿儿童生长发育全过程及日常生活中，离开医院或机构后，康复治疗效果难以巩固和提高。需要不断完善社区康复内容和形式，宣传社区康复理念，并充分发挥各类示范基地及培训中心的作用，完善社区康复。

（五）教育康复有待加强

残疾儿童入学率低，残疾儿童受教育权利没有得到有效保障，存在教育不平等现象。应该制定特殊教育相关法律，健全相关机构和设施，保障残疾儿童受教育的权利。医疗机构应与教育机构相结合，相互沟通，为残疾儿童接受适龄、适当教育创造条件。

综上所述，我国儿童康复医学处于学习、探索和发展阶段及关键时期，同时存在诸多挑战。如何不断提高儿童康复整体水平，保障残疾儿童权利，实现综合康复和全面康复，是全社会的责任，也是儿童康复专业工作者的使命，需要我们为我国儿童康复事业的发展共同努力。

本章小结

儿童康复医学服务对象是各种功能障碍的儿童（或称之为残疾儿童），包括先天性疾病、后天性疾病、急性疾病、慢性疾病、各类损伤以及个人或环境因素导致的功能障碍者。儿童康复医学研究范围包括儿童的生长发育、康复评定、康复治疗、预防及预后。儿童康复医学是康复医学领域的亚专科，由于儿童处于生长发育的不同阶段，因此儿童康复医学具有理论、技术、方法、途径以及疾病和康复需求对象等方面的特色及特殊性。

（李 渤）

思考题

简述儿童康复的治疗原则。

扫一扫,测一测

思路解析

学习目标

1. 掌握：康复评定的定义、原则及目标；儿童体格发育评定的内容和操作技术；常见的能力测试量表及智力测量量表；粗大及精细运动功能评定、关节活动度的测量、肌张力评定、肌力评定；汉语儿童语言迟缓评价法（S-S 法）、构音器官检查及构音检查；ADL 定义；Barthel 指数的评定内容、评分标准和结果判断；FIM 的评定内容和结果判断。

2. 熟悉：儿童康复评定的分类及注意事项；儿童体格发育评定的注意事项；神经心理发育评定的注意事项；姿势控制、步态分析、姿势反射及平衡反应；语言发育迟缓的症状、检查原理和内容；ADL 的评定目的以及脑瘫儿童常用 ADL 评定量表。

3. 了解：儿童康复评定的方法；儿童体格评定的统计学方法；正常儿童的神经心理发育；Peabody 运动发育评定量表（PDMS）以及脑瘫儿童手功能分级系统的评定及意义；ADL 的分类及评定方法。

4. 具备初步对患儿进行体格发育各项指标的测量，利用常用量表对儿童进行神经心理发育评定，进行粗大运动及精细运动功能评定、肌张力评定、肌力评定、步态分析、ADL 评定的能力。

5. 能利用所学知识与患儿和家属进行良好沟通，能关心体贴患儿，并能对评定结果进行合理解释。

第一节　概　述

一、康复评定的定义及目标

康复评定是通过收集患儿的病史、家庭情况和社会环境等有效的相关信息确定儿童是否存在功能障碍，制订合理的康复干预计划，评价干预和治疗效果的过程。由于患儿处于生长发育过程中，其功能障碍的程度和状况受环境、发育情况及治疗的影响较大，需进行全面的、综合性的、动态的评定。小儿康复评定目的是通过评定可以全面了解儿童的生理功能、心理功能和社会功能，对于分析患儿运动功能状况、潜在能力、功能障碍所在，为设计合理的康复治疗方案、判定康复治疗效果提供依据。

二、康复评定的原则

（一）全面评定

要以正常儿童整体发育为对照，把患儿看成是一个整体来进行全面的评定，如体格发育情况、神经心理发育、认知发育、语言与言语发育等，全面进行评估。

（二）动态观察

通过持续追踪儿童的发展进程，监测干预方案的有效性，必要时对干预方案进行调整，为评价儿童功能障碍的改善情况及干预效果提供依据。评定需贯穿治疗始终，任何疾病的治疗应以评定为开始，治疗一段时间后需再次评定以评价治疗效果，治疗结束后再次评定患儿的功能情况来评价干预效果。

（三）重视异常发育特点

评定时应重视患儿脑发育的未成熟性和异常性，判断原发损伤和继发障碍；不仅要评定其存在的缺陷，而且要注重患儿现有的能力和潜能。

（四）重视环境因素

WHO 于 2001 年正式发布了《国际功能、残疾与疾病分类》，简称 ICF（international classification of functioning）。ICF 强调健康状况是疾病与背景性因素（环境和个人因素）相互作用的结果，认为活动受限和参与局限受到了生理和环境等因素的影响。因此，评定和干预应该包括 ICF 的各个核心要素。评定时要结合患儿所处的家庭状况和社区情况，因为社会环境因素对患儿各个方面起着重要作用。

三、儿童康复评定的分类

目前，根据康复评定的目的，康复评定可分为筛查性评定、诊断性评定、任务性评定三类。

（一）筛查性评定

其目的在于确定儿童是否可能存在功能障碍或发育迟缓，从而决定儿童是否需要接受其他更多的评定。通常以常模参照的发育性量表为工具，耗时短，操作简单，一般由于项目较少，使测试不够精细及全面。

（二）诊断性评定

主要用于确定儿童是否存在发展障碍或迟缓，决定是否需要进行康复干预。诊断性测试项目全面精细，敏感度较高，通常采用标准化测量工具，由接受过专门培训的专业人员操作。

（三）任务性评定

首先确定儿童当前的发展水平，采用多种方法对儿童在各种环境中的表现进行观察，确定干预目标，并以此为标准评定儿童的能力和进步状况，帮助制订康复干预计划，是康复评定中最为重要的手段。

四、康复评定内容

（一）身体发育程度评定

患儿身体发育程度评定应包括一般情况、精神心理状态以及智力评定，有利于了解患儿的身体素质以及对康复治疗的承受能力。常用的有评定量表有丹佛发育筛查测验（Denver developmental screening test，DDST）等。

（二）运动功能评定

评定患儿各阶段的运动功能发育，主要观察全身的粗大运动和上肢的精细运动，进行肌张力的检查、关节活动度的检查等。运动功能发育异常主要表现为发育落后和发育分离。常见的运动发育评定量表有粗大运动功能评估量表（gross motor function measure，GMFM）、精细运动功能评定量表（fine motor function measure，FMFM）。

（三）神经心理发育水平评定

心理发育水平表现在感知、运动、语言及心理过程等各种能力及性格方面，评定应包含四个方面的内容，即能力测验、人格测验、神经心理发育的评定以及行为、症状的评定。常见量表有新生儿行为评定量表（neonatal behavioral assessment scale，NBAS）、中国修订的丹佛发育筛查量表（DDST）、0~6 岁儿童发育量表、盖塞尔发育诊断量表（Gesell development scales，GDS）、贝利婴儿发育量表（Bayley scales of infant development，BSID）等。

（四）言语语言功能评定

儿童常见的语言障碍包括构音障碍、语言发育迟缓，以及听力障碍、智力障碍引起的言语障碍等。

常用的评定量表主要有中国康复研究中心（China rebailitation research centure，CRRC）版语言发育迟缓的检查（S-S法）、构音障碍评定法等。

（五）日常生活活动能力的评定

日常生活活动能力是人维持、适应生存环境而每天反复进行的、最基本的、最具有共性的活动（衣食住行等）。常用的评定有Barthel指数、Katz指数、PULSES量表等。

五、康复评定的方法

在儿童康复评定中目前主要采用量化评定和质性评定两种方法。

（一）量化评定

量化评定是儿童康复评定的主要方法，主要通过量表、仪器等量化的测量工具评定儿童的各项指标，将得到的测量结果与常模或标准相比较。标准化的量化评定分为常模参照和标准参照两种方法。常模参照是将儿童的发展水平与其他同龄儿童进行比较，将儿童的缺陷按诊断类型进行分类。标准参照是一种测量儿童掌握某种技能的评定方式，主要测量儿童的技能进步状况。

（二）质性评定

质性评定是儿童康复评定中至关重要的评定技术，由于儿童进行标准化的检查时往往不合作，需配合临床观察进行全面评定。临床观察具有灵活、多维度与环境相适应等特点，有助于评定者全面深入地评价儿童的各项特性。但是临床观察方法不能提供科学研究需要的量化数据，且评定者必须具备良好的儿童发育知识，一般都需与标准化测试相结合使用。质性评定采用的方法有多种，如观察法、问卷法、访谈法、录音录像法、实物分析法等。

六、儿童康复评定的注意事项

（一）掌握儿童生长发育的规律

生长发育是儿童不同于成人的重要特点。人体各器官、系统生长发育的速度和顺序都遵循由上到下、由近到远、由粗到细、由简单到复杂的规律。评估者必须充分熟悉这种规律性才能对小儿的生长发育状况做出正确的评价，从而给予正确的指导。

（二）严格测量的质量控制

为了保证测量结果的准确性，应事先校正各种测量仪器，严格按照操作规程，测量人员必须经过培训并注意各个环节的质量控制。

（三）分析结果应注意个体差异性

由于儿童按一定的规律发展，但在一定范围内受遗传因素、营养、环境等多方面因素的影响而存在相当大的个体差异。因此，分析结果时应结合临床表现，进行综合分析。

（四）选择合适的方法

在临床工作中，目前有许多用于评定功能障碍的方法和设备，在选用方法和设备时应针对患儿情况做出合适的选择，如痉挛型脑瘫患儿则不宜选用徒手肌力法。

（五）注意安全

在康复评定时需注意保护患儿，尤其是平衡较差的患儿，防止意外事故的发生。

第二节 儿童体格发育评定

人从胚胎形成到成年，各器官系统都经历了一个不断变化的生长发育过程，其中体格生长是儿童时期的一个非常重要的标志。儿童处于一个生长快速、新陈代谢旺盛的时期，身体形态和各部分比例的变化大，各种因素都将对儿童的体格生长带来影响。因此，需定期对儿童进行体格生长监测，及时了解儿童的营养状况及生长发育情况，评估儿童是否存在生长偏离及发育迟缓。如发现异常，应尽可能进行早期干预，最大限度地促进儿童健康成长。目前儿童最常用的体格生长发育指标有体重、身高（长）、坐高（顶臀长）、头围、胸围、上臂围、身体比例匀称性、皮下脂肪、腹围等。因为身高（长）与骨骼发育密切相关、体现着儿童的线性生长状况、有不可逆的特点,因此,监测身高(长)更重要。

一、体格发育评定方法

儿童体格的生长发育受到性别、年龄、出生时情况、疾病以及种族的影响,因此在进行儿童体格生长评定时需要选择合适的、有代表性的人群数据作为参照。代表性人群数据可以作为诊断影响生长发育的疾病、了解患儿对治疗反应的参照。因此,理想的标准应来自健康、营养状况良好、生活环境合理的儿童,并且有足够的样本量。总的来说,儿童体格评定方法分为横向比较和纵向分析。横向比较即用被测儿童体格指标与相应的参照人群数据进行比较,了解被测儿童各项指标在人群中的相对位置(即水平)。纵向分析即随访被测儿童体格发育指标变化,检测生长速率。

(一)儿童体格评定的统计学方法

在统计学上儿童体格评定也有不同的表示方法,如离均差法、百分位数法、标准差的离差法[Z评分(Z-score);SDS(safety data sheet)]、曲线法等。离均差法适合于人群数据呈正态分布的指标,当数据呈非正态分布时,离均差法表达值将与实际有所偏离。百分位数法适用于人群数据呈偏态分布时,能更准确地反映所测数值的分布情况,使用简便、直观、精确,但参考数据计算相对复杂。标准差的离差法适用于被测儿童的某项指标实测值与参照值均数之间的差和相应标准差的比值,反映被测儿童体格指标偏离人群指标平均值的程度。SDS可用于不同质人群间比较,即当性别、年龄或国家不同时,SDS可以用来比较儿童间的体格发育水平,也可以用于比较随访各点间指标的变化。曲线法通过绘制曲线图,可以较直观地了解发育水平,另外还能对儿童的体格发育进行定期纵向观察,判断儿童生长趋势有无偏离,以便及早发现,寻找原因,及早干预。

(二)儿童体格发育评定的时间间隔

一般情况下,正常儿童检测时间间隔为:6个月内的婴儿每月1次,7~12个月每2个月测量一次,1~3岁每3个月测量一次,3~6岁每6个月测量一次。对于体格指标异常的儿童,1岁之内每月测量一次,1岁以后每3个月测量一次,直至指标正常后按常规监测。

(三)儿童体格发育评定的评定内容

儿童体格发育评定可分为单项指标评定和多项指标评定。单项指标评定主要可以判断被测儿童某项发育指标在相对应的参考人群中的水平或相对位置,比如按年龄的体重、按年龄的身高水平。但是单项指标的发育水平不能综合地来评定一个儿童的生长发育情况,因此有必要结合身高别体重来综合评定,以弥补单项评定的不足。另外,在体格发育评定时,各形态指标间的相互关系也不容忽视,需应用综合评定指数。常用的综合评定指数如下:

1. BMI(body mass index) 计算式为:体重(kg)/身高(m)^2,实际含义是单位面积体重。目前,BMI是确定成人肥胖最常用的指标。由于儿童的BMI随生长而变化,因此判断儿童肥胖时,BMI应大于相应年龄标准值的第85百分位。

2. Quetelet指数 计算式为:体重(kg)/身高(cm)×1 000,实际含义是每厘米身高的体重,是以相对体重反映人体的密度和充实度,有助于了解儿童的营养状况与生长发育的关系。

3. Rohrer指数 计算式为:[体重(kg)/身高(cm)^3]×10^7,实际表示每单位体积的体重,反映了人体的营养和充实程度。

二、体格发育指标的测量

体格评定结果的准确与否,不仅和我们选择合适的参考数据、检查项目以及评定的方法有关,更为重要的是与所获取的数据的准确性和可比性有关。因此,对各项指标的测量进行标准化的说明非常重要。各项指标的测量如下:

(一)体重的测量及评定

1. 体重的测量

(1)测量前准备:测量前先选择合适的磅秤,婴儿可选择盘秤,1~3岁儿童可选择坐式磅秤,3岁以上儿童可选用立式磅秤。磅秤需定期检修,并要求每年由衡器厂检修站检修合格后方可使用。每天测量前,应先检查量具是否平稳,各部件是否齐全,并校正磅秤的零点。

（2）测量时：要求被测儿童先排空大小便，脱去鞋袜帽子和外衣，仅穿背心（或短袖衫）、短裤。

（3）测量时的体位要求：婴儿可卧于秤盘中，1~3岁可选择坐式磅秤，年长儿可立于磅秤中央，要求被测者不要摇动或接触其他物体，以免影响准确性。测量时加砝码于横杆的自由端，调整游锤，直到杠杆呈正中水平位。读数时将砝码和游锤所示读数相加，以kg为单位，记录至小数点后两位数。体重是比较灵敏的体格发育指标，体重增长速度异常，大多是由于护理和营养供给不当造成的，但应排除消化道畸形、感染、恶性肿瘤等疾病因素。

2. 体重的增长规律　体重为身体器官、体液等的总和，反映营养状况和体格发育，是临床计算输液量及药量的重要依据。一般出生时3kg，3个月时6kg，1岁时9kg，2岁时12kg，2岁后平均每年增长2kg。为了便于临床应用，可按公式粗略估算体重。进入青春期后，由于性激素及生长激素的协同作用，体格生长速度加快，不再用公式计算。

1~6个月体重：出生体重（kg）+月龄×0.7（kg）

7~12个月体重：6（kg）+月龄×0.25（kg）

2岁至青春期前体重：年龄×2+8（kg）

3. 体重的评定　分为发育水平评定、生长速度评定和体型匀称度三种。

（1）发育水平评定：按照五等级划分方法评定或z-score来评定儿童目前体重在参照人群中的水平，但不能说明过去存在的问题，也不能预示该儿童的生长趋势。

早产儿生长水平评定时应校正胎龄至40周胎龄后再评定，体重至24月龄后不再矫正。体重在均数减2~3SD（z-score：-2~-3）为中度体重低下，在均数减3SD（z-score：<-3）为重度体重低下，应结合多项指标评定其营养状况，如按身高、体重、皮脂厚度等。

（2）生长速度评定：观察个体儿童的生长曲线在参照曲线中的变化趋势，了解生长速度。

个体儿童的生长曲线有5种情况：

1）正常曲线：即儿童生长曲线与参考曲线走向平行。

2）体重不增：即本次体重值减上次体重值等于零，儿童曲线不与参考曲线走向平行，而与横轴平行。

3）体重下降：本次体重值减上次体重值等于负数，儿童生长曲线与参考曲线走向相反。

4）体重增长缓慢：即本次体重值减上次体重值虽为正数，但其增长值低于该月龄增长的最低值，曲线偏离原来的曲度。

5）体重增长加快：即本次体重值减上次体重值为正数且数值较大，以至于曲线严重偏离原来曲度。

（3）体型匀称度：反映儿童体型（形态）生长的比例关系。选用身高别体重的参照数据，结果常以等级表示。身高别体重在均数减2~3SD为中度消瘦，低于均值减3SD为重度消瘦。

（二）身高（长）的测量及评定

1. 测量前准备　先选择合适的身长计（3岁以下）或身高计（3岁以上），测量前检查测量床有无裂缝，头板是否与底板呈直角，足板是否歪斜；身高计的立柱与木板台是否固定牢靠，木板台是否放置平稳，立柱与滑测板的位置是否垂直。定期用标准尺（2m长，精确到毫米刻度的钢尺）检查测量床和立柱上的刻度是否准确。测量时要求脱去被测儿童鞋袜帽子和外衣，仅穿单裤。

2. 测量方法　3岁以内儿童仰卧于量床底板中线上，助手将头扶正，头顶接触头板，儿童面部向上，两耳在同一水平上。测量者位于儿童右侧，左手握住双膝，使腿伸直相互接触并贴紧底板，右手动足板使其接触两侧足跟。如果量床两侧有刻度，应注意量床两侧的读数应该一致，否则应注意足板底边与量尺紧密接触，使足板面与后者垂直，读刻度，记录到小数点后一位。3岁以上，立于木板台，取立正姿势，两眼直视正前方，胸部稍挺起，腹部微收，两臂自然下垂，手指并拢，脚跟靠拢，脚尖分开约60°，足跟、臀部和两肩胛角间同时靠着立柱，头部保持正直位置。测量者手扶滑测板，使之轻轻向下滑动，直到板底与头顶点恰相接触，此时再看被测者姿势是否正确，待校正后读滑测板底面立柱上的读数，记录到小数点后一位。

3. 身高（长）的增长规律　出生时50cm，1岁时75cm，2岁时85cm；一般前半年增长2.5cm/月，后半年增长1.5cm/月，2岁后平均每年增长5~7cm。为了便于临床应用，可按公式粗略估算身高（长）：

2~12岁身高(长):年龄×7+70(cm)

身高(长)是反映骨骼发育的重要指标,<正常30%为异常。

4. 身高(长)的评定 分为发育水平评定和生长速度评定。

(1) 发育水平评定:同体重评定。早产儿至40月龄后不再矫正。身高(长)在均数减2~3SD为中度生长迟缓,低于均数减3SD为重度生长迟缓,需排除内分泌、骨、软骨发育异常以及其他系统的因素,因身高的个体差异比较大,评定时还应考虑父母身高甚至父母幼年时的生长曲线。

(2) 生长速度评定:利用生长曲线或标准差单位(standard deviation unit,SDS)差值进行分析。身高的生长速度评定时需考虑两个生长高峰年龄的个体差异性,尤其在青春期,个体的生长差异很大。

(三) 坐高(顶臀长)的测量及评定

1. 坐高(顶臀长)的测量 测量前准备:同身高(长)。3岁以下儿童测量顶臀长,取卧位,助手固定儿童头及身体,测量者位置同测身长的要求。测量者左手提起儿童小腿,膝关节弯曲,同时使骶骨紧贴底板,大腿与底板垂直,移动足板,使其压紧臀部,读刻度误差不超过0.1cm。3岁以上测量坐高,被测者坐于坐高计合适高度的矮凳上,坐下时脚可以接触足底板但不致屈曲,先是身躯前倾,骶部紧靠墙壁或立柱,然后坐直,两大腿伸直与身躯成直角而与地面平行,大腿与凳面完全接触,相互靠拢,膝关节屈曲成直角,足尖向前,两脚平放在地面或脚底板上,头及肩部位置同身高的要求。令被测者挺身,移下头板使其与头顶接触,读数到小数点后一位。

2. 坐高(顶臀长)的评定 坐高(顶臀长)是指头顶至坐骨结节的长度,主要用于身材匀称度的评定,坐高(顶臀高)主要反映头颅与脊柱的发育。由于下肢增长速度随年龄增加而加快,坐高占身高的百分数随年龄增长而下降,由出生时的0.67下降到14岁的0.53。评定结果以匀称、不匀称表示。坐高过长表示下部量短,需结合临床排除呆小症和骨、软骨发育不全等。坐高过短,表示下部量过长,需排除生殖腺功能不全等。

(四) 指距的测量及评定

1. 指距的测量 即指当两手臂水平伸直时两手中指指尖之间的距离。测量时要求儿童两手臂向两侧平伸,手掌向前,臂长轴既与地面平行,又与身体的矢切面垂直。通过画于墙壁上的刻度读出两手指中指尖的距离。

2. 评定意义 指距主要代表上肢长骨的增长,出生时身长较指距长,至12岁时两者约相等。在某些疾病状态指距会明显减短,如软骨发育不全。如指距大于身高值1~2cm,则有长骨生长异常的可能。

(五) 头围的测量及评定

1. 头围的测量 测量前脱下帽子,解去头饰。测量时的体位可为立位、坐位或仰卧位。测量者立或坐于儿童前方或右方。测量时左手拇指将软尺零点固定于头部右侧齐眉弓上缘处,从头部右侧经枕骨粗隆,从左侧眉弓上缘回至零点,软尺紧贴皮肤,左右对称,读数到0.1cm(图2-1)。

2. 评定及意义 头围是指经眉弓、枕骨结节后对称环绕头一周的长度。头围大小与颅骨的生长有关。胎儿期脑生长居全身各系统的领先地位。出生时头围相对大,平均头围33~34cm。1岁时头围约为46cm;生后第2年头围增长减慢,增长约为2cm,2岁时头围约48cm;头围的测量反映脑及颅骨的发育程度,在2岁前最有价值。头围小于均值减2SD提示可疑脑发育不良、小头畸形或狭颅症;头围增长过速往往提示脑积水或其他中枢神经系统疾病可能。

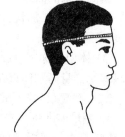

图2-1 头围的测量

(六) 胸围的测量及评定

1. 胸围的测量 胸围是指自乳头下缘经肩胛下角绕胸一周的长度(图2-2)。测量时被测者应处于平静状态,测量时要求3岁以下儿童取卧位或立位,3岁以上儿童取立位,不要取坐位。两手自然平放(卧位时)或下垂(立位时),两眼平视。测量者立于其前方或右方,用左手拇指将软尺零点固定于被测者胸前乳头下缘,乳腺已突起的女孩以胸骨中线第四肋

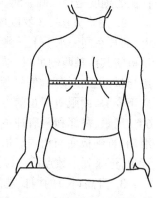

图2-2 胸围的测量

间高度为固定点,右手拉软尺使其绕右侧背部肩胛下角下缘,经左侧乳头下缘回至零点,注意软尺紧贴皮肤,左右前后对称,取平静呼吸的中间读数至小数点后一位。

2. 评定及意义　胸围代表肺与胸廓的生长。出生时胸围 32cm,略小于头围 1~2cm,1 岁左右胸围大小约等于头围。1 岁至青春期前胸围应大于头围。头围与胸围的增长在生长曲线上形成交叉,与儿童营养、胸廓的生长发育有关,生长较差者头、胸围交叉时间延后。

（七）腹围的测量及评定

腹围是指平脐(小婴儿以剑突与脐之间的中点)水平绕腹一周的长度。2 岁前腹围约等于胸围,2 岁后腹围较胸围小。腹围异常增大多提示腹水及消化道先天畸形(如先天性巨结肠)等。

（八）上臂围的测量及评定

1. 上臂围的测量　测量前被测者脱去一侧(非利手)衣袖,测量时被测上肢放松下垂。测量时软尺在肩峰与尺骨鹰嘴两点连线中点,周径与肱骨成直角紧贴皮肤绕臂一圈。

2. 评定及意义　上臂围代表肌肉、骨骼、皮下脂肪和皮肤的生长,反映小儿的营养状况。1 岁以内上臂围增长迅速,1~5 岁儿童的上臂围增长缓慢,年增长为 1~2cm。若无条件测体重和身高,可用左上臂围测量筛查 5 岁以下儿童营养状况:>13.5cm 为营养良好,12.5~13.5cm 为营养中等,<12.5cm 为营养不良。

（九）皮下脂肪的测量及评定

皮下脂肪常使用带有弹簧的皮脂卡尺进行测量,弹簧的牵力应保持恒定,约在 15kg/mm²,测量前应检查卡尺的钳板是否灵活。测量时用左手拇指及示指在测量部位捏起皮肤,捏时两指的间距为 3cm。右手提量具,张开两钳,使其从捏起皮肤的两旁伸下并钳住皮肤皱褶两面,同时读数。

由于脂肪的堆积或消减在各个部位的发生顺序不同,评定时应予以注意。当婴幼儿出现营养不良时皮下脂肪消减的顺序为腹部、背、腰部,然后是上肢、下肢、臀部,最后是额、颈、下颏、面颊。而当营养开始恢复时,皮下脂肪增加的顺序恰好与消减的顺序相反。因此,在评定营养状况时可以选择多部位的测量来判断营养状况。

评定及意义:反映营养状况和皮脂分布。皮下脂肪 0.4~0.8cm 为轻度营养不良,< 0.4cm 为中度营养不良,皮下脂肪消失为重度营养不良,需结合临床排查病因。

三、儿童体格发育评定的注意事项

为了正确评价儿童体格生长情况,必须注意以下几点:

1. 体格生长发育评价内容应包括发育水平(如身高、体重、头围等单项指标)、生长速度、匀称程度三方面的内容,以全面评价儿童的发育情况,及时发现生长偏离,及时干预。

2. 为了保证测量结果的准确性,要求测量前应有完整的设计,测量用具事前进行严格的检验及校正,测量人员必须经过培训并注意各个环节的质量控制。

3. 必须定期纵向观察,以了解儿童的生长趋势,不宜单凭某一次的结果就做出结论。

第三节　神经心理发育评定

神经心理发育评定是在现代心理测验基础上发展起来的用于脑功能评估的一类心理测验技术,是通过对个体在确定的刺激 - 反应情景中的行为进行评定,推测个体的大脑结构和功能特征。神经心理发育以神经系统的发育和成熟为物质基础,在儿童成长过程中具有重要的意义。神经心理发育是先天遗传因素和后天社会环境因素相互作用的结果。神经心理发育异常可能是某些系统疾病的早期表现,对疾病的早期诊断很有帮助。

一、正常儿童的神经心理发育

（一）神经系统的正常发育

胎儿的神经系统的发育领先于其他各系统。新生儿脑重可达 375g,6 个月时脑重约为 700g,4 岁时脑重为出生时的 4 倍,与成人接近,约为 1 500g。出生后脑重的增加主要是神经细胞体积的增大和树突的增多、加长,以及神经髓鞘的形成和发育,神经髓鞘的形成和发育约在 4 岁时完成。脊髓随年龄增加而增长,在胎儿期,脊髓下端在第 2 腰椎下缘,4 岁时上移至第 1 腰椎,在进行腰椎穿刺时应注意。握持反射应于 3 个月时消失,婴儿肌腱反射较弱,腹壁反射和提睾反射也不易引出,到 1 岁时才稳定。3~4 个月前的婴儿肌张力较高,克氏征可为阳性,2 岁以下儿童巴宾斯基征阳性可为生理现象。

(二)感知觉发育

1. 视感知发育　新生儿已有视觉感应功能,瞳孔有对光反射,在安静清醒状态下可短暂注视物体,但只能看清 15~20cm 内的事物。第 2 个月起可协调地注视物体,开始有头眼协调,3~4 个月时能看到小物体;18 个月时已能区别各种形状;2 岁时可区别垂直线与横线;5 岁时已可区别各种颜色;6 岁时视深度已充分发育。

2. 听感知发育　生后 3~7d 听觉相对良好;3~4 个月头可转向声源,听到悦耳声会微笑;7~9 个月时能确定声源,区别语言的意义;13~16 个月时可寻找不同响度的声音,听懂自己的名字;4 岁时听觉发育已经完善。听感知发育和儿童的语言发育直接相关,听力障碍如果不能在语言发育的关键期(6 个月内)或之前得到确诊和干预,则可因聋致哑。

3. 味觉和嗅觉发育　嗅觉在婴儿出生时相应的中枢及其外周器官已发育成熟,哺乳时新生儿闻到奶香就会寻找母亲的乳头,4 个月的婴儿就能比较稳定地区别好的气味和不好的气味,7~8 个月时嗅觉发育已很灵敏,开始对芳香气味有反应,1 岁以后可以区别各种气味。婴幼儿味觉的发育也比较早,新生儿时期就能对不同的味觉物质有着不同反应。

4. 皮肤感觉发育　皮肤感觉包括触觉、痛觉、温度觉及深感觉等。触觉是引起某些反射的基础。新生儿眼、口周、手掌、足底等部位的触觉已很灵敏,而前臂、大腿、躯干的触觉则较迟钝。新生儿已有痛觉,但较迟钝,第 2 个月起逐渐改善;出生时温度觉已很敏感。

5. 知觉发育　知觉是客观事物直接作用于人的感觉器官,是对客观事物整体的反映。发育顺序为:对形状的知觉→对物体的整体知觉→能将从不同位置和角度看到的物体统一起来。

6. 语言发育　语言是人类出现的一种高级神经系统活动形式,是为表达思维和意识而发出的声音。新生儿已会哭叫;3~4 个月咿呀发音;6 个月时能听懂自己的名字;12 个月能说简单的单词;1 岁半时能说出几个有意义的词,能指认并说出家庭主要成员的称谓;2 岁时能指出简单的人、物和图片;3 岁时能指认许多物品,并说出 2~3 个字组成的短句;4 岁时能讲述简单的故事情节。

(三)心理活动发育

1. 早期的社会行为　2~3 个月的婴儿会以眼神和发音表示认识父母,出现笑、啼哭等行为;3~4 个月的婴儿开始出现社会反应性的大笑;7~8 个月的小儿可表现出认生、对发声玩具感兴趣等;9~12 个月时是认生的高峰;12~13 个月的小儿喜欢玩变戏法和躲猫猫游戏;18 个月时逐渐有自我控制能力,成人在附近时可独自玩耍很久;2 岁时不再认生、易与父母分开;3 岁后可与小朋友做游戏。

2. 注意的发展　婴儿期以无意注意为主,随着年龄的增加逐渐出现有意注意,5~6 岁后儿童能较好控制自己的注意力。

3. 记忆的发育　记忆是所学得的信息储存和"读出"的神经活动过程,记忆可分为感觉记忆、短时记忆和长时记忆三类。长时记忆又分为再认和重现,再认是以前感知的事物在眼前重现时能被认识,重现是以前感知的事物虽不在眼前出现,但可在脑中重现。1 岁以内的婴儿只有再认而无重现,随年龄的增加,理解能力和语言思维能力的加强,逻辑记忆逐渐发展。

4. 思维的发育　思维是在言语发展的前提下逐渐发展起来的,主要特点是主体上具有形象性以及初步抽象概括的可能性。1 岁以后的儿童开始产生思维;3 岁以前以具体形象思维为主,3 岁以后开始出现抽象思维的萌芽;6~11 岁以后儿童逐渐学会综合分析、分类比较等抽象思维方法,具有进一步独立思考的能力。

5. 想象的发育　新生儿无想象能力;1~2 岁儿童仅有想象的萌芽;学龄前期儿童仍以无意想象及再造想象为主,有意想象和创造性想象到学龄期才迅速发展。

6. 情绪和情感发育　情绪是指机体生理需要是否得到满足的最简单体验。情感是人的社会性需要是否得到满足的体验。情感是人类所独有的,具有稳定性和深刻性的本质内容,而情绪是情感的外在表现。儿童情绪和情感的发展随年龄增加而逐渐分化、丰富。新生儿表现为愉快与不愉快,无目的的兴趣、微笑和烦恼;4~6周婴儿表现为社会性微笑;3~4个月小儿表现为惊奇和悲伤;5~7个月小儿出现恐惧,6~8个月小儿出现怯生、与亲近的人保持密切联系倾向(心理学上称为依恋)。婴幼儿情绪表现特点是时间短暂、反应强烈、容易变化、外显而真实。随着年龄的增加,儿童对不愉快因素的耐受性逐渐增加,能够有意识地控制自己,使情绪趋向稳定。

7. 个性和性格的发展 个性是指人处理环境关系的心理活动综合模式,包括思想方式、情绪反应、行为风格等。婴儿时期由于一切生理需要均依赖成人,逐渐建立了对亲人的依赖性和信赖感。幼儿期已经能独立行走、说出自己的需要,故有一定自主感,但又未脱离对亲人的依赖,常出现违拗言行与依赖行为交替现象。学龄前期儿童生活基本自理,主动性增强,但主动行为失败时易出现失望与内疚。

二、神经心理评定技术

心理发育水平表现在感知、运动、语言及心理过程等各种能力及性格方面,故对这些能力及个性特点的检查均属心理测验范畴。神经心理评定技术主要用于测试儿童在生长发育期间由于各种因素引起的神经 - 精神发育障碍及障碍的程度。因此,在儿童心理发育的评定中应包含四个方面的内容,即能力测验、人格测验、神经心理发育的评定以及行为和症状的评定。

(一)能力测验

常见的量表有新生儿行为评估量表(neonatal behavioral assessment scale,NBAS)、盖塞尔发育诊断量表(Gesell development schedules,GDS)、中国修订的丹佛发育筛查量表(DDST)、0~6岁儿童发育量表、贝利婴儿发育量表(BSID)等。

1. 新生儿行为评估量表(NBAS) 由美国著名儿科专家 T.B. Brazelton 于 1973 年编制,是目前年龄最小的婴儿使用的发展量表,适用于出生 3d 到 4 周的新生儿。NBAS 共有 27 个行为项目,分别列在以下六大类中:

(1)习惯化(habituation):指婴儿对于多次呈现的同一刺激(光线和声音)的反应逐渐减弱的现象。

(2)朝向反应(orientation):指对有生命的刺激物(如人)和无生命的刺激物(如玩具)的朝向。

(3)运动控制的成熟性。

(4)易变特点:指从觉醒到深睡状态的变化、皮肤颜色的变化、活动水平的变化、兴奋达到最高点的变化及变化是否比较容易等。

(5)自我安静下来的能力。

(6)社会行为:指微笑、接受拥抱时的反应等。

这 27 个项目均按 9 等级评分,一般来说,中间的等级为正常反应,两端的等级都偏离正常。NBAS 目前被认为是关于新生儿行为的最好量表。但该测验的材料效度不高,发表的信度系数一般较低。

2. 盖塞尔发育诊断量表(GDS) 该量表是 1925 年由 Arnold Gesell 医生根据幼儿的年龄和发育状态特征而制订的一系列发育量表,经国内专家修订形成完整的 0~6 岁儿童发育诊断量表。该量表主要用于识别神经肌肉或感觉系统是否有缺陷,发现存在的可以治疗的发育异常,从而评价中枢神经系统的功能。Gesell 发育诊断量表分五大能区,测试内容主要包括适应性行为(测试幼儿对外界环境分析综合以适应新情景的能力)、大运动(评定幼儿身体姿势、头的平衡以及坐、立、爬、走、跑、跳的能力)、精细动作(测试幼儿手的动作)、语言测试(幼儿语言理解和表达的水平)、个人社会性行为(评定幼儿与周围人们的交往能力和生活自理能力)五个方面。检查者将每个行为区评定的幼儿成熟水平转化为发育商数(DQ)。如果适应性行为 DQ 在 85 以下,提示可能有某些器质性损伤,DQ 在 75 以下表明有发育落后。

3. 丹佛发育筛查量表(DDST) 是我国常用的一种标准化儿童发育筛查方法,适用于 0~6 岁儿童。它由 104 个项目组成,分为个人 - 社交能区、精细动作 - 适应性能区、语言能区和大运动能区四个能区。其中,个人 - 社交能区项目表明小儿对周围人们的应答能力和料理自己生活的能力;精细动作 - 适应性能区项目表明儿童看的能力、用手取物和画图的能力;语言能区项目表明儿童听、理解和运用语言的能力;大运动能区项目表明小儿坐、步行和跳跃的能力。该量表作为常规的发育筛查工具,对临床上无明显症状而在发育上可能有问题的儿童进行筛查,掌握孩子每阶段每种智能发展的优势和不足,为家长提供个性化的训练指导方案,并可观察治疗和干预训练效果。

4. 贝利婴儿发育量表(BSID) 该量表是美国常用的婴儿智力量表,由美国心理学家 N. 贝利等人于 1933 年制订的,适用于从出生到 30 个月的婴儿的一种综合性量表,主要包括运动量表、心智量表和社会行为量表。

5. 0~6 岁儿童发育量表 是由复旦大学附属儿科医院儿保科研制的量表,主要包括三个能区:运动能区(大运动)、社会适应性行为、智力(反映精细动作和语言理解表达及认知),适合 72 个月以下年龄的中国儿童发育筛查。

(二) 智力测定

智力概念是一个非常广的内涵,任何一个心理测验仅能反映整个智力概念的一部分。智力是一个假设构想,无法触摸,也无法直接观察。我们只能观察到智力的结果,这些结果是通过个体的行为和成就体现的。智商水平的表达一般分为以下三类:智力年龄(即心理年龄)、比值智商(intelligence quotient,IQ= 心理年龄 / 生理年龄 ×100)、和离均差智商(被测试者的测验成绩在标准化样本中与同龄者相比所处的相对位置)。目前临床智力评定常使用的量表如下:

1. 斯坦福 - 比内量表 该量表是个别施测的智力量表,由一系列反映言语和非言语功能的任务组成。第 5 版的量表包括 15 个分测验,构成四大因素:①言语推理(词汇、理解、谬误、语词关系);②抽象、视觉推理(图形分析、临摹、矩阵推理、折纸和剪纸);③数量推理(数量、数列关系,列出等式);④短时记忆(珠子记忆、语句记忆、数字记忆和物体记忆)。斯坦福 - 比内量表信度较高,与其他智力测验以及与学业成就、工作表现或成就测验之间呈中度相关,主要反映个体的总体智力水平。结果用离均差智商来表示,标准差为 16。该量表适用于 2.5~18 岁;测试年幼者需 30~40min,大年龄者因测试项目较多,约需 1.5h。

2. 韦氏智力发育量表 最早的韦氏智力量表由 Wechsler 于 1949 年设计,包括语言量表与操作量表,最终测试结果以语言智商(verbal intelligence quotient,VIQ)、操作智商(performance intelligence quotient,PIQ)和总智商(full scale intelligence quotient,FSIQ)表示,目前的最新版本为 2003 年的第 4 版。根据使用年龄分为韦氏学龄前智测量表(Wechsler preschool and primary scale of intelligence,WPPSI,年龄范围为 3 岁~7 岁 3 个月)、韦氏学龄期智测量表(Wechsler intelligence scale for children,WISC,年龄范围为 6~16 岁)、韦氏成人智测量表(Wechsler adult intelligence scale,WAIS,年龄范围为 16 岁及以上),三个量表的年龄有重叠的部分,比如 7 岁的儿童可以用 WPPSI,也可以用 WISC;16 岁的儿童可以用 WISC 或 WAIS。选择时取决于被测试者的智力发育水平,比如存在智力发育落后的 16 岁儿童,为了能够鉴别出智力落后的等级,选用 WISC 可以帮助我们了解儿童最低的水平分。以最新版的 WISC-Ⅳ 为例,其内容较第 3 版的量表增加了 5 个新的分测验,共有 15 个分测验,形成四大因素:言语理解(verbal comprehension index,VCI)(词汇、类同、理解、常识、单词推理);感知觉统合(积木、图片排列、矩阵推理、拼图);工作记忆(背数和倒数、计算、字母数字排序);加工速度(符号搜索、译码)。张厚粲等于 2007 年完成了 WISC-Ⅳ 中文版的修订。

3. 图片词汇测试(peabody picture vocabulary test,PPVT) 1959 年由两位特殊教育学者 Llyod M.Dunn 和 Leota M.Dunn 设计的一种可以快速评定儿童语言能力和学习能力的量表,为美国智能不足协会介绍的诊断精神发育迟缓常用的 9 种智能测验方法之一。其中诊断语言障碍中词汇听觉联想能力的单项测验方法,信度高,效度好。对于存在阅读或语言障碍、精神发育迟缓或在其他测试中不能合作或退缩的儿童可以采用此测试进行儿科临床评定,亦可用于集体测试以作为集体间评比的一项指标。本量表包括 150 张图片,每张图片上印有 4 张不同的黑白图片,要求被测试者指出所听到词汇相对应的图片,图片排列由易到难。2007 年修订版本为第 4 版,即 PPVT-Ⅳ,目前我国使用的是中国修订版第 1 版,其中的图片和内容更适合中国的文化和语言特点,年龄范围较国外有所缩小,为 3 岁 3 个月 ~9 岁。

4. 瑞文测试(Raven's standard progressive matrices,SPM) 原名渐进矩阵(progressive matrices),由英国心理学家 J.C.Raven 于 1938 年创制,非文字智力测试,反映被测试者观察和推理能力。每个测题由一张抽象的图案或一系列无意义的图形构成一个方阵,要求被测试者从答案中选择一块正确的图形以符合整个图案。测试题由易到难,结构越来越复杂,从一个层次到多个层次,为从直接抽象推理到间接抽象推理的渐进过程。该测试包括标准型、彩色型(适于测量幼儿及智力低下者)、高级型(用于智力超常者)。

5. 希-内学习能力测验(Hiskey-Nebraska test of learning aptitude,H-NTLA) 1941 年由美国内布拉斯加大学 Hiskey-Nebraska 教授专门为聋哑人设计,也可以用于听力正常儿,适用于 3~17 岁儿童,该测验用手势语(对聋哑儿童)或少量指导语(正常听力儿童),以 12 个分测验评定聋哑儿的学习能力。小年龄组测前 8 个分测验,大年龄组测后 7 个分测验,均为操作表演,趣味性大,儿童乐于配合。该测验目前为聋哑人智测的首选方法,我国已有全国常模可供使用。

(三) 人格测验

人格又称个性,多数定义都联系到人们心理上的差异性,特别是性格、兴趣和气质。人格评定的方法大致如下:

1. 晤谈法 即与被评定者直接谈话,在谈话的同时进行观察。这种方法较常用,但不够全面,欠深入、欠客观(主观评定法)。

2. 评定量表法 由评定者按一定规格的评定项目通过观察做出判断,与晤谈法结合使用,可提高评定的客观性。

3. 客观评定法 采用调查表(inventory)、问卷(questionnaire)、校核表(checklist)等,由受评者自我报告,故又称自陈(或自评)法,属客观评定。

4. 测验法 采用测验的方法来进行,用于人格测验时通常采用投射测验。其他测验,如智力测验中的某些分测验也有测查人格的作用。下面介绍几种客观评定法。

(1) 艾森克儿童用人格调查表(Eysenck personality inventory,EPI)和艾森克人格问卷(Eysenck personality questionnaire,EPQ):我国根据英国版本做了修订,由龚耀先主持全国 28 个单位协作制订了儿童和成人两套全国常模。

(2) 气质测量评价:气质与行为存在着一定的关系。由于社会对行为规范有一定的要求,所以经常出现消极气质特征的小儿常常不能达到周围环境或社会的要求,因而容易发生行为偏离,所以气质是行为问题发生的物质基础。全国儿童气质协作组于1997年根据相应气质量表进行了修订和标准化,目前已完成了 4 个年龄段儿童气质量表:①中国婴儿气质量表(chinese infant temperament scale,CITS)适用于 4~8 个月的婴儿;②中国幼儿气质量表(chinese toddler temperament scale,CTTS)适用于 1~3 岁的幼儿;③中国学龄前儿童气质量表(chinese precedence children temperament scale,CPTS)适用于 3~7 岁儿童;④中国学龄儿童气质量表(chinese student temperament scale,CSTS)适用于 8~12 岁儿童。

(四) 行为和症状的评定

儿童心理卫生问题是指儿童心理发育偏离了该年龄段的正常心理发育特征,与同年龄的正常儿童相比,在性格、情绪、行为、注意力等方面有一项或几项异常,但不是精神性疾病。儿童常见的心理问题和行为问题有儿童焦虑障碍、儿童抑郁障碍、儿童恐怖症、学校恐怖症、强迫症障碍、癔症、自闭症等。评定主要依靠详细的病史、体格检查(包括神经系统的检查)、精神检查以及临床观察。同时精神检查量表的应用有助于诊断、评定。

1. 抑郁量表 Achenbach 儿童行为量表(child behavior check list,CBCL)、儿童抑郁障碍自评量表(depression self-rating scale for children,DSRSC)、艾森克儿童人格问卷(EPQ)、Poznanski 儿童抑郁量表。

2. 孤独(自闭)量表

(1) 儿童孤独症评定量表(childhood autism rating scale,CARS):本量表由 Schoplen 于 1980 年编制,为医生评定量表,共 15 个项目、4 级评分,每级评分的意义依次为与年龄相当的行为表现、轻度异常、中度异常和重度异常。总分大于 30 分可诊断孤独症,低于 30 分则可排除儿童孤独症。总分高于或等于 36 分,并且至少有 5 项评分高于 3 分,则评为重度儿童孤独症;总分在 30 到 36 分,并且低于 3 分的项目不到 5 项,则评为轻至中度儿童孤独症。

(2) 孤独症行为检查量表(autism behaviour checklist,ABC):本量表由 Krug 于 1978 年编制,为家长评定量表,由患儿父母或与患儿共同生活达 2 周以上的人评定,适用于 8 个月到 28 岁患者。该量表有 57 个描述孤独症患儿在感觉、行为、情绪、语言等方面异常表现的项目,可归纳为 5 个因子:感觉、交往、躯体运动、语言、生活自理,最高总分为 158 分,53 分为疑诊,67 分可确诊。

3. 儿童焦虑情绪筛查量表(screen for child anxiety related emotional disorders,SCARED) 该量表共 41 个项目,适用年龄为 7~16 岁,其特点是将焦虑和抑郁分开,表中项目分为躯体化 / 惊恐、广泛化焦虑、学校恐怖、社交恐怖和分离性焦虑五个因子。

4. 行为评定 常用量表有 Achenbach 儿童行为量表、Conners 儿童行为量表等。

(1) Achenbach 儿童行为量表:该量表是由美国心理学家 Achenbach 等研制,用于儿童行为评定的量表,应用较广泛,有较好的信度与效度。该量表包括父母评定、教师评定和青少年自评三套相似的量表。

我国于 19 世纪 80 年代修订了 Achenbach 儿童行为量表(家长用)。该量表用于测查 4~16 岁儿童的社会能力和行为问题,由家长根据孩子半年内的情况作出分级评定。该量表分三个部分:第一部分是一般项目,包括姓名、性别、年龄和父母职业等。第二部分为社会能力,共有七大项:①参加运动情况;②参加活动情况;③参加课余爱好小组情况;④课余职业及家务劳动;⑤交友情况;⑥与家人及伙伴相处情况;⑦在校学习情况等。第三部分为行为问题,是量表的主要部分,包括 113 项,要求父母根据儿童最近半年内的表现填写。

(2) Conners 儿童行为量表:包括父母问卷、教师用量表与简明症状问卷,主要评定儿童行为问题,特别是儿童注意缺陷多动障碍。

(五) 成套神经心理测试(儿童版)

该测试是 Halsted-Reitan 成套神经心理测试中适合少年(9~14 岁)和幼儿(5~8 岁)的部分,分为少年版和幼儿版成套神经心理测试。

少年版的内容:侧性优势检查,失语筛查测验(筛查失语性质),握力测验(测量双上肢的运动力量),连线测验(测查空间能力和顺序化能力),触摸测验(检查触觉、运动知觉、空间知觉、形状记忆、位置记忆能力),节律测验(测量区别节律形式的能力),手指敲击测验(检查手指精细运动速度),语音知觉测验(测量辨认语音和匹配字的能力),范畴测验(测量抽象思维和概括能力),感知觉检查(检查触觉、听觉、视觉、手指认知、指尖数数、触觉辨认)。

幼儿版的内容:侧性优势检查,失语检查,握力测验,感知觉检查,范畴测验,触摸测验,敲击测验。

三、神经心理测验注意事项

神经心理测验主要反映脑功能的变化,在使用神经心理测验时需注意以下几个方面。

1. 为保证结果的准确性,只有接受正规神经心理测验培训并获得有关神经心理测验操作资格证书者,才能进行神经心理测验。

2. 根据测验的目的及受试者情况选用测验。当患儿表现为某些脑功能缺损,可根据情况选用单项测验来确定脑损伤的部位及程度;如需对患儿的脑功能进行全面评估,则选用成套神经心理测试。

3. 由于大脑功能涉及多个不同区域,且脑具有可塑性,因此,在分析神经电生理结果时需综合所有的测验结果并结合患儿临床表现进行分析,才能做出可靠准确的评估。

第四节 运动发育评定

儿童运动发育和控制是由多种因素共同作用而产生的结果,这些因素包括神经因素、肌肉骨骼、感觉、知觉、心肺功能和环境等。这些因素保持着相互的协调关系,是一种复杂的动态系统。粗大运动(gross motor)发育是指抬头、翻身、坐、爬、站、走、跳等运动发育,是人类最基本的姿势和移动能力的发育。精细运动能力(fine motor skills)是指个体凭借手以及手指等部位的小肌或小肌群的运动,在感知觉、注意等心理活动的配合下完成特定任务的能力。

运动功能发育异常主要表现为发育落后和发育分离。除了感知觉以外,与运动相关的评定包括姿势运动控制、平衡功能、运动功能、肌张力、肌力、关节活动度、步行能力及步态分析等。

一、姿势控制评定

姿势是指机体在相对静止时,克服地心引力所呈现的自然位置。机体只有保持正常的姿势,才能出现正常的自发运动和随意运动。影响小儿姿势的因素主要有神经、骨骼、肌肉、关节、韧带,其中最重要的是中枢神经系统。通过评定小儿姿势与运动发育情况,可以及早发现脑损伤和发育异常,也可以作为康复效果评定的客观指标。小儿姿势运动发育评定应在俯卧位、仰卧位、坐位、立位时进行,也应根据患儿的年龄及临床特点,进行体位转换、翻身、四爬、高爬、跪立位、立位以及行走等不同体位的评定。

(一) 原始反射

原始反射在怀孕时及出生时出现,在出生6个月时消失或被整合,是小儿正常发育中不可缺少的重要反射,为今后的运动发育做准备,也是判断脑成熟程度的常用方法之一。临床常通过检查觅食反射、吸吮反射、手与足握持反射、拥抱反射、张口反射、跨步反射、踏步反射来判断原始反射是否异常。

原始反射出现及存在时间见表2-1。

表2-1 原始反射出现及存在时间

原始反射	出现及存在时间	原始反射	出现及存在时间
觅食反射	0~4个月	侧弯反射	0~6个月
握持反射	0~6(8)个月	紧张性迷路反射	0~4个月
拥抱反射	0~6个月	非对称性紧张性颈反射	0~4个月
放置反射	0~2个月	对称性紧张性颈反射	0~4个月
踏步反射	0~3个月	交叉伸展反射	0~2个月
上肢移位反射	0~6周	阳性支持反射	0~2个月

(二) 姿势反射

人生后就有抗重力维持立位和能够立位移动的基本能力,这种抗重力维持姿势的平衡、修正姿势的反射总称为姿势反射,大多是无意识的反射活动。人在活动中保持姿势是多个反射协调的结果,所以姿势反射可以反映神经系统的成熟度,是评定运动障碍的根据。根据神经系统发育状况,不同的姿势反射应在不同时期出现、消失或终生存在。姿势反射主要包括非对称性紧张性颈反射、对称性紧张性颈反射、紧张性迷路反射、各类立直反射、降落伞反射等。

(三) 平衡反应

平衡反应是最高层次(皮质水平)的反应,从6个月到18个月逐渐完善,持续终生。用于评定当身体重心发生移动时,身体为了保持平衡而做出适当反应的能力。平衡反应的成熟发展可以使人维持正常姿势。常用的平衡反应包括:仰卧位倾斜反应、俯卧位倾斜反应、膝手位倾斜反应、坐位前方平衡反应、坐位后方平衡反应、坐位侧方平衡反应、跪位倾斜反应、站立位前方平衡反应、站立位后方平衡反应、站立位侧方平衡反应。平衡反应出现及存在时间见表2-2。

表2-2 平衡反应出现及存在时间

名称	出现及存在时间	名称	出现及存在时间
仰卧位倾斜反应	6个月~终生	坐位后方平衡反应	10个月~终生
俯卧位倾斜反应	6个月~终生	跪位倾斜反应	15个月~终生
膝手位倾斜反应	8个月~终生	站立位前方平衡反应	12个月~终生
坐位前方平衡反应	6个月~终生	站立位侧方平衡反应	18个月~终生
坐位侧方平衡反应	7个月~终生	站立位后方平衡反应	24个月~终生

二、平衡测定

常采用平衡测定仪和儿童平衡量表进行评定。

(一) 平衡测定仪

平衡测定仪通过传感器测定受试者重心移动的位置、面积和形态等参数,通过软件分析中心移动的轨迹、幅度、速度等资料,为综合判断人体平衡功能提供客观的定量资料。

(二) 儿童平衡量表

儿童平衡量表是由成人 Berg 量表修订而来,用来测试轻度至中度运动障碍儿童的平衡能力,主要包括坐到站、站到坐、闭眼站立等 14 项测试项目,每项记分 0~4 分,测试时间大约 15min。

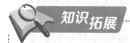

正常儿童的运动发育规律

正常儿童的运动发育都遵循由上到下、由近到远、由粗到细、由不协调到协调的规律。

(1) 由上到下:出生后运动发育的规律是先抬头、后抬胸,再会坐、立、行(由上到下)。

(2) 由近到远:抬肩→伸臂→双手握物→手指取物。

(3) 由粗到细:从全手掌抓握到手指抓握。

(4) 由不协调到协调:由 3~4 个月看到玩具手足乱动拿不到,到 5 个月后能一把抓。

三、运动功能评定

运动功能评定主要包括粗大运动功能评定和精细运动功能评定。粗大运动功能评定常采用粗大运动功能分级系统、粗大运动功能评定量表(gross motor function measure,GMFM)、Alberta 婴儿运动量表(Alberta infant motor scale,AIMS)、Peabody 运动发育评定量表(Peabody developmental motor scale,PDMS)。精细运动功能评定常用的量表有精细运动能力测试和脑瘫儿童手功能分级系统(manual ability classification system,MACS)等。

(一) 粗大运动功能分级系统(gross motor function classification system,GMFCS)

GMFCS 是根据脑瘫患儿运动功能随年龄变化的规律所设计的一套分级系统,能较为客观地反映脑瘫患儿粗大运动功能发育情况,该系统将脑瘫患儿分为 4 个年龄组,每个年龄组又根据患儿运动功能的表现分为 5 个级别,第 I 级为最高,而第 V 级为最低。GMFCS 是在康复理念下诞生的分级方法,注重功能、技能和自发运动,主要通过评价患儿在日常环境(家庭、学校和社区)中的能力来确定不同的级别。

第 I 级:能够不受限制地行走,在完成更高级的运动技巧上受限。

第 II 级:能够不需要使用辅助器械行走,但是在室外和社区内的行走受限。

第 III 级:使用辅助移动器械行走,在室外和社区内的行走受限。

第 IV 级:自身移动受限,孩子需要被转运或者在室外和社区内使用电动移动器械行走。

第 V 级:即使在使用辅助技术的情况下,自身移动仍然严重受限。

(二) 粗大运动功能评定量表(gross motor function measure,GMFM)

GMFM 主要用于评定儿童粗大运动状况随着时间或干预而出现的运动功能的改变,其标准相当于 5 岁以下(含 5 岁)正常儿童运动功能。

1. GMFM 评估内容 GMFM 评估分 5 个能区,包括 88 项,分为仰卧位与俯卧位、坐位、爬与跪、站立位、行走与跑跳 5 个能区。仰卧位与俯卧位能区总分为 51 分,坐位能区总分为 60 分,爬与跪能区总分为 42 分,站立位能区总分为 39 分,行走与跑跳能区总分为 72 分,具体评定内容见表 2-3。

2. 评分标准 0 分:指完全不能做(完成)。1 分:指仅能开始会做(即完成动作 <10%)。2 分:指部分完成(10%< 完成 <100%)。

3. GMFM 评分结果 ①原始分:5 个能区的原始分;②总百分比:5 个能区原始分占各自总分百分比之和再除以 5;③月百分比:(本次总百分比 – 前次总百分比)/ 间隔月数;④月相对百分比:本次月百分比 / 前次总百分比 ×100%。

表 2-3　粗大运动功能评定量表(88 项)

仰卧位与俯卧位(17 项)	得分(0、1、2、3)
1. 仰卧位:头正中位,最大限度左右对称转动头部	
2. 仰卧位:双手于正中位,双手合拢	
3. 仰卧位:抬头 45°	
4. 仰卧位:右侧髋、膝关节在生理活动范围内屈曲	
5. 仰卧位:左侧髋、膝关节在生理活动范围内屈曲	
6. 仰卧位:伸出右上肢、手,越中线抓玩具	
7. 仰卧位:伸出左上肢、手,越中线抓玩具	
8. 仰卧位:向右侧翻身到俯卧位	
9. 仰卧位:向左侧翻身到俯卧位	
10. 俯卧位:竖直抬头	
11. 肘支撑俯卧位:竖直抬头,肘部伸展,胸部离开床面	
12. 肘支撑俯卧位:右前臂水平支撑躯体,左上肢充分向前伸直	
13. 肘支撑俯卧位:左前臂水平支撑躯体,右上肢充分向前伸直	
14. 俯卧位:向右侧翻身到仰卧位	
15. 俯卧位:向左侧翻身到仰卧位	
16. 俯卧位:使用四肢向右侧旋转 90°	
17. 俯卧位:使用四肢向左侧旋转 90°	
	得分

坐位(20 项)	得分(0、1、2、3)
18. 仰卧位:检查者握婴儿双手,自行牵拉成坐位,头部能控制	
19. 仰卧位:向右侧翻身到坐位	
20. 仰卧位:向左侧翻身到坐位	
21. 坐于垫子上:检查者支撑胸部,头部保持正中位 3s	
22. 坐于垫子上:检查者支撑胸部,头部保持正中位 10s	
23. 用上肢支撑坐于垫子上,保持 5s	
24. 坐于垫子上:没有上肢支撑,保持 3s	
25. 坐于垫子上:身体前倾触摸玩具后,不用上肢支撑恢复坐位	
26. 坐于垫子上:触摸右后方 45° 玩具后恢复坐位	
27. 坐于垫子上:触摸左后方 45° 玩具后恢复坐位	
28. 右侧坐:没有上肢支撑,保持 5s	
29. 左侧坐:没有上肢支撑,保持 5s	
30. 坐于垫子上:有控制的从坐位趴成俯卧位	
31. 足向前坐于垫子上:向右侧转成四点支撑位	
32. 足向前坐于垫子上:向左侧转成四点支撑位	
33. 坐于垫子上:不使用上肢帮助,躯体旋转 90°	
34. 坐于椅凳上:不使用上肢和足支撑,保持 10s	
35. 站立位:从站位坐到凳子上	
36. 坐在地板上:从地板上坐到凳子上	
37. 坐在地板上:从地板上坐到椅子上	
	得分

续表

爬与跪(14 项)	得分(0、1、2、3)

38. 俯卧位:向前方腹爬 1.8m

39. 四点支撑位:用手与膝支撑身体,保持 10s

40. 四点支撑位:从四点位到坐位,不用手支撑

41. 俯卧位:转成四点支撑位,用手、膝负重

42. 四点支撑位:右上肢前伸,手高于肩

43. 四点支撑位:左上肢前伸,手高于肩

44. 四点支撑位:向前爬行或拖行 1.8m

45. 四点支撑位:向前交替性四点爬 1.8m

46. 四点支撑位:用手和膝 / 脚四点爬上 4 级台阶

47. 四点支撑位:用手和膝 / 脚后退爬下 4 级台阶

48. 坐垫子上:使用上肢支撑转成高跪位,不用上肢支撑,保持 10s

49. 高跪位:使用上肢支撑转成右膝半跪,不用上肢支撑,保持 10s

50. 高跪位:使用上肢支撑转成左膝半跪,不用上肢支撑,保持 10s

51. 高跪位:双膝行走 10 步,不用上肢支撑

得分

站立位(13 项)	得分(0、1、2、3)

52. 坐在地板上:扶椅子站立

53. 站立:不用上肢支撑,保持 3s

54. 站立:单手抓住椅子,右脚抬起,保持 3s

55. 站立:单手抓住椅子,左脚抬起,保持 3s

56. 站立:不用上肢辅助,保持 20s

57. 站立:不用上肢辅助,左脚抬起 10s

58. 站立:不用上肢辅助,右脚抬起 10s

59. 凳子坐位:转成站立位,不用手协助

60. 高跪位:通过右膝半跪到站立,不用上肢协助

61. 高跪位:通过左膝半跪到站立,不用上肢协助

62. 站立位:有控制的下降到地板坐位,不用上肢协助

63. 站立位:转成蹲位,不用上肢协助

64. 站立位:从地板上拾物后,恢复站立位,不用上肢协助

得分

行走与跑跳(24 项)	得分(0、1、2、3)

65. 站立:双手扶栏杆,向右侧横走 5 步

66. 站立:双手扶栏杆,向左侧横走 5 步

67. 站立:牵双手向前走 10 步

68. 站立:牵单手向前走 10 步

69. 站立:不用持,向前走 10 步

70. 站立:向前走 10 步,停止,转身 180°,返回

71. 站立:后退 10 步

续表

行走与跑跳(24项)	得分(0、1、2、3)
72. 站立:双手提大物品,向前走 10 步	
73. 站立:在 20cm 宽的平行线之间,连续向前走 10 步	
74. 站立:在 2cm 宽的直线上,连续向前走 10 步	
75. 站立:右脚跨过膝盖高度的木棒	
76. 站立:左脚跨过膝盖高度的木棒	
77. 站立:向前跑 4.6m,停止,返回	
78. 站立:右脚踢球	
79. 站立:左脚踢球	
80. 站立:两脚同时跳高 30cm	
81. 站立:两脚同时跳远 30cm	
82. 右足单立:在直径 60cm 圆圈内,右脚单跳 10 次	
83. 左足单立:在直径 60cm 圆圈内,左脚单跳 10 次	
84. 站立:抓一侧栏杆,上 4 级台阶,交替出足	
85. 站立:抓一侧栏杆,下 4 级台阶,交替出足	
86. 站立:不用扶栏杆,上 4 级台阶,交替出足	
87. 站立:不用扶栏杆,下 4 级台阶,交替出足	
88. 站在 15cm 高的台阶:两足同时跳下	
	得分

（三）Alberta 婴儿运动量表(Alberta infant motor scale,AIMS)

主要适用于 0~18 个月龄的婴幼儿,早产儿应矫正胎龄至 40 周。测试内容包括俯卧位 21 个项目、仰卧位 9 个项目、坐位 12 个项目、站立位 16 个项目。测试结果为运动发育异常、可疑、正常。临床主要用于筛查出存在运动发育迟缓或异常,并且需要进行干预治疗的婴儿;评估因发育成熟或干预治疗所带来的运动技能。

（四）Peabody 运动发育评定量表(PDMS)

PDMS 由美国发育评估与干预治疗专家编写,是一套优秀的婴幼儿运动发育评估量表,在美国已得到普遍的应用,在世界范围内也有着广泛的影响。该量表由 6 个分测验组成,包括反射分测验、姿势分测验、移动分测验、实物操作分测验、抓握分测验和视觉 - 运动整合分测验,共 249 项。测试结果最终以粗大运动、精细运动和总运动等的发育商来表示。粗大运动部分适用于评定 6~72 个月的所有儿童(包括各种原因导致的运动发育障碍儿童)的运动发育水平。整个测试需 45~60min,粗大运动或精细运动能力测试均可在 20~30min 内完成。

1. 反射分测验 由 8 个项目组成,评估儿童对环境事件自动反应能力,包括踏步反应、非对称性颈反射、翻正反射、保护性反射等。由于反射在生后 12 个月就被整合了,故此分测验只用于出生到 11 个月的婴儿。

2. 姿势分测验 由 30 个项目组成,评估儿童控制其身体重心和保持平衡的能力,主要是静态下的头、颈、躯干抗重力运动能力。

3. 移动分测验 由 89 个项目组成,评估儿童从出生到 5 岁躯体移动的能力,在粗大运动能力中占有重要地位。从仰卧位、俯卧位简单的四肢动作,到躯干抗重力作用;从翻身、坐、爬、扶物站,到走、跑、跳等复杂的平衡动作。

4. 实物操作分测验 由 24 个项目组成,评估儿童控制球的能力,如接、扔和踢球。因为婴儿 11 个月后才具有此项技能,故此分测验只适用于 12 个月以上儿童。

5. 抓握分测验　由 26 个项目组成,属于精细运动能力测试,评估手、手指及上臂运动能力。

6. 视觉 - 运动整合分测验　由 72 个项目组成,在精细运动评估中占重要地位,评估儿童应用视知觉技能来执行复杂的手眼协调任务能力。作为一种专门的运动发育量表,其评测项目的选择、方法的可操作性和易用性、评分标准的明晰性等方面都有独到的优点。

(五) 精细运动能力测试

精细运动能力测试(fine motor function measure,FMFM)是由复旦大学附属儿科医院康复中心制订,本测试是以 600 余名脑瘫儿童为样本制订的,量表分为五个方面,共有 51 个项目,包括视觉追踪 5 项、上肢关节活动能力 9 项,抓握能力 10 项、操作能力 13 项、手眼协调能力 24 项。该量表采用 0、1、2、3四级评分法,原始分满分为 183 分,通过查表可得出具有等距特性的精细运动能力分值,得分范围在 0到 100 分。

(六) 脑瘫儿童手功能分级系统(manual ability classification system,MACS)

MACS 是针对 4~18 岁脑瘫患儿在日常生活中双手操作物品的能力进行分级的系统。具体评级标准如下:

Ⅰ级:能轻易成功地操作物品,最多只在手的操作速度和准确性(操作轻易性)上表现出能力受限,然而这些受限不会影响日常活动的独立性。

Ⅱ级:能操作大多数物品,但再完成质量和 / 或速度方面受到一定影响。在避免某些活动或完成某些活动时可能有一定难度;会采用另外的操作方式,但是手部能力通常不会限制日常生活的独立性。

Ⅲ级:操作物品困难,需要帮助准备和 / 或调整活动操作速度,在质量或数量上能有限程度地成功完成;如果对活动进行准备或调整,仍能进行独立操作。

Ⅳ级:在调整的情况行下,可以操作有限的简单物品,通过努力可以完成部分活动,但是完成的成功度有限,部分活动需要持续的支持、帮助和 / 或调整设备。

Ⅴ级:不能操作物品,进行简单活动的能力严重受限,完全需要辅助。

四、肌力评定

肌力评定通常包括徒手肌力测定、等速肌力测定、手持式肌力测定仪测定、功能性肌力测试等方法。

常用的肌力检查方法为徒手肌力检查(manual muscle testing,MMT),对于 5~6 岁以上儿童比较具有信度,而 5 岁以前儿童以及一些特殊儿童无法理解与合作,其肌力仅能在自然环境下的活动中评估,常采用功能性肌力测试。

器械评定主要包括:①等长肌力评定,采用握力计测试握力,用捏压力计或捏力计测试捏力,用拉力计测试背部肌肉肌力;②等张肌力评定,采用运动负荷方法测定一组肌群在做等张收缩时,能使关节做全幅度运动的最大阻力;③等速肌力测定,采用等速肌力测试仪测定肌肉在进行等速运动时的肌力。等速肌力测试虽然精确度高,由于设备昂贵以及儿童不能很好配合而受到限制。

五、肌张力的检查

肌张力(muscle tone)是指安静休息状态下,肌肉保持一定紧张状态的能力。它是维持身体各种姿势和正常运动的基础。根据身体所处的不同状态,肌张力可分为静止性肌张力、姿势性肌张力和运动性肌张力。肌张力的变化可以反映神经系统的成熟和损伤情况。肌张力增高,见于上运动神经元损伤或锥体外系受损;肌张力降低,见于下运动神经元损伤或小脑受损。临床上所谓的肌张力是指医务人员对被检查的肢体进行被动运动时所感觉到的阻力。

肌张力的评定可以通过触诊、反射检查、被动运动、主动运动以及生物力学评定方法等来进行评估。其中,静止性肌张力检查可通过观察肌肉形态、触诊肌肉的硬度、观察肢体运动幅度的改变以及关节伸展度来判断肌张力状况。另外,也可以采用量表评估法进行评估,临床上最常用的量表为改良Ashworth 痉挛评定量表,具体内容见表 2-4。

表 2-4　改良 Ashworth 痉挛评定量表

等级	标准
0	肌张力不增加,被动活动患侧肢体在整个范围内均无阻力
1	肌张力稍增加,被动活动患侧肢体到终末端时有轻度的阻力
1+	肌张力轻度增加,被动活动患侧肢体时在后 50% 的范围内出现突然卡住,在后 50%ROM 中呈现最小的阻力
2	肌张力轻度增加,被动活动患侧肢体在大部分 ROM 内均有阻力,但仍可以活动
3	肌张力中度增加,被动活动患侧肢体在整个 ROM 内均有阻力,活动比较困难
4	肌张力高度增加,患侧肢体僵硬、阻力很大,被动活动十分困难

六、关节活动度的评定

关节活动度(range of motion,ROM)的评定是在被动运动下对关节活动范围的测定。许多病理因素如粘连、疼痛、失神经支配、挛缩等可使关节活动范围发生改变,影响患儿运动功能,因此测量 ROM 是评定运动系统功能状态的最基本手段之一。当关节活动受限时,还应同时测定主动运动的关节活动范围并与被动运动相比较。

（一）测量方法

儿童关节活动度的测量与成人一致,本书不再详细阐述。

（二）特殊的儿童关节活动度测量方法

临床上对患儿通常采用以下评定方法进行关节活动度的测定。常用的检查有头部侧向转动试验、足背屈角、臂弹回试验、围巾征、腘窝角、跟耳试验、股角等。

1. 头部侧向转动试验　正常时下颌可达肩峰,左右对称,肌张力增高时阻力增大,下颌难以达肩峰。

2. 臂弹回试验　使小儿上肢伸展后,突然松手,正常时在伸展上肢时有抵抗,松手后马上恢复原来的屈曲位置。

3. 围巾征　将小儿手通过前胸拉向对侧肩部,使上臂围绕颈部,尽可能向后拉,观察肘关节是否过中线,新生儿不过中线,4~6 个月小儿过中线。肌张力低下时,手臂会像围巾一样紧紧围在脖子上,无间隙;肌张力增高时肘不过中线。

4. 腘窝角　小儿仰卧位,屈曲大腿使其紧贴到胸腹部,然后伸直小腿,观察大腿与小腿之间的角度。肌张力增高时角度减小,降低时角度增大。正常 4 月龄后应大于 90°（1~3 个月为 80°~100°,4~6 个月为 90°~120°,7~9 个月为 110°~160°,10~12 个月为 150°~170°）。

5. 足背屈角　小儿仰卧位,检查者一手固定小腿远端,另一手托住足底向背推,观察足从中立位开始背屈的角度。肌张力增高时足背屈角减小,降低时足背屈角增大。正常 4~12 月龄为 0°~20°（1~3 个月为 60°、3~6 个月为 30°~45°、7~12 个月为 0°~20°）

6. 跟耳试验　小儿仰卧位,检查者牵拉足部尽量靠向同侧耳部,骨盆不离开床面,观察足跟与髋关节的连线与桌面的角度。正常 4 个月龄后应大于 90°,或足跟可触及耳垂。

7. 股角（又称内收肌角）　小儿仰卧位,检查者握住小儿膝部使下肢伸直并缓缓拉向两侧,尽可能达到最大角度,观察两大腿之间的角度,左右两侧不对称时应分别记录。肌张力增高时角度减小,降低时角度增大。正常 4 个月龄后应大于 90°。

8. 牵拉试验　小儿呈仰卧位,检查者握住小儿双手向小儿前上方牵拉,正常小儿 5 个月时头不再后垂,上肢主动屈肘用力。肌张力低时头后垂,不能主动屈肘。

七、步行能力和步态分析

（一）步行能力

步行能力评定包括能否步行、步行方式（辅助器具或别人辅助）、步行速度、步行距离、步行能量消耗等。

1. 通过询问父母或主要照顾者评定儿童的运动能力,重点了解儿童是否能借助辅助器具或矫形器独自地完成各项活动,一般采用 Gillette 功能评估问卷(Gillette function assessment questionnaire,FAQ),该问卷包括 FAQ 步行分级和 FAQ22 项技能问卷两部分。

2. 步行速度的测定　步行速度是一种简便的测量方法。主要测量儿童以自身喜好的速度或尽可能快的速度步行一定距离的时间,距离一般设定为 10m 或 100m,可以测量单位时间内步行的距离,通常设定为 1min。为了提高测量的准确性,可以取多次测量的平均值。

3. 步行距离测定　最常用的方法为 6 分钟步行距离测量。受试者以自身喜好的步速在往返 50m 的步道上连续步行 6min,测定其步行距离。

（二）步态分析

评定儿童步态有多种方法,如直接观察法、鞋印法等。目前最常用的有三维步态分析法和视觉步态分析法。

八、运动功能评定的注意事项

（一）选择合适的方法

在临床康复中,目前有许多用于评定功能障碍的方法和设备,但不同的量表和设备各有侧重。在评定时,应根据患儿的年龄和病情选择合适的方法,如痉挛型脑瘫患儿肌力检查不宜选用徒手肌力法。

（二）争取患儿和家属的配合

尽管康复评定手段大多数是无创的,但是小儿有时不肯配合。因此,为了最大限度地获得患儿和家属的协助和支持,评定前应向患儿和家属说明评定的目的和方法,消除他们的顾虑,取得他们的合作,还可以准备小儿喜欢的玩具,促使儿童完成某些动作。

（三）掌握恰当的时间

为了确保评定的准确性,评定最好由固定的人员自始至终进行,每次的评定时间要短,不要引起患儿的疲劳。在康复过程中,需多次反复进行评分,及时掌握患儿的功能状态,为制订和修订康复方案提供依据。

第五节　语言言语功能评定

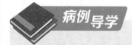

患儿,女,4岁,会用简单的词语表示需要,不会说短句,不能区分人称代词,如"我""你",能理解部分日常生活用语,只与家人主动交流,不喜欢看书和图片。

问题:该患儿存在哪些语言障碍?

儿童常见的语言障碍包括构音障碍、儿童语言发育迟缓及听力障碍、智力障碍引起的言语障碍等。对于儿童语言障碍的评定涉及很多方面,包括智力评定、听力检查、语言发育迟缓评定、构音障碍评定等。本节主要介绍语言发育迟缓评定和构音障碍评定。

一、语言发育迟缓评定

语言发育迟缓是指发育过程中的儿童其语言发育水平落后于正常的同龄儿童语言水平,区别于听力障碍引起的语言发育迟缓和构音障碍。语言发育迟缓的儿童多数具有对周围反应的发育延迟或异常,主要表现为语言学习障碍,如不会说话、只能说单词、言语不连贯、回答问题时出现鹦鹉学舌样表现等。部分患儿还存在与别人缺少目光接触、烦躁、多动、不与小朋友玩等行为方面的表现。

评定的目的是发现和确定患儿是否存在语言发育迟缓、语言发育迟缓的类型、患儿的语言能力与正常儿童相比处于哪个阶段,为制订训练计划提供依据。

（一）评定内容

儿童语言发育迟缓的评定涉及多学科、多专业的知识,其评定流程为病史采集→儿童语言发育评定→制订计划,具体评定内容如下:

1. 病史采集　通过家属及看护人员了解患儿的现病史、既往史、家族史、康复治疗及训练史,相关专业及学科情况等资料。现病史应详细了解患儿原发病的情况及进展情况,对语言的影响,是否曾经接受语言相关的检查、治疗、训练,效果如何等。既往史主要记录儿童出生时的有关情况,如是否足月出生、分娩方式、生后有无窒息和黄疸情况,以及母亲怀孕、妊娠的情况。生长发育史方面主要包括患儿的发育情况,患儿的语言环境等。相关专业及学科情况主要了解儿童的听力情况,吞咽及咀嚼能力、认知心理能力发育情况。

2. 儿童语言发育评定

（1）评定的理论基础及语言行为的获取:语言行为的评定大体上要从语法规则、语义学、语用论三个方面进行。语言发育迟缓的性质除了言语障碍外,大多合并有语言障碍、智力障碍、人际关系障碍以及行为障碍。因此,应对患儿进行综合评定。

（2）汉语儿童语言迟缓评定法:对于儿童语言发育迟缓的评定一般采用 CRRC 版语言发育迟缓的检查(S-S 法),该检测较全面,使用方便。S-S 法是 1991 年由中国康复研究中心由日本引进我国的,2001 年正式应用于临床。

3. 其他相关检查

（1）听力检查:可以鉴别儿童对声音的反应差是由于听力障碍还是注意力问题所致。常用的听力检查有听觉诱发电位、耳声反射、纯音测听方法。

（2）皮博迪图片词汇检查(Peabody picture vocabulary test,PPVT):主要考虑词汇的理解,不能完整地评定儿童语言发育。这套工具共有 150 张黑白图片,每张图片上有 4 个图,其中一个图与某一词的词义相符合,但每一个被测试者只做与其水平相接近的一部分图、词。检查时拿出一张图片,主试者每说出一个词,要求被测试者指出图片上 4 个图中与该词义相符合的图。被测试者指对一个词得 1 分,在连续 8 个词中有 6 个词错误时,被认为是达到了顶点,应中止试验,顶点数减错误数为总得分,测验所得的原始分数可以转化为智龄、离差智商分数或百分位等级。每张图片测验要求在 10~15min 内完成,适用于为 2.5~18 岁。

（3）智力检测:主要量表有韦氏学龄儿童智力量表修订版(Weehsler intelligenee scale for children-revised,WISC-R),适用年龄为 6~16 岁,分为语言测验和操作测验两个部分,共 12 个分测验。韦氏学龄前儿童智力量表(WPPSI)主要应用于 4~6.5 岁儿童。具体操作详见第二章第三节神经心理发育评定相关内容。

（4）汉语沟通发展评定量表(chinese communicative development inventory-mandarin,CCDI):共有两个量表,不仅可用于 8~30 个月儿童的语言发育评定,也可对语言发育落后的年长儿童进行评定。每个量表又分筛查量表和诊断量表。筛查量表测评时间大约需要 10~15min,诊断量表约需要 30~40min。

（5）构音障碍的检查:发育迟缓的患儿合并有发音困难时,需通过构音检查来发现患儿哪些音不能发,发哪些音时出现歪曲音、置换音等,并分析原因,为制订个性化的方案提供依据。

（二）汉语儿童语言发育迟缓评定法

对于儿童语言发育迟缓的评定一般采用 CRRC 版语言发育迟缓的检查(S-S 法),该检测较全面,使用方便。从认知研究的角度,一般将语言行为分为语法、语义、语言应用三方面。S-S 法是依据此理论对语言发育迟缓儿童进行评定的,在此检查法中对"符号形式与指示内容关系"、"促进学习有关的基础性过程"和"交流态度"三方面进行评定,并对其语言障碍进行诊断、评定、分类和有针对性的治疗。

1. S-S 法适应证　适用于各种原因引起的语言发育迟缓,原则上适合 1~6.5 岁的语言发育迟缓儿童,不适合病因为听力障碍的语言障碍。另外,学龄前的儿童获得性失语也可参考应用。

2. S-S 法内容　包括与促进学习有关的基础性过程、符号形式与指示内容关系、交流 3 个方面。其中以符号形式与指示内容关系检查为核心,比较标准分为 5 个阶段,见表 2-5。将评价结果与正常儿童比较,便可发现语言迟缓儿童。

表 2-5 符号形式与指示内容关系的阶段

阶段	内容	阶段	内容
第一阶段	对事物、事物状态理解困难	第四阶段	语句,句子主要成分
第二阶段	事物的基础概念	4-1	两词句
2-1	功能性操作	4-2	三词句
2-2	匹配	第五阶段	词句、语法规则
2-3	选择	5-1	语序
第三阶段	事物的符号	5-2	被动语态
3-1	手势符号(相关符号)		
3-2	言语符号		
	幼儿语言(相关符号)		
	成人语言(任意性符号)		

(1)阶段 1——对事物、事物状态理解困难阶段:此阶段语言尚未获得,并且对事物、事物状态的概念尚未形成,对外界的认识尚处于未分化阶段。此期表现为对物品的抓握、舔咬、摇动、敲打,一般无目的性。例如,拿起铅笔不能够做书写操作而放到嘴里舔咬。

(2)阶段 2——事物的基本概念阶段:此阶段是能够根据常用物品的用途大致进行操作,对于事物的状况也能够理解,对事物开始概念化。此时可以将他人领到物品面前出示物品,向他人表示自己的要求。此期包括从初级水平到高级水平的三个阶段,即事物功能性操作、匹配和选择。

1)阶段 2-1——事物功能性操作:此阶段儿童能够对事物进行功能性操作,如拿起电话,让儿童将听筒放到耳朵上。检查一般分三项进行,即事物、配对事物及镶嵌板。

2)阶段 2-2——匹配:可在日常生活中观察是否有"匹配行为",如果能将 2 个以上物品放到合适的位置上,可以说"匹配行为"建立。例如,将帽子戴在头上,将鞋子套在脚上。

3)阶段 2-3——选择:当他人出示某种物品或出示示范项时,儿童能在几个选择项中将出示物或与示范项有关的物品适当地选择出来。与阶段 2-2 匹配不同的是后者是儿童拿物品去匹配示范项,而本项则是他人拿着物品或出示物品作为示范项。

(3)阶段 3——事物的符号阶段:符号形式与指示内容关系在此阶段开始分化。语言符号大致分为两个阶段:具有限定性的象征性符号,即手势语阶段和幼儿语及与事物的特征限定性少、任意性较高的成人语阶段。主要分为手势符号阶段和言语符号阶段。手势符号阶段是指儿童开始学习用手势符号来理解与表现事物,可以通过他人的手势开始理解意思,还可以用手势向他人表示要求等。言语符号阶段是指儿童将言语符号与事物相联系的阶段,但是事物的名称并不都能用手势语、幼儿语、成人语来表达。

(4)阶段 4——词句、主要句子成分阶段:本阶段能将某事物、事物状态用 2~3 个词组连成句子。此阶段中又按两词句和三词句分成两个阶段。两词句阶段:儿童开始学习用 2 个词组合起来表现事物、事物状态的阶段;三词句阶段:此阶段与阶段 4-1 相同,但考虑到句子的多样化,仅限定两种形式,即[属性(大小)+属性(颜色)+事物],例如:大红帽子、小黄鞋等;[主语+谓语+宾语],如:妈妈吃苹果。

(5)阶段 5——词句、语法规则阶段:能够理解三词句表现的事物状态,但是与阶段 4-2 不同的是所表现的情况为可逆。5-1 阶段为主动语态,如"乌龟追小鸡"。5-2 阶段为被动语态,此阶段中要求能理解事情与语法规则的关系,如"小鸡被乌龟追"等。

3. 检查用具 所需检查用具及图片目录见表 2-6。

4. 评定结果分析 评定结束后,要结合其他检查结果如磁共振、CT 结果等进行综合评定、诊断。

(1)评定总结:将 S-S 法检查结果显示的阶段与实际年龄语言水平阶段进行比较,如低于相应阶段,可诊断为语言发育迟缓,各阶段与年龄的关系见表 2-7。

表 2-6　检查用具及图片目录

检查用具及图片目录		数量
实物	A：帽子、鞋、牙刷、玩具娃娃	4
	B：电话 - 听筒、鼓 - 鼓槌、茶壶 - 茶杯	3
镶嵌板	鞋、剪刀、牙刷	3
操作性课题用品	小毛巾、小玩具、小球、积木 6 块、装小球容器 1 个、3 种图形镶嵌板、6 种图形镶嵌板、10 种拼图	
图片　日常用品	鞋、帽子、眼镜、手表、剪子、电话	6
动物	象、猫、狗	3
食物	面包、香蕉、苹果、米饭	4
交通用具	飞机、火车、汽车	3
身体部位	眼、嘴、手、鼻、耳、脚	6
动词	睡觉、洗、吃、哭、切	5
大小	帽子(大、小)	2
颜色	红、黄、绿、蓝	4
语句	(妈、弟)+(吃、洗)+(香蕉、苹果)	8
大小 + 颜色 + 食物	大小 + 红黄 +(鞋、帽)	8
言语规则	(小鸡、乌龟、猫)+(小鸡、乌龟、猫)+ 追	6

表 2-7　符号形式 - 指示内容的关系与年龄阶段

年龄	1.5~2.0 岁	2.0~2.5 岁	2.5~3.5 岁	3.5~5.0 岁	5.0~6.5 岁
阶段	3-2 语言符号	4-1 主谓 + 动宾	4-2 主谓宾	5-1 语序规则	5-2 被动语态

(2) 分类

1) 按交流态度：分为两群，即 I 群，交流态度良好；II 群，交流态度不良。

2) 按言语符号与指示内容的关系：分为 A、B、C 三个主群。但要注意到这种分群并非固定不变，随着语言的发展，有的从某一症状群向其他的症状群过渡。原则上适用于实际年龄 3 岁以上儿童。

根据对言语符号与指示内容的相关检查和操作性课题(基础性过程)的完成情况比较，将以上的 A 和 C 群又分为 6 个亚群。A 群：言语符号尚未掌握，符号与指示内容关系的检查在 3-1 阶段以下，不能理解口语中的名称。A 群又分为 a 和 b 两个亚群。B 群：无亚群，但应具备以下条件和言语表达困难：①实际年龄在 4 岁以上；②词句理解在 4-1 阶段以上；③一般可以用数词表达；④言语模仿不可，或有波动性；⑤a. 能用三种符号表达的，例如："剪刀"用食指与中指同时伸开做剪刀剪物状(手势语和"咔嚓、咔嚓"声同时(幼儿语)；"剪刀"一词(成人语)；b. 无幼儿语，只能用手势语及成人语表达的(例如：眼镜)；c. 只能用幼儿语及成人语表达的(例如"公鸡")；d. 仅能用成人语表达的。b~d 的状态，持续 1 年以上；⑥无明显的运动功能障碍。C 群：语言发育落后于实际年龄，言语符号与指示内容相关检查在 3-2 阶段以上。C 群又可分为 a、b、c、d 4 个亚群。

二、构音障碍评定

(一) 构音障碍的定义

构音障碍是指由于构音器官先天性和后天性的结构异常、神经肌肉功能障碍所致的发音障碍，以及虽不存在任何结构、神经肌肉、听力障碍所致的言语障碍。主要表现为发声异常、构音异常、音调和音量异常、吐字不清甚至完全不能说话等，但不包括失语症、听力障碍及儿童语言迟缓所致的发音异常。

（二）构音障碍的分类

根据构音障碍的病因及临床表现可分为以下三类：

1. 运动性构音障碍　是指由于神经病变或与构音有关肌肉的麻痹、收缩力减弱或运动不协调所致的言语障碍。临床上常见于脑血管意外、脑肿瘤、重症肌无力、帕金森病、多发性硬化症病人等。

2. 器官结构异常所致的构音障碍　是指由于先天或后天原因的结构异常所致的构音障碍。临床上最常见的是唇腭裂所致的构音障碍，其次为舌系带的短缩。

3. 功能性构音障碍　是指发音错误表现为固定状态，但找不到明显原因的构音障碍，临床上多见于学龄前的儿童。

（三）构音障碍的评定

临床上常应用中国康复研究中心构音障碍评定法进行评定，该评定法是由李胜利等按照汉语普通话语音的发音特点和我国的文化特点于1991年研制而成的。该评定法包括构音器官检查和构音检查两大项。主要检查儿童是否存在运动性构音障碍及程度，指导康复治疗计划的制订。

1. 构音器官检查

（1）目的：通过构音器官的形态和粗大运动检查确定构音器官是否存在器官异常和运动障碍，需结合临床病史、实验室检查以及言语评价等做出诊断。

（2）范围：包括肺、喉、面部、口部肌、硬腭、腭咽、下颌等。

（3）用具：压舌板、手电筒、长棉棒、指套、秒表、叩诊槌、鼻息镜等。

（4）方法：首先观察安静状态下的构音器官状态，然后由检查者发出指令或做出示范运动，让儿童执行或模仿，检查者进行观察并对以下方面做出评定。

1）部位：构音器官的哪一部位存在运动障碍。

2）形态：构音器官的形态是否异常及有无异常运动。

3）程度：判定异常程度。

4）性质：如发现异常，要判断是中枢性、周围性还是失调性等。

5）运动速度：确认是单纯运动，还是反复运动，是否速度低下或节律变化。

6）运动范围：运动范围是否受限，协调运动控制是否不佳。

7）肌力：确定肌力是否低下。

8）运动的精巧性、准确性和圆滑性：可以通过协调运动和连续运动来判断。

（5）检查说明：做每项检查前应向儿童解释检查目的，构音器官检查方法见表2-8，按构音器官检查记录表的要求检查和记录。

表2-8　构音器官检查方法

用具		说明	方法及观察要点
Ⅰ呼吸（肺）	无	1. 坐正，两眼往前看	患儿的衣服不要过厚，较易观察呼吸的类型。观察是胸式、腹式还是胸腹式。如出现笨拙、费力、肩上抬，应做描述
	无	2. 请你平静呼吸	检查者坐在患儿后面，双手放在胸和上腹两侧感觉呼吸次数。正常人16~20次/min
	无	3. 请你深吸气后，以最慢的速度呼气	用放在胸腹的手，感觉患儿是否可慢呼气，注意同时看表记录最长呼气时间，呼气时发[f][s]
	无	4. 请用最快的速度吸一口气	用双手放在胸腹部感觉
Ⅱ喉功能	无	1. 深吸一口气然后发"啊"，尽量平稳发出，尽量长	不要暗示专门的音调、音量，按评价表上的项目评价，同时记录时间，注意软腭上提、中线位置
	无	2. 深吸一口气然后发"啊"，尽量平稳发出，尽量长	a. 正常或嘶哑，气息声、急促，费力声及震颤；b. 正常或异常音调，低调；c. 正常或异常音量；d. 吸气时发声
	无	3. 请合上我唱的每一个音	随着不同强度变化发出高音和低音，评价患儿是否可以合上，按表上所列项目标记

用具		说明	方法及观察要点
Ⅲ面部	无	4. 请看着我	这里指的是整个脸的外观,脸的绝对对称很可能不存在,不同的神经肌肉损伤,可具有不同的面部特征:a. 正常或不对称;b. 单侧或双侧麻痹;c. 单侧或双侧口角痉挛,d. 单侧或双侧眼睑下垂;e. 单侧或双侧口角下垂;f. 流涎;g. 扭伤,抽搐,鬼脸;h. 面具脸;i. 口式呼吸
Ⅳ口部肌肉检查	无	1. 像我这样做(同时示范锁拢嘴唇的动作)	评价嘴唇:a. 正常或范围缩小;b. 正常或不对称
	无	2. 闭紧嘴唇,像我这样(示范5次),准备好,开始	评价咂唇:正常或接触力量下降(上下唇之间)
	无	3. 像我这样呲牙(示范两次)	观察:a. 正常范围或范围减少;b. 口角对称或偏移
	带绒绳的纽扣	4. 请张开口,把这个纽扣含在唇后,闭紧嘴唇,看我是不是很容易地把它拉出来	把指套放在纽扣上,把它放在唇后、门牙之前,患儿用嘴唇含紧纽扣后,拉紧线绳,逐渐增加力量,直到纽扣被拉出或显出满意的阻力:a. 正常唇力;b. 减弱
Ⅴ硬腭	指套和手电筒	头后仰,张口	把指套戴在一只手的示指上,用另一只手打开手电筒照在硬腭上,从前到后,从侧面及四周进行评价,用示指沿中线轻摸硬腭,先由前到后,再由左到右,观察指动:a. 正常腭弓或高窄腭弓;b. 异常生长物;c. 皱褶是否正常;d. 黏膜下腭裂
Ⅵ腭咽机制	手电筒	1. 张开口	照在软腭上,在静态下评价软腭的外观及对称性;观察要点:a. 正常软腭高度或异常的软腭下垂;b. 分叉悬雍垂;c. 正常大小,扁桃体肥大或无腭扁桃体;d. 节律性波动或痉挛
	手电筒和小镜子或鼻息镜	2. 再张开你的嘴,尽量平稳和尽量长地发"啊"(示范至少10s),准备好,开始	照在软腭上,评价肌肉的活动,并把镜子或鼻息镜放在鼻孔下,观察要点:a. 正常中线无偏移,单侧偏移;b. 正常或运动受限;c. 鼻漏气;d. 高鼻腔共鸣;e. 低鼻腔共鸣,鼻喷气声
	镜子或鼻息镜	3. 鼓起腮,当我压迫时不让气体从口或鼻子漏出	把拇指放在一侧面颊上,把中指放在另一侧面颊,然后两侧同时轻轻的施压力,把鼻息镜放在鼻孔下,观察要点:鼻漏气或口漏气
	气球和小镜子	4. 努力去吹这个气球	当患儿企图吹气球时,把镜子放在鼻孔下,观察要点:鼻漏气或口漏气
Ⅶ舌	无	1. 请伸出你的舌头	评价舌外伸活动:a. 正常外伸或偏移;b. 正常或外伸缩短,如有舌肌萎缩、肿物或其他异常要记录
	无	2. 伸出舌,尽量快地从一侧向另一侧摆动(示范至少3s),开始	评价速度、运动状态和范围:a. 正常或速度减慢;b. 正常或范围受限;c. 灵活笨拙,扭曲或张力障碍性运动
	无	3. "伸出舌,舔嘴唇外侧及上下唇"(示范至少3次)	观察要点:活动充分、困难或受限
Ⅷ下颌(咀嚼肌)	无	面对着我,慢慢地尽量大的张开嘴,然后像这样慢慢地闭上(示范3次),准备好,开始	把一只手的示指、中指和环指放在颞颌关节区,评价下颌的运动是否沿中线运动或异常的下颌运动,观察指征:a. 正常或异常的下颌下拉;b. 正常或偏移的下颌上抬以及不自由的张力障碍性运动;c. 弹响或异常突起

用具	说明	方法及观察要点
IX反射 细棉絮	1. 患儿睁眼,被检测眼球向内上方注视	用细棉絮从旁边轻触角膜,则引起眼睑急速闭合,刺激闭合为直接角膜反射,同时引起对侧眼睑闭合为间接角膜反射;直接与间接角膜反射皆消失,见于受刺激侧三叉神经损害;直接反射消失、间接反射存在,见于受刺激侧面神经损害;直接反射存在、间接反射消失,见于受刺激对侧面神经损害
叩诊槌	2. 下颌放松,面向前方	将左手拇指轻放于下颌齿裂上,右手持叩诊槌轻叩拇指,观察有无反射及强弱程度,轻度咬肌收缩或明显收缩为阳性,无咬肌收缩为阴性
叩诊槌	3. 双眼睁开向前看	用叩诊槌轻叩眼眶,两眼轻闭或紧闭为阳性,无闭眼为阴性,左右有差异要记录
长棉棒	4. 仰起头,大张开口	用长棉棒轻触咽弓周围,呕吐反射为阳性,无呕吐反射为阴性
纱布块	5. 伸出舌	用纱布握住舌体突然向前拉舌,突然后缩为阴性
叩诊槌	6. 口部放松	轻叩唇周,向同侧收缩为阳性,不收缩为阴性,需注明左(L)、右(R)

2. 构音检查 是以普通话语音为标准音,结合构音类似运动,对儿童的各个言语水平及其异常进行系统评定以发现异常构音。此检查对训练具有明显的指导意义,对训练后的儿童进行再评定也有价值,可根据检查结果制订下一步的治疗方案。

(1) 房间及设施:要求房间内应安静,没有可能分散儿童注意力的物品;光线充足、通风良好,应放置两把无扶手椅和一张训练台;椅子的高度以检查者与儿童处于同一水平为准。检查时,检查者与患儿可以隔着训练台相对而坐,也可让患儿坐在训练台的正面,检查者坐侧面。

(2) 检查用具:单词检查用图卡50张、记录表、压舌板、卫生纸、消毒纱布、吸管、录音机、鼻息镜。上述检查物品应放在一个清洁小手提箱内。

(3) 检查范围及方法

1) 会话:可以通过询问儿童的姓名、年龄等,观察儿童是否可以说,音量、音调变化是否清晰,有无气息音、粗糙声、鼻音化、震颤等。一般5min即可,需录音。

2) 单词检查:此项由50个单词组成,根据单词的意思制成50张图片,将图片按记录表中词的顺序排好或在背面注上单词的号码,检查时可以节省时间。表中的所有单词和文章等检查项目均用国际音标,记录采用国际音标,检查时先向儿童出示图片,让儿童根据图片的意思命名,不能自述可复述引出,要边检查边将检查结果记录(表2-9)。

表2-9 单词检查结果记录

表达方式	判断类型	标记
自述引出,无构音错误	正确	○(画在正确单词上)
自述,由其他音替代	置换	—(画在错误音标之下)
自述、省略、漏掉音	省略	/(画在省略的音标上)
自述,与目的音相似	歪曲	△(画在歪曲的音标上)
歪曲严重,很难判断说出是哪个音	无法判断	×(画在无法分辨的音标上)
复述,引出	正确	( )(画在患儿复述出的音标上)

3) 音节复述检查：均为常用和比较常用的音节，共140个音节，目的是在儿童复述时，观察发音点同时注意儿童的异常构音运动，发现儿童的构音特点及规律。方法为检查者说一个音节，患儿复述，标记方法同单词检查，同时把患儿异常的构音运动记入构音操作栏，确定发生机制，以利于制订训练计划。

4) 文章水平检查：通过在限定的连续的言语活动中，观察儿童的音调、音量、韵律、呼吸运动。通常选用一首儿歌，儿童有阅读能力者自己朗读，不能读的由复述引出，记录方法同前。

5) 构音类似运动检查：依据普通话的特点，选用有代表性的15个音的构音类似运动：[f](f)，[p][b]，[p'](p)，[m](m)，[s](s)，[t][d]，[t'][t]，[n](n)，[l](l)，[k](g)，[k'](k)等。

方法：检查者示范，患儿模仿，观察患儿是否可以做出，在结果栏的"能"与"不能"项标出。此检查可发现患儿构音异常的运动基础，可指导今后的训练。

(4) 结果分析：将前面单词、音节、文章、构音运动检查发现的异常分别加以分析，共8个栏目。

1) 错音：是指出现错误发音。

2) 错音条件：在什么条件下发成错音，如词头以外或某些音结合时。

3) 错误方式：所发成的错音方式异常。

4) 一贯性：包括发声方法和错法，儿童的发音错误为一贯性的，就在发音错误栏内以"+"表示，比如在所检查的词语中把所有的[p]均发错就标记"+"；反之，有时错误，有时又是正确，就标记"–"。

5) 错法：指错时的性质是否恒定，如把所有的[k]均发成[t]表示恒定，以"+"表示；反之，如有时错发为[t]，有时错发为别的音，就用"–"表示。

6) 被刺激性：在单词水平出现错误时，如用音节或音素提示能纠正，为有刺激性，以"+"表示；反之则为无刺激性，以"–"表示。

7) 构音类似运动：可以完成规定音的构音类似运动以"+"表示，不能完成以"–"表示。

8) 错误类型：根据临床上发现的构音异常总结出常见错误类型共14种，即省略、置换、歪曲、口唇化、齿背化、硬腭化、齿龈化、送气音化、不送气化、边音化、鼻音化、无声音化、摩擦不充分和软腭化等。

(5) 总结：把患儿的构音障碍特点进行归纳分析，结合构音运动和训练计划进行总结。

3. 仪器检测　目前，有很多公司开发了多种仪器用于构音及言语功能的评定与康复训练。仪器检测能提供各种数据，检测结果客观、精确，可用于临床评估及科研。

(1) 发声空气力学检测：常用于检测嗓音障碍和运动性构音障碍的发声功能，主要指标有最长发声时间、音调、音量、平均气流率等。

知识拓展

构音障碍康复训练仪检测构音功能

构音障碍康复训练仪用于构音、鼻音障碍的诊断评估和康复训练及指导。可以进行：①口部运动功能评估，包括评价下颌、唇、舌在言语状态下的生理运动是否正确；构音运动功能需要对其相应的下颌距、舌距、舌域图、声道形状轮廓、下颌角、舌、舌体位置等进行测量；②构音语音能力评估，实时口鼻分离式鼻音功能测量，可为临床构音功能的检测提供精确的数据，也用于评价效果及进行科研活动。

(2) 鼻流量检测：鼻腔共鸣障碍是言语障碍的一种，影响患儿的发音清晰度，在运动性构音障碍中占了很大比例。因此，对鼻腔共鸣障碍进行正确评估和矫治显得非常重要。鼻腔共鸣障碍的测量指标目前常用的是鼻流量。鼻流量是鼻腔声压级(n)占输出声压级(口腔声压级和鼻腔声压级之和)的百分比，主要反映鼻腔共鸣功能是否异常，可作为判定运动性构音障碍患儿鼻音化情况的客观指标。

第六节 日常生活活动能力评定

一、概述

日常生活活动能力反映人们在家庭(或医疗机构内)和社区中的最基本能力,反映个体的综合运动能力。康复治疗的目标是使患儿达到最大限度的自理,要改善患儿的自理能力,首先就必须进行日常生活活动能力评定。通过观察患儿日常生活活动完成的情况,客观地评价患儿的粗大运动、精细运动、协调、控制能力及认知功能,为制订有针对性的康复方案提供依据。

(一) 定义

日常生活活动(activities of daily living, ADL)是指人们为了维持生存及适应生存环境而每天必须反复进行的、最基本的、最具有共性的活动,包括衣、食、住、行、个人卫生等动作和技巧。

(二) 分类

1. 基础性日常生活活动能力(basic activities of daily living, BADL) 是指患儿每天在家中或医院进行的粗大的、最基本的、无需利用工具的日常生活活动,主要包括穿衣、进食、保持个人卫生等自理活动和坐、站、行、走等功能性移动两大类活动。评定结果主要反映患儿粗大运动功能,适用于残疾较重的患儿,常在医院内使用。

2. 工具性日常生活活动能力(instrumentalactivities of daily living, IADL) 是指人们在社区中独立生活所需的关键性的高级的技能,需使用各种工具才能完成,如家务杂事、炊事、采购、骑车或驾车、处理个人事务等。IADL适用于的残疾较轻的患儿,常用于调查。

BADL反映较粗大的运动功能,IADL反映较精细的功能;目前部分ADL量表是将两者相结合进行评定。对于儿童来讲,还是以BADL评定为主。

(三) ADL评定目的

进行ADL评定主要目的是确定患儿能否独立及独立的程度和功能预后;为制订和修订治疗计划及评定治疗效果提供科学依据;为制订环境改造方案提供依据;对安排患儿返家或升学、就业等都具有十分重要的意义。

(四) ADL评定内容

一般情况下,ADL主要包括体位转移及行走、卫生自理、交流能力、家务劳动及社会认知五个方面的能力。

1. 体位转移及行走 床上运动、轮椅上运动和转移、上下楼梯、室内或室外行走、公共或私人交通工具的使用。

2. 卫生自理 更衣、进食、如厕、洗漱、修饰等。

3. 交流能力 打电话、阅读、书写、使用电脑、使用辅助交流工具、识别环境标志等。

4. 家务劳动 购物、备餐、洗衣、使用家具及环境控制器(电源开关、水龙头、钥匙等)。

5. 社会认知、社会交往及解决问题的能力等。

二、ADL评定方法

由于ADL评定是对患儿综合能力的评定,患儿身体功能、感知及认知能力对ADL均有影响,评定结果还可能受环境和主观意识及社会心理因素的影响,评定时应综合考虑。ADL评定多采用经过标准化设计、具有统一内容及评定标准的量表进行评定。ADL评定中采用直接观察法和间接评定法两种方法。

1. 直接观察法 ADL评定时,让患儿在实际生活环境中进行,评定人员观察患儿完成实际活动的动作情况,以评定其能力;也可以在ADL评定室或训练室中进行,在此环境中指导患儿完成动作,较其他环境更易取得准确结果,且评定后也可根据患儿的功能障碍情况在此环境中进行训练。

2. 间接评定法 通过询问的方式进行了解及评定,该方法简单、快捷,但是缺乏可信性。主要用于一些不便直接观察或演示的动作,如患儿的大小便控制、洗澡等。

三、常用的 ADL 评定量表

日常生活活动能力的评定方法有多种,常用的标准化的 PADL(physical activities of daily living, PADL)评定有 Barthel 指数、Katz 指数、PULSES 量表、修订的 Kenny 自理评定等。常用的 IADL (instrumental activities of daily living,IADL)评定有功能活动问卷(the functional activities questionary, FAQ)、快速残疾评定量表(rapid disability rating scale,RDRS)、功能独立性评定量表(functional independence measure,FIM,儿童版为 WeeFIM)等。

不同评定方法有其不同的适应证及评定价值,但研究也证实不同评定方法间具有一定程度的相关性或一致性。儿童常用的日常生活活动能力评定量表有以下量表:

1. Barthel 指数　产生于 20 世纪 50 年代中期,是目前临床上应用最广、研究最多的一种 ADL 的能力评定方法。该方法评定简单、可操作性强、可信度高、灵敏度也高,不仅可以用来评定治疗前后的功能状况,而且可以预测治疗效果、住院时间及预后情况。

Barthel 指数评定包括进食、修饰、穿衣、转移、步行、如厕、大小便控制、上楼梯、洗澡等共 10 项内容。根据是否需要帮助及其帮助的程度分为 0 分、5 分、10 分、15 分四个等级,总分为 100 分。得分越高说明其独立性越强,依赖性越小(表 2-10)。

表 2-10　Barthel 指数评定量表

项目	评分标准
1. 大便	0= 失禁或昏迷 5= 偶尔失禁(每周 <1 次) 10= 能控制
2. 小便	0= 失禁、昏迷或需由他人导尿 5= 偶尔失禁(每 24h<1 次,每周 >1 次) 10= 能控制
3. 修饰	0= 需帮助 5= 独立洗脸、梳头、刷牙、剃须
4. 如厕	0= 依赖别人 5= 需部分帮助 10= 自理
5. 进食	0= 依赖别人 5= 需部分帮助(夹饭、盛饭、切面包) 10= 全面自理
6. 转移(床 - 椅)	0= 完全依赖别人,不能坐 5= 需大量帮助(2 人),能坐 10= 需少量帮助(1 人)或指导 15= 自理
7. 活动(步行)在病房及其周围,不包括走远路	0= 不能动 5= 在轮椅上独立行动 10= 需 1 人帮助步行(体力或语言指导) 15= 独立步行(可用辅助器)
8. 穿衣	0= 依赖 5= 需一半帮助 10= 自理(系、开纽扣,关、开拉链和穿鞋)
9. 上楼梯(上下一段楼梯,用手杖也算独立)	0= 不能 5= 需帮助(体力或语言指导) 10= 自理
10. 洗澡	0= 依赖 5= 自理
总分	

注:0~20 分,生活完全需要依赖;21~40 分,生活需要很大帮助;41~60 分,生活需要帮助;>60 分,生活基本自理;100 分,表明日常生活可以自理。评定时以患儿日常实际表现作为评价依据,而不以患儿可能具有的能力为准。

2. 儿童功能独立性评定量表(functional independence measure for children,WeeFIM) 适用于 6 个月 ~7 岁儿童,主要评定日常生活活动的独立程度和依赖程度。此量表最初在美国被标准化使用,其信度和效度已得到检验,具体内容见表 2-11。

表 2-11 儿童功能独立性评定量表

项目			评定日期						备注
			年	月	日	年	月	日	
运动功能	自理能力	1	进食						
		2	梳洗修饰						
		3	洗澡						
		4	穿裤子						
		5	穿上衣						
		6	上厕所						
	括约肌控制	7	膀胱管理(排尿)						
		8	直肠管理(排便)						
	转移	9	床、椅、轮椅间						
		10	如厕						
		11	盆浴或淋浴						
	行走	12	步行 / 轮椅 / 爬行 / 三者						
		13	上下楼梯						
	运动功能得分								
认知功能		14	理解(听觉 / 视觉 / 两者)						
		15	表达(语言 / 非语言 / 两者)						
		16	社会交往						
		17	解决问题						
		18	记忆						
	认知功能得分								
WeeFIM 总分(运动 + 认知)									

WeeFIM 功能水平和评分标准:

(1) 独立:活动中不需他人帮助。

1) 完全独立(7 分):构成活动的所有作业均能规范、完全地完成,不需修改和辅助设备或用品,并在合理的时间内完成。

2) 有条件的独立(6 分):具备下列 1 项或几项:活动中需要辅助设备;活动需要的时间延长或有安全方面的考虑。

(2) 依赖:为了进行活动,患儿需要另一个人予以监护或身体的接触性帮助,或者不进行活动。

1) 有条件的依赖:患儿付出 50% 或更多的努力,其所需的辅助水平如下。①监护和准备(5 分):患儿所需的帮助只限于备用、提示或劝告,帮助者和患儿之间没有身体的接触或帮助者仅需要帮助准备必须用品;或帮助带上矫形器。②少量身体接触的帮助(4 分):患儿所需的帮助只限于轻轻接触,自己能付出 75% 或以上的努力。③中度身体接触的帮助(3 分):患儿需要中度的帮助,自己能付出 50%~75% 的努力。

2) 完全依赖:患儿需要 1/2 以上的帮助或完全依赖他人,否则活动就不能进行。①大量身体接触的帮助(2 分):患儿付出的努力小于 50%,但大于 25%。②完全依赖(1 分):患儿付出的努力小于 25%。

WeeFIM 的最高分为 126 分(运动功能评分 91 分,认知功能评分 35 分),最低分为 18 分。126 分: 完全独立;108~125 分:基本独立;90~107 分:有条件的独立或极轻度依赖;72~89 分:轻度依赖;54~71 分:中度依赖;36~53 分:重度依赖;19~35 分:极重度依赖;18 分:完全依赖。

3. 脑瘫儿童常用 ADL 评定量表　该量表由中国康复研究中心制订,可较全面反映脑瘫儿童治疗前后粗大动作、精细动作、手眼协调动作、肌力及肌张力情况。量表包括 9 个部分:个人卫生动作、进食动作、更衣动作、排便动作、器具使用、认知交流动作、床上动作、移动动作、步行动作,共 50 项,满分100 分。评分按完成的程度每项包括 2 分、1.5 分、1 分、0.5 分、0 分共 5 个评定等级。能独立完成,每项 2 分;能独立完成,但时间较长,每项 1.5 分;能完成,但需辅助,每项 1 分;两项中完成 1 项或即便辅助也很困难,每项 0.5 分;不能完成,每项 0 分。轻度障碍:75~100 分;中度障碍:50~74 分;重度障碍:0~49 分。

四、ADL 评定的注意事项

ADL 评定的准确性关系到治疗方案的制订、患儿预后的判断,需准确客观地评价患儿的功能状况,要注意以下几点:

1. 评估前详细了解患儿的病情、生活习惯及生活自理情况,可为评定提供参考。

2. 评定时的设置尽量接近实际生活环境,以取得患儿的合作及反映真实的功能状况。

3. 评定结果是患儿的实际功能状态,而不是患儿可能残存的潜力。

4. 移动和运动两个方面受环境因素的影响较大,所以,应在患儿熟悉的环境进行评定,并保持前后评定的场所一致,以便于前后比较。

5. 注意安全,防止意外事故的发生。

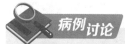
病例讨论

病例讨论

　　患儿,女,5 岁 7 个月,因"运动发育落后伴姿势异常 5 年余入院"。患儿系 G_1P_1,胎儿期脐带短、胎位不正,足月在某县医院剖宫产所生,产重 3.4kg,出生无明显窒息缺氧,Apgar 评分不详,无新生儿黄疸。患儿抬头时间不详,1 岁独坐,1 岁半方能扶站、扶走,2 岁仍不能独走,尖足。前往医院就诊,行头颅磁共振检查未见异常,诊断为"脑性瘫痪",建议康复治疗,予以运动、针灸、熏蒸等康复治疗半年。专科查体:智力、语言大致等于同龄儿。双手精细运动可,能用筷子吃饭,拇、示指对捏可,能穿上衣、能翻身。俯卧抬头可,四点支撑,可翻身、四点爬,卧 - 坐位可转换,扶站、扶走,尖足,无明显剪刀步。

问题:

1. 该患儿可能患有何种疾病?

2. 该患儿需做哪些康复功能评定?

本章小结

本章概述部分主要介绍了康复评定的概念,评定原则,康复评定方法、内容以及康复评定注意事项。在各小节中分别介绍了体格发育评定、神经心理发育评定、运动发育评定、语言言语功能评定、日常生活活动能力评定等常用的评定方法及评定标准、注意事项等。通过该章的学习,培养学生能够根据患儿的具体病情准确选择相应的评定方法进行功能评定,分析评定结果,对患儿的治疗及预后做出指导的能力。

(颜益红)

思考题

1. 儿童康复评定的注意事项有哪些?
2. 简述改良 Ashworth 痉挛评定量表的评定标准。
3. 简述 Barthel 指数的评定内容及标准。
4. 简述 GMFM 评估内容。
5. 简述 S-S 法的 5 阶段中各阶段的内容。

扫一扫,测一测

思路解析

第三章 儿童康复治疗技术

03章PPT

学习目标

1. 掌握：物理因子疗法定义、作用机制、适应证、禁忌证及注意事项；不同年龄段儿童的作业治疗和脑瘫儿童作业治疗；语言发育迟缓、构音障碍的康复治疗；引导日课的设计和日课教学；功能障碍儿童的日常生活护理与管理。
2. 熟悉：各种辅助器的定义、作用、适应证；功能障碍儿童的能量与营养素的需求、口腔卫生护理；运动疗法目的、原则、评价及运用。
3. 了解：头针、灸法的临床应用、注意事项。
4. 具有基本医疗思维与素养，能规范地开展相关治疗活动。
5. 能与患儿及家属进行沟通，开展健康教育；能与相关医务人员进行专业交流与团结协作开展医疗工作。

第一节 物 理 治 疗

应用力、电、光、声、磁和热动力学等物理学因素来治疗儿童的方法称为物理疗法（physical therapy，PT）。物理治疗可以分为两大类：一类以功能训练和手法治疗为主要手段，称为运动疗法或运动治疗；另一类以各种物理因子（如电、光、声、磁、冷、热、水等）治疗为主要手段，称为物理因子疗法，传统上称为理疗。

一、物理因子疗法

（一）概述

物理因子疗法是应用电、光、声、磁和热动力学等理学因素结合现代科学技术方法治疗儿童疾病的方法，其中有音频、超声、激光、红外线、短波、微波、超短波、固频干扰、电磁、旋磁、电、仿生物电、水等许多种类，另外还有采用各种冷或热的物理特性进行治疗的方法，如水疗、蜡疗等就是利用了热动力学因素。

根据物理作用性质不同、强弱程度不同、作用深度不同，直接引起局部组织的物理、化学、生理、病理变化，从而产生不同的作用，如神经反射作用、经络作用、体液作用和组织适应等，达到治疗的目的。物理因子治疗一般无创伤、无痛苦、无毒副作用，感觉舒适，易为儿童所接受。

（二）物理因子的主要治疗作用

1. 消炎作用 皮肤、黏膜、肌肉、关节及内脏器官，由各种病因引起的急慢性炎症，都是理疗适应证，可采用不同的理疗方法进行治疗。

笔记

2. 镇痛作用 应用物理因子镇痛,首先要弄清病因,有针对性地进行治疗。与因子的选择、采用的方法、剂量、治疗部位等有密切关系,要结合儿童的具体情况认真研究,有的放矢,方能取得理想效果。炎症性疼痛以抗炎性治疗为主;缺血性和痉挛性疼痛宜用温热疗法,改善缺血,消除痉挛;神经痛、神经炎应用直流电导入麻醉类药,以阻断痛觉冲动传入,或应用低、中频电疗法,以关闭疼痛闸门,激发镇痛物质释放。

3. 抗菌作用 紫外线以杀菌作用著称,主要是引起 DNA 两个胸腺嘧啶单体聚合成胸腺嘧啶二聚体,使细菌失去正常代谢、生长、繁殖能力,甚至死亡。杀菌效力最强的光谱为 254~257nm。

4. 镇静与催眠作用 通过增强大脑皮质扩散性抑制,解除全身紧张状态,产生明显的镇静和催眠效果。主要方法包括电睡眠疗法、镇静性电离子导入疗法、颈交感神经节超短波疗法、静电疗法、磁场疗法、温水浴、按摩疗法等。

5. 兴奋神经 - 肌肉作用 作用机制是细胞膜受电刺激后,产生离子通透性和膜电位变化,形成动作电位发生兴奋,引起肌肉收缩反应。主要是应用各种技术参数的低、中频电流,如间动电流、干扰电流、调制中频电流,能引起运动神经及肌肉兴奋,用于治疗周围性神经麻痹及肌肉萎缩,或用于增强肌力训练。

6. 缓解痉挛作用 理疗缓解痉挛作用机制主要在于热能降低肌梭中传出神经纤维兴奋性,使牵张反射减弱和肌张力下降。具有缓解痉挛作用的理疗方法有作用于深部组织的短波、超短波和微波疗法,也有作用于浅部组织的石蜡疗法、太阳灯和红外疗法,还有作用于全身的热水浴、光浴疗法等。

7. 软化瘢痕、消散粘连作用 石蜡疗法、超声波疗法、碘导入疗法,可以改变结缔组织弹性,增加延展性,常用于治疗术后瘢痕和组织粘连,有明显的软化瘢痕和消散粘连的作用。

8. 加速伤口愈合作用 应用小剂量紫外线照射,在防止和控制伤口感染的同时,还能刺激肉芽组织生长,加速上皮搭桥和创口愈合过程。

9. 加速骨痂形成作用 实验证明,弱直流电阴极、经皮神经电刺激疗法(transcuataneous electrical nerve stimulation,TENS)、干扰电疗法和脉冲磁场,均能促进骨质生长,加速骨折愈合。

（三）常用的物理因子疗法

1. 电疗法 全称功能性电刺激(functional electric stimulation,FES)疗法,是使用高频、低频、中频等瞬间出现的医用电流来刺激失去神经控制的横纹肌或平滑肌,引起肌肉收缩,以获得有益的功能性运动,使肌肉产生被动的、节律性收缩。

（1）分类

1）经皮神经电刺激法:包括高频模式、低频模式、强刺激模式、断续模式、慢速断续模式及力量 - 时间模式。

高频模式:此法频率高,强度低,应用最为广泛。通常频率为 50~100Hz,脉冲宽度 50~125μs,电流强度以产生较舒适的震颤感且不引起肌肉收缩为最佳。效果明显,但持续时间短。重症肌肉痉挛儿童治疗时间需延长。

低频模式:此法频率低,强度高,较为常用。频率为 2~5Hz,脉冲宽度 200~500μs,电流强度以儿童能耐受且引起相应关节的局部肌肉较强的收缩为宜(运动阈上),为减轻重复收缩造成的潜在肌肉疼痛治疗,应限制在 1h。

强刺激模式:此型的频率和强度均高,常选用可使儿童舒适和耐受的频率、脉宽和波幅高值,即频率大于 100Hz,脉冲宽度 150~250μs,电流强度选择儿童耐受的高限。持续时间短,关机后治疗区域能快速恢复原来的感觉,每次治疗时间为 15min。

断续模式(断续输出法):此型的特点是在较低的频率下,产生一组一组的脉冲。组中的脉冲频率为 50~100Hz,脉冲宽度为 200~500s。电流强度以引起儿童相关节段的局部肌肉收缩为宜。此型兼有高频型、低频型的优点,每次治疗后持续时间比较长,刺激一般应限在 1h。

慢速断续模式:产生成组脉冲的低频,频率比断续型低,每 3s 左右出现一组脉冲,停止间隔时间相对变长,儿童会感觉比断续模式舒服。

力量 - 时间模式:主要特点是首先可在高频率(如 100Hz)、脉冲宽度为 50μs 的条件下调整电流强度至儿童肌肉出现可见的轻微收缩,然后降低电流强度至肌肉恰好出现收缩的水平,记录此时电流强度值,然后将现有的电流强度值降低 1/4 并保存,增加脉宽以达到儿童产生舒服的震颤为止(一般情况增加 1/3)。此型有较好的舒服感,大部分儿童易于接受,作用机制发生较快,在短时间内可快速确定治疗的有效性。

2)神经肌肉电刺激法:利用低频脉冲电流刺激神经和肌肉两端使其收缩,以恢复运动功能的方法。

此方法的特点是快速断续输出的波形,频率 10~100Hz,脉冲宽度 200~500μs,电流强度为以引起肌肉的强直收缩为准。激活快肌纤维,促使其向慢肌纤维转变,延迟萎缩发生,增强已萎缩肌肉的肌力,激活失神经支配肌肉的运动单位活性,使其同步化,恢复运动单位的募集顺序,增强和维持关节活动度;引起关节活动牵拉其周围软组织;使麻痹肌发生易化;通过刺激拮抗肌,减轻肌肉痉挛;使肌肉收缩,维持肌肉健康;促进失神经支配肌肉的恢复;使肌力弱和不能主动收缩的肌肉产生收缩,由于"肌肉泵"的作用,能减轻肢体肿胀,克服因疼痛引起的对肌肉的反射性抑制;能增加部分失神经支配肌肉残留的正常运动单位的肌力,从而使整个肌肉的肌力增强。

3)单极运动点刺激法:利用笔型电极进行运动点的刺激和穴位电疗。运动点是在人体表面应用电刺激时,施加最小电流就能引起明显的神经肌肉反应的区域,即刺激神经肌肉时刺激阈最低的点。周围神经可以有多个运动点,都是神经最靠近皮肤之处,而且由于各点的局部结构不一样,每个运动点的刺激阈也不同。

4)仿生物电刺激法:有研究表明,小脑电刺激技术作为一种中枢仿生电物理疗法,电刺激小脑或小脑顶核后,通过大脑皮质的纤维联系形成的特殊传导通路,可以增加缺血区局部脑血流,改善脑循环,使脑电图复原,减轻脑损害,直接诱导病灶半影区的脑组织表达生长相关蛋白(神经纤维生长与再生的重要物质),提高神经组织的可塑性,促进神经功能康复效果。Davis 报道 600 例脑瘫儿童中,90% 接受了电刺激小脑治疗,其中 85% 痉挛性脑瘫儿童得到了不同程度的缓解,包括流涎、语言、交流、呼吸、姿势、步态、关节活动度及运动能力等。年龄越小,恢复越好。电刺激治疗后的脑瘫儿童经颅超声多普勒检测发现,大脑前、中、后动脉的血流速度均明显增加,脑血流动力学的改善与运动功能的恢复具有相关效应;此外,电刺激还可能直接兴奋大脑皮层的运动中枢,引起相应的大脑皮层神经发生可塑性改变,从而促进运动功能恢复。另有研究表明,脑在缺氧或(和)缺血时,脑内存在可以保护其自身生存的机制,其中之一存在于小脑顶核的条件性中枢神经元,它对儿童脑损伤具有防治作用。

(2)适应证:FES 适用于上运动神经元性瘫痪,包括偏瘫、下肢轻度瘫痪和脑性瘫痪及某些多发性硬化症儿童。应用 FES 的目的是缓解痉挛、在发病早期帮助重新组织运动、加速随意运动控制的自然恢复、促进脊髓基本运动控制的重建、用电控制替代简单的运动如足背屈等。

FES 可作为一种独立疗法,亦可与其他疗法联用。

(3)禁忌证:心脏功能不佳、先天性心脏病;开放性骨折;发热、咳喘;可能有眼底出血及视网膜剥离;皮肤溃疡、感染、脓血症;脑外伤出血者;颅内感染;开放性软组织损伤者。

2. 超声波疗法　是指利用每秒振动频率在 20kHz 以上的声波作用于人体,达到治疗疾病、促进康复的物理治疗方法。该疗法主要是通过声波的机械作用、热作用和理化作用对机体产生治疗作用。目前用的超声频率有 800kHz、1MHz 和 3.2MHz,近年还应用 30kHz、50kHz 低频超声。超声波疗法有单纯超声波治疗、超声药物透入治疗、超声雾化治疗以及超声与其他治疗联合的疗法,如超声 - 间动电疗法、超声 - 中频电疗法和超声 - 直流电疗法等。

(1)作用机制

1)温热作用:作用机制是温热,因为超声波通过组织时有热的产生,选择性加温对治疗非常有利。

2)微动按摩:超声波可使组织发生机械性轻微震动,即组织受到微动按摩(micromassage),引起膜渗透性增加、细胞间按摩、细胞复活、炎症(非细菌性)的进展阻断、新陈代谢亢进、胞质的搅拌、水离子的移动、pH 的改变、扩散促进、组织呼吸的改变、凝胶相的改变等许多现象。

3)对神经系统的作用:通过神经中枢及自主神经系统间接作用与神经系统。临床上显现的是镇痛作用和肌肉弛缓作用。

4) 对脑损伤的作用:有研究证明,超声波可改变脑组织的供血状态,使输送到血的氧分压及营养物质增多,提高组织的新陈代谢,改善脑细胞的功能,有利于脑细胞的再生,使受损的脑细胞逐渐被新生的脑细胞所取代。此外,超声波的机械振动、温热等作用,还有利于侧支循环的形成,从而增加对受损脑组织的血液供给。机械振动可以对脑组织细胞产生细微的按摩作用,从而改善细胞膜的通透性,有利于细胞膜内外的物质交换,对细胞功能的恢复有促进作用。

脑性瘫痪儿童应用超声波治疗可使神经兴奋性下降,神经传导速度减慢,肌肉的兴奋性降低,可应用上述特点对不同类型脑瘫儿童进行治疗。

(2) 超声药物透入的用药选择:由于超声透入无极性之分,也不受电离、电解的影响,故药源广泛。但选择药物时应注意选择对金属无腐蚀性的药,以免损坏声头。常用组胺、烟酸、乙酰胆碱、抗生素类、可的松类和维生素类药物。

(3) 操作方法

1) 直接法:①固定法,治疗部位的皮肤上涂以接触剂,声头固定于治疗部位,治疗时声头必须与皮肤紧密接触,超声剂量宜小,一般强度小于 0.5W/ cm²,时间 3~5min,多用于小部位;②移动法,治疗部位涂以接触剂,声头置于患处,与皮肤紧密接触,操作者在声头上稍加压力,做缓慢螺旋形或直线形的反复移动,强度 0.8~1.5W/cm²,时间 6~12min。

2) 间接法:①水下法,准备水槽或盆一个,以 37~38℃的水作为介质,将治疗的身体部位浸在水中,声头放入水内对准治疗部位,固定好,声头与皮肤间距离 1~2cm,强度 0.5~1W/cm²。多用于治疗表面不平的部位,如手、足。②水袋法,用塑料或薄乳胶膜做成大小不同的袋,内灌满水后密闭(袋内绝不允许有空气),治疗时将水袋置于声头与体表之间,使声头紧压水袋并涂少量接触剂,用于体表不平的部位,如眼睛、会阴部。③漏斗法,采用上口大、下口小的特制漏斗,下口大小按治疗部位选择,治疗时下口紧压治疗部位,斗内充满水,声头从上口浸入水中,适用于小部位治疗。④反射法,水下治疗时,用平面或凹面反射器以改变声束的投射方向,使声能作用于声头不宜直接投射的部位。超声波治疗一般每天一次,12~15 次为一疗程。

(4) 适应证与禁忌证

1) 适应证:软组织损伤、关节挛缩、腱鞘炎、瘢痕及粘连、挫伤、脱臼、骨关节病、皮下淤血、注射后硬结、神经炎、神经痛等。

2) 禁忌证:感染的急性期,儿童骨骺处,高热、菌血症、败血症。

(5) 注意事项

1) 声头与治疗部位间必须充分充填接触剂,声头与体表接触后再输出,以免损坏芯片和影响治疗效果。

2) 用水下法、水袋法或漏斗法治疗时,必须采用不含气体的水,如蒸馏水或煮沸的水冷却后使用,倾注时要缓慢,避免产生气泡。

3) 用移动法治疗时需在声头上稍加压力,用力和移动速度需均匀,不可时重时轻、时快时慢。

治疗过程中应经常询问儿童感觉,如治疗部位有灼热或痛感,须立即停止治疗,找出原因加以纠正。

视频:超声波疗法

3. 传导热疗法 将加热后的介质作用于人体表面,使热传导到病变部位以治疗疾病、促进康复的方法称为传导热疗法。可用做传导热疗法的介质有水、泥、蜡、砂、盐、酒、中药、化学盐袋等,包括以下几种方法。

(1) 石蜡疗法

1) 概念:将石蜡加热后施用于患部,促进康复的方法称为石蜡疗法。

2) 作用机制:石蜡虽达 55~60℃的高温,但并不感到热,而且冷却缓慢。能够耐受石蜡疗法的高温,即溶解的石蜡与皮肤之间迅速产生冷却层,此层起到一种过滤热气的作用。使用石蜡疗法后皮肤柔软光润,可有美容的作用。石蜡虽然很干,不含水分,但在治疗中石蜡皮膜与皮肤之间有汗潴留,也具有半湿性温热性质。

3) 生理学作用:温热作用、充血作用、镇静作用。

4) 常用的石蜡疗法如下:

A. 石蜡浴(paraffin bath):可分为持续浴及间断浴两种(图 3-1~ 图 3-3)。将熔点为 43~45℃的固形石蜡与流动石蜡以约 100∶3 的比例混在一起融化,温度应稍高于治疗温度,融化 35kg 石蜡需 3~4h;将恒温装置调整在治疗温度(51℃);以肥皂水洗净治疗部位,擦干;手稍屈,插入石蜡浴槽中至腕部,稍停立即取出,数秒内石蜡呈白色凝固,反复进行此动作 10 次左右后,手上附着石蜡厚层如手套状;石蜡呈手套状后再将手置于石蜡浴槽中浸没 10min 左右,或以油纸、塑料包裹,再以毛巾、毯子等保温,后者可一次处置多个儿童,很方便。此外,也有不反复伸入的持续浴法。治疗结束后取下石蜡手套,置于另一容器中,达一定数量后,按后述方法过滤送回浴槽。每天一次,20~30 次为一疗程,疗程可更长。

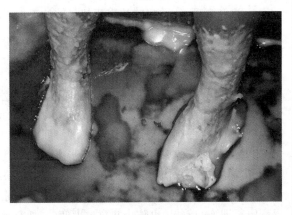

图 3-1　间断石蜡浴

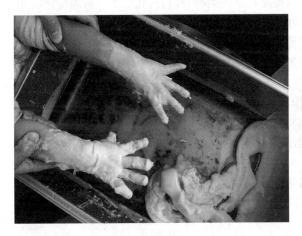

图 3-2　持续石蜡浴

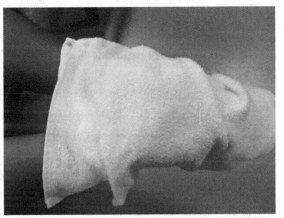

图 3-3　包裹保温

B. 石蜡涂抹(paraffin brush-wrap):将石蜡融化,用已加温的刷子迅速多次向患部涂抹石蜡,再覆以塑料、毛毯、浴巾,15~20min 后将硬化的石蜡剥掉。

C. 石蜡融化法:石蜡捣碎加入锅中,搅拌加温。大致在 60℃时融化,涂于防水布上,厚度 1~2cm,覆于患部,按压使之与患部形状一致。30min 后取下,可反复使用数次。

5) 适应证:软组织扭伤、腱鞘炎、术后或外伤后浸润粘连、瘢痕挛缩、关节纤维性强直等。

6) 禁忌证:虽已治愈但瘢痕较新,表面尚薄时,最好不用;皮肤有开放性创伤、发炎、脓痂疹禁用;高热、有出血倾向等要中止。

7) 注意事项:①石蜡浴的石蜡可反复多次使用,但尘埃、汗、表皮等物质容易沉淀于底部,所以每年要更换 2~3 次或将石蜡再生;②石蜡有可燃性,要注意防火;③注意避免弄脏衣物。

(2) 热袋温敷法

1) 概念:将加热的特制热袋置于患部,以治疗疾病、促进康复的方法称为热袋温敷法或热气裹法。

2) 装置:由敷于患处的热袋和具有恒温装置的加热箱组成。热袋的形状,根据患部大小有大、中、小型,也有根据颈、肩等特殊形状而制备的热袋,加热后温度可保持 30~40min。

3) 特点:热袋并不直接接触皮肤,是由吸水性强而特殊加工的硅胶放出的高温蒸汽通过数层毛布而达患部,使之加温,所以也称蒸汽袋。但也有一部分热是由热袋通过传导而直达局部的。

4) 操作方法:①热袋的加热,将热袋加入装有水的专用的电热恒温箱内,保持于 76~80℃中 2h;②治疗操作,将热袋从加热器内取出,挤出多余的水分、垫多层毛巾后放在病患部位,外包毛巾、棉垫、毛毯保温;③剂量与疗程,每次 20~40min,每天一次,10 次为一疗程。

文档：Kenny
湿敷温热法

文档：温热毡
包疗法

5）适应证：四肢关节、腰部、背部、肩部等处的疼痛。术后或外伤浸润粘连、瘢痕挛缩，尤其常用于作为矫正训练前的准备或皮肤性关节挛缩。

6）注意事项：①治疗时热袋要垫足够的毛巾，并固定好，防止热袋滑下造成烫伤；②勿使热袋压在身体下面，以免将热袋内的水分挤出导致烫伤；③治疗开始后要经常巡视、询问儿童的感觉。过热时要及时检查皮肤，调整所垫毛巾和保温用的包裹品。

4. 水疗法

（1）概念及机制：水疗（hydrotherapy）是指利用水的物理特性，如温度刺激、机械刺激（冲击力量）和化学刺激，治疗疾病、促进康复的方法。水疗法既是一种运动疗法，也是一种物理因子疗法。通过水的温度刺激、机械刺激和化学刺激来缓解肌痉挛、改善循环、调节呼吸频率、增加关节活动度、增强肌力、改善协调性、提高平衡能力、纠正步态等。尤其对于儿童还可增加训练的兴趣、树立自信心、改善情绪、提高参与性，对于儿童智力、语言、个性的发展都有极大的好处。治疗时应掌握好训练时间和运动量，发现儿童疲劳时，不要勉强、教条地遵守时间。水疗最好安排在其他康复训练前进行，既有利于提高康复训练的效果，也防止儿童过度疲劳，如有感冒、腹泻等情况可暂时停止治疗。

1）对皮肤的作用：除刺激局部皮肤外，还反射性地引起偏远部位器官发生各种不同反应。游泳时全身运动，自然能增强身体的持久力，如学会游泳，可提高儿童的兴趣和信心，利用水的物理特性给儿童一种愉快而新鲜的体验，同时对身体的感受和活动的认知大有益处。

2）对肌肉的作用：水疗会减轻肌肉张力，使平滑肌舒展，减轻疼痛和痉挛，游泳中一定要学会如何控制四肢、躯干肌肉和保持身体平衡。尤其是肌张力高的儿童，仰泳姿势可以使其体验肌肉松弛的感觉。

3）对循环系统的作用：水疗对于循环系统的作用与水温、治疗时间、部位及刺激强度密切相关。水疗使心搏加速，增加心肌张力，输出的血量增加，促进血液循环。在热作用下，汗腺分泌增加，汗液大量排出，使血液浓缩，许多有害代谢物质及毒素随汗液排出。同时，肾脏血管随皮肤血管扩张，发生主动性充血，有利尿作用。

4）对呼吸系统的作用：为了抗水压要增强呼吸功能，需要增大胸廓运动力度，强化呼吸器官功能。另外，水能刺激皮肤，改善循环，增强了机体抵抗力。在水中换气需要训练将口呼吸和鼻呼吸分开，这也是语言发音的基本训练方法之一。

5）对神经系统的作用：水疗可以使神经系统的兴奋性降低，具有较好的镇痛作用。

（2）水中运动：利用水的浮力，让儿童克服重力在水中运动；也可在水中结合训练进行一定的运动，如步行、平衡、协调性训练和 Bad Ragaz 训练（亦称救生圈训练法）等。在水中可以开展一对一的训练，也可开展一些有趣的小组游戏和竞赛活动，诱发及引导出儿童的自主动作。

1）设备：水疗运动池的大小视治疗儿童的人数而定，以水泥镶嵌瓷砖建成，池边设有扶手和扶梯，池中可设有治疗椅、治疗床、步行训练用双杠及漂浮文体用品等。

2）方法：池中放 3/4 水量，水温 34~38℃。儿童先双足下水，然后全身缓慢下水。水中运动的强度和时间视儿童病情及体质而异。行动不便的儿童可用升降装置辅助入浴、出浴，在治疗过程中有工作人员陪同下水，严密监护（小儿可在治疗师的辅助和保护下，在水中开展各类运动疗法）。

3）注意事项：水疗首要注意事项是安全问题，儿童自我保护能力差，脑性瘫痪儿童多合并有智力障碍，所以训练时一定要注意保护，并辅以救生圈或其他漂浮物，一对一地进行训练，防止儿童溺水危及生命。有条件者应备好急救箱。

室温、水温保持恒定，出水后要及时擦干身体，注意保暖，休息 15min 左右，注意预防感冒。训练前 1h 内不应进食，防止呕吐引起窒息，要排净大小便。

5. 冷疗法

（1）概念：冷疗法是利用低温治疗疾病、促进康复的方法，也称为低温疗法。冷疗时的温度在 0℃以上，但低于体温与周围空气温度。

（2）作用机制：①血管收缩，继而扩张；②降低毛细血管通透性（抑制水肿）；③使新陈代谢降低（抑制炎症）；④疼痛加重，继而减轻（寒冷麻醉、疼痛缓解）；⑤肌梭活动低下（抑制肌痉挛）。

（3）操作方法：最常用的治疗方式是用溶化的冰块和水混合。混合物的温度为 0℃。治疗部位可进入冰水中。对于难以浸入冰水中的身体部位,可将毛巾布浸入冰水中,然后取出并迅速用于身体较大部位而致冷。也可用冰按摩,将冰块在需要致冷的皮肤表面上移动。这些方法均可迅速降低皮肤温度和缓慢地降低肌肉温度。肌肉被冷却后,痉挛状态减轻。肌肉温度下降的缓慢程度与皮下脂肪的厚度明显相关。体瘦者肌肉开始冷却至少需要 10min,而较胖者则可能需要 30min。临床上对腓肠肌痉挛的患儿,为了判定是否已获得预期的效果,可检查其跟腱反射。如已达到治疗作用,则阵挛和跟腱反射消失。身体的其他关节对快速运动的阻力减小,说明痉挛状态减轻。如前所述,短时间的冰块按摩致冷仅影响皮肤,常用于肌肉的再训练,当皮肤被冷却而肌肉未被冷却时,才出现 α - 运动神经元的易化作用。

一旦肌肉被冷却到足以解除痉挛状态时,这种效果可持续足够长的时间。对于创伤治疗必须早在实质性肿胀和出血出现之前应用。冷疗时创伤部位可同时加压,通常这种方式的致冷可持续 4~6h,其间可以换冷敷布或向水浴中加入冰块。

(4) 适应证:①适用于儿童外伤的急性期或后遗症疼痛,抑制出血水肿;②缓解儿童肌肉、骨骼系统的疼痛;③缓和儿童由于痉挛等引起的异常肌紧张,降低肌张力,增加关节活动度;④促进儿童神经肌肉的反应性。

(5) 禁忌证:开放性外伤、末梢循环障碍、对寒冷过敏的儿童等。

(6) 注意事项:冷疗时要注意防止发生皮肤冰灼伤和冷冻伤,以免出现皮肤红肿疼痛,甚至水疱、坏死。因此,冷疗时应注意观察儿童的感觉和反应,出现较明显冷痛时应随时中止冷疗。昏迷和皮肤温觉障碍者进行冷疗时尤其应谨慎。要注意保护病患部周围的正常皮肤。冷气雾喷射禁用于头面部,以免造成眼、鼻、口、呼吸道的损伤。

少数人对冷过敏,接受冷刺激后皮肤出现潮红、痒、荨麻疹,重者血压下降、虚脱,出现这种情况时,应立即中止冷疗,保温,喝热饮料。

6. 经颅磁刺激

(1) 概念:经颅磁刺激(transcranial magnetic stimulation,TMS)是一种利用脉冲磁场作用于中枢神经系统(主要是大脑),改变皮层神经细胞的膜电位,使之产生感应电流,影响脑内代谢和神经电活动,从而引起一系列生理生化反应的磁刺激技术。

(2) 治疗机制:①对神经递质和受体的影响,TMS 可以引起多种神经递质的释放,如多巴胺、乙酰胆碱、谷氨酰胺,这些递质可缓解记忆障碍、运动障碍、情感障碍,对帕金森病有效;②在早期即可对基因表达产生影响,TMS 引起皮质较广泛的基因表达增加,近中线结构(纹状体、丘脑、扣带回、室旁核等)尤为显著,在松果体、视网膜及调节生物节律区,更敏感的转录因子 CREB 磷酸化形式表达增加。重复经颅磁刺激(rTMS)引起的这种效应更明显;③对脑血流、代谢、内分泌的影响,TMS 可以通过不同的参数刺激,改变不同脑区的血流、代谢、兴奋性及内分泌功能从而发挥治疗作用;④兴奋与抑制作用,高频率、高强度重复经颅磁刺激(rTMS)可产生兴奋性突触后电位,导致刺激区神经异常兴奋。低频刺激则相反,可抑制神经兴奋,通过双向调节大脑兴奋与抑制功能之间的平衡来治疗疾病。

(3) 分类:根据 TMS 刺激脉冲不同,可将 TMS 分为 3 种刺激模式:单脉冲 TMS(single-pulse TMS,sTMS)、双脉冲 TMS(paired-pulse TMS,pTMS)及重复性 TMS(repetitive TMS,rTMS)。rTMS 分为高频和低频(≤1Hz)两种,低于 0.2Hz 为超低频,不同刺激参数(模式、频率、强度、间隔、持续时间、刺激位点、刺激方向等)的 rTMS 产生不同的神经生理效应。

(4) 应用领域:①认知学科,用于学习能力、记忆力、语言能力、听力、视觉、感觉及功能联系的研究和应用;②精神病学,用于影响前额叶背外侧皮质层的特定脑功能的改善;③神经病学,用于刺激中枢神经和外周神经的通路;④康复医学,用于促进脑功能和运动功能的恢复;⑤儿童脑损伤,用于促进儿童脑损伤神经细胞的再生和脑组织神经细胞的发育。

(5) 适应证:①发育迟缓、癫痫、精神发育迟滞;②孤独症谱系障碍、注意缺陷多动障碍等;③脑瘫引起的相关症状、流口水、睡眠障碍、呛食、精神发育迟滞、肌张力高引起的运动障碍等。

7. 光疗

(1) 概念:应用人工光源或日光辐射治疗疾病的方法称为光疗法。光波的波长短于无线电波,分为红外线、可见光、紫外线和激光。

（2）作用机制

1）红外线疗法：应用红外线治疗疾病的方法称为红外线疗法（infrared therapy）。红外线通过辐射作用于人体组织产生温热效应，故又称辐射热疗法。

红外线的穿透力较弱，表浅组织产热后通过热传导或血液传送可使较深组织温度升高，有改善组织血液循环、促进水肿吸收、促使炎症消散、镇痛、解痉的作用。

2）可见光疗法：应用可见光治疗疾病的方法称为可见光疗法，常用的有蓝紫光疗法（blue and violet light therapy）。蓝紫光是可见光中波长最短的部分，照射于人体后皮肤浅层血管扩张，血液中胆红素吸收蓝紫光后，在光和氧的作用下转变为水溶性的、低分子量的、易于排泄的无毒胆绿素，再由尿和粪便排出体外，从而降低血清中胆红素的含量。常用于治疗新生儿高胆红素血症。

3）紫外线疗法：紫外线作用于人体组织后主要产生光化学效应，应用紫外线治疗疾病的方法称为紫外线疗法（ultraviolet therapy）。紫外线可分为三段：长波紫外线、中波紫外线、短波紫外线。紫外线有杀菌、消炎、镇痛、脱敏、促进维生素 D_3 的形成、促进组织再生、调节机体免疫功能、光致敏等作用。

4）激光疗法：激光（laser）是受激辐射放大的光，具有一般光的物理特性，又具有亮度高、单色性好、定向性强、相干性好等特点。应用激光治疗疾病的方法称为激光疗法（laser therapy）。低强度的激光对组织产生刺激，可改善组织血液循环，加强代谢产物和致痛物质的排出，抑制痛觉，有镇痛效应；提高白细胞吞噬能力，增强免疫功能；增加组织代谢与生物合成，加速组织修复。高强度的激光对组织有高热、高压、高电磁场作用，可使蛋白质变性凝固，甚至炭化、汽化，从而使组织止血、黏着。

（3）操作方法：①儿童取适当体位，裸露照射部位；②检查照射部位对温热感是否正常；③将灯移至照射部位的上方或侧方，距离一般如下：功率 500W 以上，灯距应在 50~60cm 以上；功率 250~300W，灯距在 30~40cm；功率 200W 以下，灯距在 20cm 左右；④应用局部或全身光浴时，光浴箱的两端需用布单遮盖。通电后 3~5min，应询问儿童的温热感是否适宜；光浴箱内的温度应保持在 40~50℃；⑤每次照射 15~30min，每天 1~2 次，15~20 次为一疗程；⑥治疗结束时，将照射部位的汗液擦干，儿童应在室内休息 10~15min 后方可外出。

（4）注意事项：①治疗时儿童不得移动体位，以防止烫伤；②照射过程中如有感觉过热、心慌、头晕等反应时，需立即告知医护人员；③照射部位接近眼或光线可射及眼时，应用纱布遮盖双眼；④患部有温热感觉障碍或照射新鲜的瘢痕部位和植皮部位时，应用小剂量照射，并密切观察局部反应，以免发生灼伤；⑤血液循环障碍部位，有较明显的毛细血管或血管扩张部位一般不用红外线照射。

二、运动疗法

运动疗法（physical therapy，PT）是采用主动和被动运动，通过改善、代偿和替代的途径，改善运动组织（肌肉、骨骼、关节、韧带等）的血液循环和代谢，促进神经肌肉功能，提高肌力、耐力、心肺功能和平衡功能，减轻异常压力或施加必要的治疗压力，纠正躯体畸形和功能障碍。随着医学模式的转化和障碍学的发展，运动疗法已经形成了针对某些疾患进行康复治疗的独立体系。

近年来，运动疗法的适应范围逐渐扩大，除原发疾病、障碍的运动疗法外，也增加了促进健康及预防疾病的运动疗法。因此，运动疗法也可称为预防运动。

（一）运动疗法的目的

运动疗法可以看作是对运动障碍的直接治疗法。从障碍和运动疗法关系来看，对功能障碍的康复途径应为：针对关节活动度运动、肌力增强运动、伸展运动、神经系统促通等。对能力障碍的康复措施，如改善日常生活活动能力（ADL）的方法应伴有辅助用具的使用，如杖、矫形器、轮椅的运动疗法和对基本动作的训练等。对社会参与能力的提高措施应为：在教育的同时促进正常运动发育、预防能力低下和维持肌力等。

运动疗法的目的归纳如下：①运动时抑制不必要的肌肉收缩，使之充分弛缓；②降低肌张力，扩大关节活动度；③增强肌力和耐力；④保持适当的肢位和体位，改善神经肌肉的功能；⑤保持各肌群相互间的协调性；⑥力求获得基本动作；⑦通过运动刺激改善心脏、肺、肝脏等功能。为完成上述康复目的，在运动疗法实施中要与患儿保持良好的人际沟通，建立信赖关系。鼓励患儿主动练习，开展评比，树

视频：紫外线生物剂量测量

笔记

立信心。同时,对儿童来说,父母和家属的参与也十分重要。

(二)运动疗法的原则

运动疗法的原则:①遵循儿童运动发育的规律,促进运动发育;②在抑制异常运动模式的同时,进行正常运动模式的诱导;③使患儿获得保持正常姿势的能力;④促进左右对称的姿势和运动;⑤诱发和强化所希望的运动模式,逐渐完成运动的协调性;⑥康复训练前对肌张力的缓解;⑦增强肌力;⑧对于功能障碍的处理;⑨对于肌肉-骨骼系统的管理;⑩根据需求采用目前国内外公认的技术。

(三)运动疗法的适应证

运动疗法的适应证有:中枢神经系统疾病、整形外科疾病、肌肉疾病、遗传性疾病、运动性外伤障碍等。

1. 中枢神经系统疾病

(1)头部外伤:根据障碍程度,决定运动疗法的负荷量。在施行运动疗法时导入综合的运动疗法和早期的运动疗法是十分必要的。

(2)脑性瘫痪:早期对患儿实施整体运动疗法是有效的,有助于功能活动的改善,姿势、肌张力的正常化,诱导出正常运动模式及获得正常功能。

(3)重症身心障碍:多由于中枢神经系统严重受损,造成运动障碍和智力低下。康复医学以日常生活实际为中心,强调姿势的管理,抑制非对称性姿势,促进头部、上肢、下肢的抗重力要素及手眼协调动作。针对重症身心障碍患儿可制订出治疗体操处方,指导家长在家中进行操作。

(4)脑肿瘤:判断脑肿瘤患儿生命预后及功能的程度是非常重要的。在判断恢复的程度上进行运动疗法。运动疗法以脑卒中的运动疗法为基准,效果不佳时应配合日常生活活动能力训练。

2. 整形外科疾病

(1)骨折:对于关节活动度受限的患儿,在肌力低下时进行肌力增强运动,并且以日常生活活动能力训练为主。

(2)截肢:运动疗法可以防止断肢的水肿、关节的挛缩,运动疗法最终的目标是假肢的穿着及在日常生活中的实用化。

(3)关节疾病:如膝关节患病时,不仅是股四头肌应该进行肌力增强训练,膝关节周围和髋关节周围肌肉也应该进行肌力增强训练。但是,在急性期的肿胀炎症期,应该只进行关节活动度运动及股四头肌的等长运动训练,待疼痛减轻,再逐渐进行日常生活动作的训练,以完成获得日常生活动作的目标。

(4)脊髓损伤:根据损伤位置不同,运动疗法应以失用性综合征,特别是关节挛缩、残存肌肉的肌力低下、压疮等的预防及肌力增强为中心,进行运动疗法治疗。

(5)末梢神经损伤:以促进感觉功能恢复为主,同时配合物理因子疗法预防肌肉萎缩、变形。

3. 肌肉疾病　以进行性肌萎缩为例叙述。进行性肌萎缩是进行性疾病,运动疗法的目的是维持关节活动度的训练,防止上肢、下肢、躯干肌群的挛缩及关节变形。应适当进行立位、步行及床上动作的肌力增强训练。此外,采用呼吸系统运动疗法,预防呼吸道感染等疾病也很重要。

4. 遗传性疾病　如唐氏综合征(21-三体综合征)、Rett综合征等遗传代谢性疾病,通过早期疗育,治疗合并症,进行健康管理,配合运动疗法,可延长其寿命。

5. 运动性外伤障碍　要在外伤的治疗过程中进行运动疗法治疗,早期以改善关节活动度、预防肌萎缩为目的,以获得患侧肢体神经肌肉协调性,维持心肺功能等作为目标,恢复运动功能。必要时配合物理因子疗法,采用叩击法和使用辅助用具等效果更好。

(四)运动疗法的评价

随着小儿的生长发育,应进行综合评价,从身体的结构和功能、活动和参与、个人因素、环境因素等方面进行评价。在此基础上,还要对肌紧张、姿势反射、移动范围、随意运动模式、粗大运动、基本动作的运动功能及各种发育、日常生活动作、心理和认知、行为等多方面进行评价。

(五)运动疗法的注意事项

①患儿应取舒适体位;②控制不必要的运动;③原则上应在全关节活动范围内进行运动;④运动要反复进行;⑤定期判断治疗效果;⑥治疗前向患儿说明运动目的,使其理解。

(六) 运动疗法的分类

运动疗法的内容丰富,分类方法很多。例如,根据肌肉收缩的形式分为等张运动和等长运动;根据主动用力程度分为主动运动、被动运动、助力运动和抗阻运动;根据能源消耗分为放松性运动、力量性运动、耐力性运动等。

1. 主动运动(active movement) 是指完全由患儿主动用力收缩肌肉来完成的运动。例如,主动活动四肢关节、各种医疗体操、日常生活活动训练等,目的是改善和恢复肌肉、关节和神经系统的功能。

2. 被动运动(passive movement) 是指患儿完全不用力,肢体处于放松状态,动作的整个过程全靠外力来完成的运动。其目的是增强瘫痪肢体的本体感觉,防止关节挛缩和关节损伤后的功能障碍,促进肌力恢复,促发主动运动。被动运动要求动作要慢,患儿在训练时意识要集中于运动。

3. 助力运动(assisted movement) 是指借助于外力的帮助,通过患儿主动收缩肌肉来完成的运动。外力可以来自于健侧肢体或他人的帮助,也可以利用器械(如滑轮、悬吊等)、引力或水的浮力来帮助其完成动作。其目的是为患儿获得肌肉收缩的感觉,促进肌力的恢复,建立起协调的动作模式。助力运动要求患儿以主动用力为主,在能够活动的范围内尽量减少助力,避免以助力代替主动用力。

4. 抗阻运动(resisted movement) 是指运动时必须克服外部阻力才能完成的运动,又称为负重运动。阻力可人为施加,亦可来自于器械。其目的是更有效地增强肌肉的力量和耐力,改善肌肉的功能。抗阻运动要求患儿肌力达 4 级以上,阻力应加在受累关节的远端,且由小到大。

5. 等长运动(isometric exercise) 是指肌肉收缩时肌肉起止点的距离无变化,关节不产生肉眼可见的运动,但肌肉的张力明显地增高,又称为等长收缩或静力性收缩(static contraction)。在日常生活和工作中,等长收缩常用于维持特定的体位和姿势。在运动疗法中,等长运动是增强肌力的有效方法。

6. 等张运动(isotonic exercise) 是指肌肉收缩时肌张力基本保持不变,但肌纤维的长度发生变化,由此导致关节发生肉眼可见的运动,又称为动力性收缩。收缩时肌肉起止点之间的距离缩短,肌纤维的长度变短,称为向心性等张运动(concentric isotonic exercise),如屈肘时的肱二头肌收缩,伸膝时的股四头肌收缩。动作进行时,肌肉起止点之间的距离逐渐延长,肌纤维的长度被拉长称为离心性等张运动(eccentric isotonic exercise),如伸肘时的肱二头肌收缩、下蹲时的股四头肌收缩等,其作用主要是使动作的快慢或肢体落下的速度得到控制。

7. 等速运动(isokinetic exercise) 是指利用专门设备,根据运动过程的肌力大小变化相应调节外加阻力,使整个关节运动依照预先设定的速度运动,运动过程中肌肉用力仅使肌张力增高,力矩输出增加,又称为可调节抗阻运动(accommodating resistance training)。等速运动与等长运动、等张运动相比,其显著特点是运动速度相对稳定,不会产生加速运动,且在整个运动过程中所产生的阻力与作用的肌力成正比,即肌肉在运动全过程中的任何一点都能产生最大的力量。等速运动能依据肌力强弱、肌肉长度变化、力臂长短、疼痛、疲惫等状况,提供适合肌肉本身的最大阻力,且不会超过负荷的极限,有助于从神经生理学的角度训练肌肉。因此,等速运动具有相当高的效率与安全性。

(七) 儿童运动疗法的应用

从新生儿开始,生长发育阶段引起障碍、残疾、残损的疾患都是小儿运动疗法治疗的对象。其中多数是脑原发性疾患、骨关节疾患及神经肌肉疾患以及代谢性疾患等。儿童运动疗法主要应用于以下疾病或障碍:脑性瘫痪、运动发育迟缓、脑肿瘤术后、唐氏综合征、精神发育迟缓等中枢神经疾病;骨软骨病、先天性侧弯症、先天性髋关节脱位、少年性关节风湿、脊髓形成不全、脊柱裂、骨形成不全症、分娩麻痹、烧伤、上下肢骨折等骨关节疾病;进行性肌营养不良、脊肌萎缩症、腓骨肌萎缩症、脊髓灰质炎、吉兰-巴雷综合征、重症肌无力等神经肌肉疾病;先天性甲状腺功能减退症、线粒体脑病(或脑肌病)、脂质沉积性肌病、苯丙酮酸尿症等遗传代谢性疾病。

(方 琼)

第二节 作业治疗

一、概述

(一) 基本概念

作业治疗(occupational therapy, OT)是指运用有目的的、有针对性的作业活动,对身体、精神、发育有功能障碍或残疾以致不同程度丧失生活自理能力和职业劳动能力的患儿进行训练,尽可能减轻障碍,提高功能,使患儿获得生活、学习及劳动能力,帮助其重返社会的一种治疗方法。

(二) 儿童作业治疗的作用

1. 克服功能障碍方面 ①调节神经系统功能,改善代谢,增强体力、耐力;②增强肌力和关节活动度,尤其是恢复手的精细活动功能;③改善运动协调性,增强身体平衡能力;④提高记忆力、注意力和思维能力。

2. 提高自理能力方面 通过日常生活活动训练和使用自助具,可提高儿童翻身、坐起、穿衣、进食、行走、如厕等日常生活活动能力。

3. 精神方面 ①在作业活动中,首先可以在心理上增强患儿独立感,在生活上建立信心;②可以使患儿克服涣散,集中精神,提高注意力,增强记忆力;③通过制作出一件成品或获得成果,让儿童有一种收获后的愉快和满足;④宣泄性作业活动,让儿童心里得到一些平衡;⑤文娱性作业活动,能调节情绪,放松精神,培养儿童兴趣爱好;⑥参加集体和社会性活动,可以培养儿童参与社会活动、重返社会的意识。

视频:作业疗法

二、主要应用范围

1. 中枢神经系统疾病 脑性瘫痪、脑炎后遗症、脑积水、重度身心障碍等。
2. 肌肉骨骼与关节障碍 慢性风湿性关节炎、重症肌无力等。
3. 外伤 骨折、颈椎损伤、脊髓损伤、颅骨损伤、手部损伤等。
4. 认知、心理障碍 痴呆认知障碍、失认症、失用症等。
5. 发育障碍 学习障碍、精神发育迟缓等。
6. 精神障碍 情感障碍、神经症、人格障碍等。

三、计划与实施

(一) 作业治疗处方

1. 治疗目标和项目 根据年龄、性别、诊断、身心功能评定结果、兴趣及生活条件,明确作业治疗的目标,选择作业治疗的项目和重点,如改善手精细功能、增强上肢肌力等训练。

2. 治疗剂量 作业的强度与作业时所需体力、体位和姿势,作业的材料与用具、技巧,是否用辅助用具等多种因素有关。制定处方时必须详细、具体规定。强度的安排与调整必须遵照循序渐进的原则。

3. 治疗时间与频度 根据具体情况、循序渐进的安排,一般每天一次,每次 30~40min。出现疲劳等不良反应时应减少时间和频度。

4. 注意事项 ①作业治疗必须让患儿主动参与;②作业治疗内容的选择必须因需要、因人而异;③作业治疗的方式要因地制宜;④作业治疗时要保护患儿安全,防止发生意外;⑤治疗中要定期评定,根据病情的变化及时调整、修订治疗处方;⑥作业治疗需与物理、心理、言语、药物、中医等治疗密切结合,以提高疗效。

文档:儿童作业评定内容

(二) 作业评定

1. 评定内容 主要包括收集资料、观察行为、进行标准化的发育检查,评定上肢功能、日常生活活动能力等,然后进行集中整理,分析发育障碍情况。分析时应注意弄清导致障碍的主要问题点。

2. 制订目标　根据需求(年龄、发育水平、家庭生活适应情况、潜力等)制订分期目标、中期目标及短期目标。

四、不同年龄段儿童的作业治疗

(一)婴幼儿期和学龄期儿童

运动障碍儿童完成日常活动多受限制,为完成部分日常活动,应多挖掘其潜力,提高协调性,增强肌力,扩大活动范围,并为儿童提供适当的代偿手段。

1. 改善运动功能的作业治疗　评定儿童的肌力后决定治疗内容。选择活动时,要选择增强肌群的运动或在抵抗度、活动时间、反复活动的次数方面给以考虑。定期测定观察肌力是否增加,从而决定活动继续还是停止。

2. 维持和改善关节活动度的作业治疗　为判定治疗结果,治疗开始前要先制订基线与治疗方法,如怎样参加独立运动活动,力求达到运动最大的活动度。为了预防关节的痉挛、变形,健侧肢位应该保持关节的快速伸展活动,受限的关节应做被动的快速伸展。

利用作业活动诱发出儿童功能状态的同时可以改善关节活动度。活动时需注意:①选择最大活动度的运动;②应考虑儿童的坐位方式、活动的位置,诱发出最大限度的活动;③深入观察诱发什么样的运动等。之后定期测量关节活动度,及时修正治疗目标。

3. 改善协调性的作业治疗　运动的正确性和完成速度,可以通过活动的不同阶段来考查和实现。同时也需要物理治疗师协作,应用于身边动作、游戏动作、职业活动等。

4. 获得代偿手段的作业治疗　婴幼儿期在改善肌力、关节活动度、协调性的同时,要重视独立进行日常生活活动的训练方法。

5. 促进社会交流能力的作业治疗　即使是智能发育较好的儿童,与同龄小朋友集体游戏的机会也较少。因此要多组织患儿参加集体活动,通过游戏发展他们的社会性,促进人际交流。

(二)青春期和疾病晚期的作业治疗

1. 改善运动功能　该期多出现全身整体肌力低下,关节变形和挛缩的危险性偏高。此期的治疗不仅要注意改善运动功能,还要从改善生活质量的角度来进行全面治疗。

2. 提高生活质量　通过活动促进患儿的意欲和成就感,使患儿保持良好的情绪,积极主动配合治疗,正确处理功能低下以及与家人和周围人群人际关系。

在把握患儿残存的运动功能的同时,进行详细的活动分析,判断努力的方向,使其有成功感和满足感。并且在技术上、工艺上创造具有良好作用的器具,以收到理想效果。

青春期和疾病晚期的作业治疗不只是对个人采取相应的措施,而要通过集体,与作业治疗师和具有相同障碍的同伴进行语言和非语言的充分沟通、交流,从而使患儿得到关爱,增强其生存和战胜疾病的信心。

五、脑性瘫痪儿童作业治疗

1. 目的

(1) 增大儿童关节活动范围,掌握实用性动作,促进运动功能发育(主要是促进上肢功能发育)。

(2) 改善及促进感知觉及认知功能的发育。

(3) 提高日常生活活动能力。

(4) 改善儿童的精神心理状态,促进情绪、社会性的发育。

2. 评定内容

(1) 运动方面:对肌张力、关节活动度、反射发育、姿势控制与平衡、功能性移动、运动速度、运动灵活性与协调性、执行目的性活动能力进行评定外,还要进行手功能评定。具体评定方法如下:

1) 可以结合上肢运动年龄评定表进行上肢运动年龄评定。

2) 手粗大抓握功能评定:可将五指自然伸展抓住大号木钉;可抓住大号木钉,但拇指内收,只用四个手指抓握;可抓住大号木钉,但掌指关节伸展,指间关节屈曲如"猿掌样"抓握;不能抓住大号木钉,只有治疗师将木钉放到他手中时儿童可用手握住;即使治疗师将木钉放到儿童手中,也不能握住。

3) 手精细动作评定:①指腹捏的评定,可用拇指的指腹和示指的指腹捏起中号木钉;可用拇指的指腹和示指的指侧捏起中号木钉;可4个手指屈曲将木钉"捞"到手中;不能使用手指取物。②指尖捏的评定,可用拇指和示指指尖捏起小木钉;用手指先将小木钉移至桌边,再用指腹捏起;不能运用手指指尖捏取细小物品。

4) 转移物品功能评定:可随意自如地将这只手中的积木传递到另一只手中去玩,而不会让积木掉到地上;可完成双手间传递积木动作,但是用另一手从这只手中将积木抽出来的;可偶尔将一只手中的积木递到另一只手中,有时积木会掉到地上;不能用双手传递积木。

5) 双手协调性评定:①双手粗大协调性的评定,双手可在体前正中线,自如地将两块拼插在一起;双手可完成拼插动作,但不能在体前进行,而是在体侧完成;先将一拼插块放在体前,再用另一只手抓住另一块拼插上去;不能完成拼插动作;②双手精细的协调性评定,双手可在体前正中线,将螺丝拧下来;只能一手固定,另一只手去拧,反过来就不能完成;在体侧完成拧螺丝动作;只会双手同时转来转去,不能将螺丝拧下来。

6) 手眼协调性评定:可准确地将圆木插到木棍上,头部始终保持在身体正中直立位,可完成插木块动作,但头转向一侧,用眼余光视物;可完成插木块动作,但头转向一侧,用手去触摸木棍的位置,然后插上;无法完成这个动作。

(2) 感知方面:感知是通过各种感觉器官从环境中选择性地取得信息的能力,其发育对大脑其他功能区的发育可起重要的促进作用。

1) 视觉评定:①儿童视知觉发育过程,新生儿对强光有瞬目动作,其视觉在15~20cm处最清晰,安静清醒状态下可短暂注视物体。新生儿期后视感知发育迅速,1个月可凝视光源,开始有头眼协调,头可随物体水平移动90°;3~4个月时喜看自己的手,头眼协调较好,可随物体水平转动180°;6~7个月时目光可随上下移动的物体垂直方向转动;8~9个月时开始出现视深度感觉,能看到小物体;18个月时已能区分各种形状;2岁时可区别垂直线与横线;4岁时能临摹几何图形;5岁时已可区别各种颜色。随着年龄的增长和大脑皮层功能的发育,儿童的视觉功能不断完善,到6岁时视深度已充分发育,视力可达1.0;10岁时能正确判断距离与速度,能接住从远处掷来的球;②视觉功能发育阶段,视觉的发育过程包括视觉定位、注视、追视、视线转移等阶段。视觉信息反馈处理阶段(出生至2个月);物体辨别阶段(3~6个月);精细辨别物体阶段(7个月后)。

脑瘫儿童常见的视觉障碍为眼肌障碍,如斜视、眼肌麻痹、眼睑下垂等。

2) 听觉评定:听力与儿童智能和社交能力的发育有关。出生时听力差;生后3~7d听觉已相当良好;3~4个月时头可转向声源,听到悦耳声时会微笑;7~9个月时能确定声源,区别语言的意义;12个月时能听懂自己的名字,对声音的反应可以控制;18个月能区别不同的声音如犬吠声与汽车喇叭声;2岁时能区分较精细的声音,如揉纸声与流水声;3岁时能区别更精细的声音,如"依"与"啊"等语音;4岁时听觉发育已经完善。

针对脑瘫儿童,首先可进行听力测试,必要时可进一步做脑干听觉诱发电位检查,以早期发现听力障碍,尽早矫治。

(3) 认知方面

1) 认知发育

① 注意的发育:注意是认知过程的开始,分无意和有意注意两种。3岁前基本是无意注意;3岁后开始发展有意注意;3~4岁时有意注意还不稳定,5~6岁后儿童能较好控制自己的注意力。

② 记忆的发育:记忆主要分再认和回忆两种。根据记忆的内容,可分为运动性、情绪性、形象性和语词记忆4种。运动性记忆最早出现,大约在生后第1个月,其次是情绪性记忆,在前6个月或更早些,形象记忆出现略早于言语记忆,言语记忆在生后第二年出现。

③ 思维的发育:1岁后的儿童产生思维,3岁以前仅有最初级的形象思维,3岁以后有初步抽象思维,之后出现抽象逻辑思维。

2) 智能评定:多采用相关量表评定,从智力测验、家庭史、个人既往史、母孕情况、现场观察、家长和老师情况介绍等几个方面着手。

3) 结合中文版儿童作业认知功能动态评定量表(DOTCA)评定。

（4）日常生活活动能力方面:日常生活活动能力(activities of daily living,ADL)是指人们为了维持生存及适应生存环境而必须反复进行的、最基本的、最具共性的活动,包括衣、食、住、行、个人卫生等动作和技巧。生活自理是家庭、社会对其康复最基本的要求。因此,ADL评定是脑瘫康复评定特别是作业评定的重要内容之一。

1)脑瘫儿童日常生活活动能力评定表:该量表可较全面反映脑瘫儿童治疗前后粗大动作、精细动作、手眼协调动作、肌力及肌张力情况。

2)PALCI量表:即P(posture)为身体姿势,A(ADL)为日常生活活动,L(locomotion)为移动能力,C(communication)为交流能力,I(IQ)为智能。

此外,还应包括周边环境的评定及辅助器具使用情况的评定等。

3. 基本的作业方法　促进运动发育的作业治疗。

（1）保持正常姿势

1)俯卧位正常姿势的保持:抬头,双手和双侧肘关节支撑体重,可利用三角垫、治疗师或母亲的身体等(图3-4);前臂支撑体重;双手支撑体重,抬头、抗重力肌伸展。

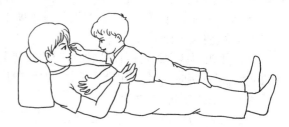

图3-4　抬头,双手和双侧肘关节示意图

2)仰卧位正常姿势保持:两侧上肢伸展向上并固定在中间位,促进正中功能位,双下肢也可上举,促进平衡功能(图3-5);双手空间抓物作业,固定肩胛带(图3-6)。

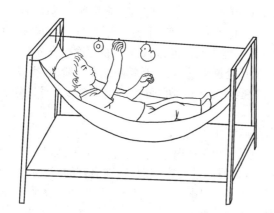

图3-5　仰卧位正确姿势示意图

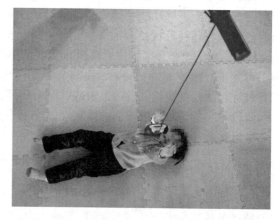

图3-6　仰卧位伸手抓物,固定肩胛带示意图

必要时,作业治疗师也可以用双手固定儿童双足以保持骨盆屈曲姿势。也可以在卧位设计抬头动作。

3)坐位正常姿势保持:促进头部直立调节;促进侧、后方平衡反射的发育。诱导动作,坐位保护性伸展姿势;坐位游戏训练(图3-7)。

4)立位正常姿势保持见图3-8。

（2）促进上肢功能发育

1)上肢粗大运动功能

① 促进手臂与肩胛带的动作分离:儿童俯卧在治疗师的膝上,治疗师以手固定住儿童肩胛带,鼓励其做伸手向前的动作。

② 增强肩胛带的自主控制,提高上肢的稳定性:俯卧位,双肘撑起上身,做左右、前后的重心转移。俯卧于滚筒上,双手交替支撑,做向前向后爬行的动作。呈四点支撑位于摇板上,治疗师控制摇板并缓慢晃动。俯卧于滚筒上,一手支撑于地面上,并在支撑臂的肩部施以适当的压力,另一手从事某作业活动。坐位或立位时儿童双手与治疗师的双手共持一根木棒,做对抗性推的动作。

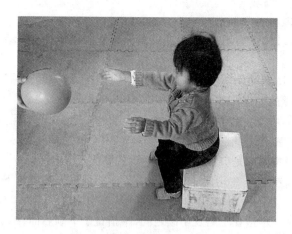

图 3-7 坐位正常姿势示意图

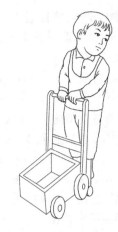

图 3-8 立位正常姿势示意图

③ 诱发肘关节伸直:肩胛带前伸,伸肘够取物品,或手握一硬的圆锥状物体能去碰前方某一目标,动作过程中要求涉及肘关节的伸直。

④ 训练坐位平衡,诱发保护性伸展反应:坐于半圆形晃板上,治疗师位于其身后保护安全,鼓励儿童当身体向左侧晃动时伸手向左够取物,向右晃动时伸手向右够取物;骑坐于半圆形晃板上,治疗师于一侧保护安全,鼓励儿童身体向前晃动时伸手向前够取物。

⑤ 诱发手到口的动作:双手交叉互握,让儿童做双手能摸口部的动作;鼓励儿童手抓食物,或将一些食物涂在手指上,做手到口的动作。

⑥ 诱发双手在中线上的活动:侧卧位,肩前伸、用手玩物(图 3-9)。

训练原则:①先训练儿童获得良好的坐位平衡与保持良好坐位姿势的能力,或在训练时,提供儿童适当的坐椅和桌子;②从事单侧手活动时,要将另一侧手摆放在恰当的位置上,以帮助儿童维持正常的姿势与肌张力;③考虑操作物件的大小、质地、重量与形状,因为手运动的控制开始于感觉输入,不同的感觉输入有利于促进手功能的发育;④鼓励采用双手性活动;⑤动作难度应设置在儿童通过努力就能完成的范围。

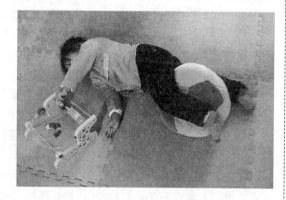

图 3-9 诱发双手在中线上的活动示意图

2) 促进手的精细运动功能

① 手的抓握:拇指内收 - 尺侧握,手指过度屈曲时。

② 使整个上肢有更好控制的感觉性活动:爬、双手走路、拍手拍腿等。

③ 使手和手指有更好控制的感觉性活动:用油、布、刷子刷手及手臂,双手插入黏土,用手指撑开黏土,挤压黏土,捡豆子,玩沙子,捏衣夹等动作。

④ 拿起东西的训练:将其大拇指桡侧外展,其余四指就容易伸展了;用一只手通过儿童掌心握住,然后将腕关节背屈并施加一定压力,保持数秒钟。待儿童手伸展后,治疗师可把小玩具放到他手中,并稍用力握儿童的手,这样可促进其拿住玩具。

⑤ 放下东西的训练:轻轻敲击其手臂指伸肌腱,再由腕部向手指方向轻擦,同时配合"手打开,手打开"的语言提示;将儿童的手抬高至头上,并使肘关节伸展,腕关节掌屈,也可使手伸展,配合语言提示。

⑥ 促进手抓放物体及手 - 眼协调的活动:捏皮球、堆积木、套圈、插棍等。

⑦用于手指分离性运动控制的活动:捡小物品放入器皿内、手打印、弹弹子、剪纸、橡皮泥、拧螺丝、瓶盖等。

(3) 日常生活活动训练:脑性瘫痪儿童吃饭、排泄、穿脱衣服、移动等是迫切需要解决的问题,必须要及早对儿童进行训练,使其达到生活自理。

1) 进食训练:基本原则是抑制躯干和肢体张力增高,避免或抑制原始反射和不自主运动出现,头居中、躯干对称。

① 进食的必备条件:头、躯干、上肢的协调动作与坐位平衡;手口眼协调;手的伸展、抓握、放开功能;咀嚼、舐、吸吮、咽下时的口唇、舌及下颌的动作。

② 脑瘫儿童进食中的潜在问题:咀嚼、吞咽、嘴闭合障碍;不会用嘴从匙中取食;不能保持正确的坐姿;不能从盘中取食后送至口中;不能控制流涎和液体入量等。

③ 进食体位:在给脑瘫儿童喂养时,最重要的是应该保持儿童正确的姿势。

文档:脑瘫儿童进食体位

④ 口部控制法(下颌控制技术):利用大拇指压在儿童耳前下颌关节,示指压在下嘴唇与下颏之间,中指放在下颏后面,改善儿童吸吮-吞咽反射,吃手中或勺中的食物,或从杯中饮水的能力。位于儿童的右侧,用右手大拇指放在耳前下颌关节处,示指在下唇及下颌之间,中指置于下颌后面,给予稳定持续的压力。或者面对儿童控制下颌。

⑤ 增加口唇的力量(以能控制伸舌为前提):上下唇处放上甜的食物,伸舌舔食;门牙内侧和腭后部放上黏东西,舐食。

⑥ 增加咀嚼力:可放一小块硬性食物于儿童一侧牙齿之间,借助下颌控制技术帮助口部闭合。

⑦ 控制伸舌:下颌控制技术有效但有时尚不够;作业治疗师可用一头部浅平、边缘圆钝的勺子对舌施以一定的压力,阻止舌外伸。

⑧ 饮水训练:带缺口的杯子,可避免头部后仰所引起的躯干后伸僵硬而产生呛咳。

⑨ 取食动作训练:护理者应坐在儿童身后以便于采用自然的进食动作进行训练;选择黏稠度大的食物、易于抓握的食物;借助自助具:D形环、防滑垫、盘挡等。进食用的汤匙,最好选用边缘平线、柄长而粗者,为的是较易握拿。如儿童握持能力不好,可以加一个套子,把汤匙套在手上。

2) 更衣训练:穿衣时的体位应避免引起或加重痉挛。需卧位穿衣时应采取俯卧位,可双髋双膝屈曲趴在护理者的双腿上;需在仰位穿衣时应在儿童枕部垫一个枕头,将髋/膝关节保持在屈曲位;坐位穿衣时,应保持坐位平衡,髋关节屈曲,躯干前倾。痉挛型脑瘫儿童开始学习自己穿衣服时,为避免身体出现僵直,通常采取侧卧位,使颈、髋、膝关节保持屈曲状态。将儿童的躯干上部回旋,保持髋关节屈曲,头颈竖直,使儿童伸展上肢支持自己体重的同时,脱下儿童的衣服。

穿衣动作:重要前提是理解身体的各部位、服装的结构及身体在空间的位置(玩具娃娃);对于穿衣鞋不分左右的儿童,可在衣服鞋上做些醒目的标志。

更衣训练注意事项:①一般先穿功能障碍重的一侧,先伸直上肢后再进入衣袖内。②穿衣服之前一定要注意儿童左右是否对称,尤其是在仰卧位时,若存在不对称性颈强直反射应采取坐位穿衣。③如儿童的肩向后,设法屈曲儿童的髋关节,会使肩与上肢向前变得容易。④若儿童坐位时有前倾倾向,在为其穿衣服之前必须设法阻止头的前屈及上肢伸向下方。⑤在穿鞋与袜时要首先让儿童屈曲膝关节及髋关节。

3) 如厕训练:适用于2岁以上的儿童。具备膀胱、直肠控制能力是如厕训练成功的先决条件。年龄、地区、习惯、穿着类型、家庭帮助程度等对儿童的影响各不相同。训练可使儿童知道什么时候需要大小便,并学会控制大小便,在需要大小便时能够及时告诉他人。

4) 沐浴训练:保持身体坐位平衡及对头和躯干的控制。脑瘫儿童障碍情况不同,洗澡时所采取的体位也不尽相同。必须选择一个舒适、稳定安全的体位,儿童才能顺利完成沐浴动作。

① 辅助儿童洗澡的训练:对于年龄较小、不能维持坐位、手功能极度低下的儿童,在完成沐浴动作的过程中需要他人辅助。

痉挛型:此型儿童宜取俯卧位,选择盆浴,水温要适度,避免淋浴和水温不适给儿童带来的不良刺激。

不随意运动型:此型儿童宜取坐位,并采取躯干加固定带的方法。

肌张力低下型:此型儿童宜取半坐位,可选择使用"沐浴床"进行训练。

② 独自沐浴训练:对于平衡能力和手功能尚可的儿童,可让他自己练习洗浴。从安全和提供方便的角度考虑,可在浴盆周围安装扶手及特殊装置。

5) 学习与交流:使用交流辅助具(电脑)表达自己的愿望、要求,完成书写作业,与他人进行交流。

(4) 促进感知觉认知功能的发育

1) 对身体、方向、距离、位置关系的认识:①通过叩击、敲打及触摸、轻按关节等,也可用刷子刷磨患处,玩黏土做泥人、玩布娃娃玩具、画人脸和身体等游戏,改善障碍部位的功能。②通过钢琴、打字机、电子琴、电脑、游戏机来增强浅感觉及深感觉的输入。③可训练使用平衡棒,做体操、做各种移动性训练,坐三轮车等。也可以做钻木箱、爬障碍和向各方向投球等游戏。④促进深感觉输入:做手操、托沙袋、玩哑铃,也可以按压关节和敲打刺激。

2) 视觉、听觉、触觉等刺激:①视觉刺激,采用不同颜色标记左右袖口,做照镜子训练,让其模仿;也可用玩具诱导儿童用双眼注视并跟随等等。②听觉刺激,听各种声响,让儿童寻找发声的方向等。反复更换声音的方向、远近和强度,以不断提高儿童对声响的敏感性以及寻找声源的反应速度。③触觉刺激,可以使儿童身体接触物体、床面。

3) 注意力训练:可用视跟踪、形状辨别、删除字母、听认字母、重复数字、词辨认、听跟踪等方法进行注意力的训练。

4) 记忆力训练:通过视觉、听觉反复练习,形成暂时联系,从而提高记忆速度。训练短时记忆能力,要求儿童根据训练者的口头指令立即执行;训练长时记忆能力,多采用反复再认和回忆的方式,让儿童牢记。视觉:认物认图;取物品;快速看图说物品名称;识字等。听觉:背儿歌;传话游戏等。

5) 其他提高智力水平的训练:模仿画线、搭积木、拼图、橡皮泥、珠子画、大小识别、形状识别等。

(孟　伟)

第三节　儿童言语语言治疗

儿童言语 - 语言障碍多见于各种原因引起的语言发育迟缓、构音障碍及吞咽障碍等,康复治疗主要以这 3 种障碍为主。

一、概述

(一)治疗原则

1. 循序渐进原则　通过言语 - 语言功能评定,了解儿童言语 - 语言障碍的类型和程度,制订相应的训练计划。治疗内容要先易后难,由浅入深,由少到多,逐步增加任务刺激量。

2. 个体化原则　每个儿童的言语 - 语言障碍类型和程度不同,潜在能力也不同,因此,在确定训练目标和制订康复治疗方案时要强调个体化,不能强求一致。

3. 持续性原则　坚持每天训练、反复刺激。抓住言语 - 语言功能恢复的最佳时期反复地进行刺激,不停强化训练才能达到最佳效果。但也不能操之过急、安排太多的训练内容,使儿童感到过于疲劳。治疗师要对家庭成员进行必要的指导,使儿童在家庭中随时得到正确的训练。

4. 规范化原则　训练儿童时要求儿童发音准确,治疗师必须以身作则,发音清楚标准,表情夸张清晰,尽量应用成人语言,以避免儿童学会儿童用语还要再学习成人用语,应尽量一步到位。

5. 实用性原则　由于儿童学习语言所需要的语言刺激主要来源于周围人,因此在训练时,应考虑用儿童听得懂的语言,如地方语。

6. 简捷化原则　在训练儿童发音时,最简捷的方法是示范与模仿,如果示范和模仿不能奏效,可采用矫正口型及发音部位、用压舌板协助发音部位正确接触的方法。要避免单纯使用口头提示,因单纯口头提示往往不能使儿童掌握发音要领和正确发音部位。

7. 多样化原则　训练形式要多样化、趣味化。根据儿童的具体情况有选择地变换治疗方法,避免长期使用一种固定的治疗方法。还可利用多媒体训练,也可采用绕口令、讲故事、接句子等训练形式。此外,还要考虑个人训练与集体训练相结合、医院治疗与家庭训练相配合等。

(二)条件与要求

1. 训练场所布置　应选择较宽敞的房间,因为桌面上难以进行的课题往往要在地板上进行。儿童的特点是注意力极为分散,要尽量避开视觉和听觉上的干扰,室内要简洁、安静、光线充足、井然有序,墙壁上不要贴多彩的图画,最好在有隔音设施的房间内进行。

2. 训练形式　原则上以一对一训练为主,可结合集体训练、自主训练、小组训练、家庭训练,以增强训练效果。

(1)一对一训练:根据儿童的评估结果,制定语言训练的长期目标与短期目标,按照语言发育规律制订个别训练计划及具体语言训练内容,除了语言功能训练还要进行实际语言交流能力的训练。

(2)集体训练:将言语-语言障碍儿童按程度分组,以小组的形式进行语言训练。集体训练可以改善儿童的社会适应能力,减少不安,增加兴趣,提高交流欲望。

3. 治疗次数和时间　可以根据治疗师和儿童人数确定,每天训练时间由治疗师及儿童的人数决定,一般为每人每天 30~60min。儿童治疗最好安排在上午,因为儿童上午的精神比较饱满,头脑较为清醒,下午的反应较上午差。

4. 家庭指导　可以进行一对一的个别训练,而且还不受时间与空间的限制。尤其在关键性学前阶段,若能及早给予各种基础训练,可达到事半功倍的效果。

5. 训练工具　针对儿童的训练工具,可根据训练内容设计准备一些玩具(采用象鼻卷、蜡烛或口风琴等进行呼吸训练等),还需准备录音机、录音带或录音笔、节拍器、镜子、秒表、压舌板、喉镜、各种图卡、报刊、书籍、笔、纸、常用生活用品等,有条件可配备电脑语言训练系统。

6. 卫生管理　一定要预防各种传染病,因为训练时经常接触儿童的身体和唾液。训练物品要定期消毒,直接接触儿童口腔或皮肤的评估训练物品要尽量用一次性用品,手指有伤时要特别注意,训练前后要洗手。

二、语言发育迟缓的康复治疗

根据儿童语言发育迟缓检查、评价结果、语言特征来制订康复治疗目标及方法。从检查结果确定儿童处于哪个阶段水平,把此阶段定为开始训练的出发点,设定训练内容。

1. 言语符号尚未掌握阶段(A 群)　训练以获得言语符号(理解)与建立初步的交流关系为目标。其方法是先导入手势语、幼儿语等象征性较高的符号。

(1)事物、事态概念未分化阶段训练:此阶段的训练旨在充分调动儿童的听觉、视觉能力,以及皮肤的痛、温、触、压等感觉,帮助儿童充分注意外界的人与事物的存在。

1)注视及追视训练:采用听觉、触觉及视觉刺激,促进儿童对事物的注意及随着活动的事物持续进行追视。

2)运动游戏训练:使用能使其触觉和身体感觉变化而感到快乐的游戏,如哄抱、背背、举高高、转圈圈等与大人身体接触的游戏;也可使用大型游戏用具,如荡秋千、海洋球、羊角球等,通过游戏,增加儿童对人的注视。

3)对事物持续记忆训练:建立事物恒存的概念,让儿童注视到眼前存在的物品,然后将其用布遮住或藏在箱中,让儿童寻找。

4)事物的动手性操作:通过对外界的事物进行某种操作而发生变化的过程。从触摸、抓握等简单操作,发展到敲打、拿出等复杂操作。可利用各种玩具,最初可帮助引导儿童完成希望出现的反应,逐渐过渡到儿童能独立做出适合事物用途的操作。

(2)事物功能性操作到匹配、选择训练:目的是不断扩大能进行功能性操作事物的范围,使儿童能做到多数事物的辨别性操作。

1)事物功能性操作的扩大训练:通过模仿引起儿童对身边日常用品(水杯、电话等)的注意,并能够执行治疗师的指令,掌握其用途。训练应与家庭指导同时进行,让儿童能做到泛化,即在训练室、家庭和幼儿园等均能使用。

2)多种事物的辨别训练:①以形式特点为基础的操作课题,通过分类游戏,认识事物的属性,如可以通过匹配、选择,对不同颜色、大小的球进行分组;②以功能特性为基础的操作课题,即认识事物的特征和用途,如匹配(呈现 2 个以上示范项,让儿童将手上的物品与示范项中的某个相关物品进行匹配)和选择(呈现 1 个示范项,给儿童 2 个以上物品,让其选出与示范项相关的物品)操作。

(3) 手势符号的训练:手势符号对儿童来说比言语符号更容易理解、掌握和操作,故以此为媒介,逐渐向获得言语符号过渡。在训练手势符号的同时也要给予言语符号作为刺激。此项训练适用于中重度语言发育迟缓、言语理解和表达尚未掌握的儿童,或言语符号理解正常,但不能表达的儿童。

1) 场景依存手势符号训练:目的在于培养儿童对手势符号的注意程度,训练应在日常生活空间及游戏场面中进行。如儿童想要"妈妈抱"时,必须让其看着妈妈"张开双臂"的手势令其模仿。最初可辅助儿童,逐渐过渡到只用语言提示。

2) 表示事物的手势符号训练:目的是训练儿童对手势符号的模仿,理解手势符号与事物的对应关系。手势符号与指示内容相结合,在训练过程中必须让儿童充分注意手势符号的存在,如给玩具娃娃戴帽,治疗师拍打娃娃的头部,再拍打自身的头部,然后说"帽帽",促使儿童选择帽子,并进行动作模仿。

3) 利用手势符号进行动词及短句训练:在日常生活中,根据儿童的行为及要求,在给予言语刺激的同时给予一定的手势符号,并让儿童模仿,渐渐将此动作固定下来,将手势符号运用在日常生活当中,如儿童睡觉训练,也可用手势符号为媒介将句子的语序固化,如"吃苹果"先做"吃"的动作,再做"苹果"的手势符号,并让儿童模仿,这样儿童能够学会很自然地造句。

2. 言语表达困难(B群)　该类型语言发育迟缓儿童侧重于模仿、掌握与理解与其水平相适应的言语表达行为,并扩大理解与表达的范围。以发声诱导为训练起点,具体训练步骤如下:

(1) 发声诱导训练:首先从腹式呼吸训练着手,由下而上依次训练发声、共鸣、构音训练等。

(2) 从儿童熟悉的事物着手练习语音发音:早期引导的发音词汇包括:①易于构音的词,如 mama、baba;②多音节词,但词头或词尾等词的一部分音能够发出,如西瓜(gua)。

(3) 结合儿童的认知水平,由手势符号阶段逐渐过渡到言语符号阶段。先从事物名称开始引入,然后引入动词、形容词。由手势语向言语表达过渡,儿童接受训练时,手势符号可引入的词、手势符号与言语符号共同引入的词,以及言语符号引入的词交替呈现,以逐渐增加口语表达的词汇量。

3. 语言发育水平低于实际年龄(C群)　语言发育迟缓儿童主要表现为语言水平落后于实际年龄,其语言理解与表达具备了一定的基础,因此针对这类儿童进行训练时,应考虑扩大词汇量,增加理解与表达的语句长度及复杂度等。

(1) 词汇量扩大的训练:词汇的导入可以从最常接触的事物图片开始,进行词汇的理解训练。手势符号—幼儿语(言语符号)—成人语(言语符号),词汇的范围包括名词、动词、形容词、代词、量词、数词、副词、助词、介词、连词和叹词。正常2岁儿童词汇中各类词汇都已出现,其中以名词和动词占绝大多数。

1) 名词的分类训练:目的是对常用名词的同一范畴进行分类训练。如把狗、象、猫混在一起,进行动物类别的训练不容易完成,可用各种不同的狗、猫、象的玩具和图片进行分类训练,以形成动物概念的分化。

2) 动词训练:适用于名词词汇量已扩大,可以理解分类的儿童。可用单词进行训练,从有手势语的幼儿词(咔嚓咔嚓、哗啦哗啦)和动词句的形式,导入动词的训练,可以结合游戏进行。

3) 形容词:以图片和游戏为主,获得过程为体态符号—幼儿语(言语符号)—成人语(言语符号)。

(2) 词句训练:从实物、镶嵌板、图片中选择儿童感兴趣的语言素材,从两词句向三词句进行过渡,逐步进行句法训练。

1) 名词句(大小+事物/颜色+事物)训练:适用于可以理解人名、大小、颜色、事物等构成句子的要素,但对词句中的一个指示内容和对应关系掌握困难的语言发育迟缓儿童,如儿童理解大、小、鞋、帽等,但不能理解大的鞋、小的帽子等对应关系。根据儿童的理解程度,选择训练的句型,如对于名称理解差的儿童,可选择属性对比明显的事物、模型、镶嵌图片、图卡等,如大的红鞋、小的黄帽子等来进行训练。

2) 动词句(主语+谓语)训练:适用于可以理解人名和动词的语言发育迟缓儿童。如洗苹果、切西瓜,在训练时"什么""谁""做什么"等询问与应答关系的训练要同时进行。

3) 三词句(主语+谓语+宾语):适用于可以理解两词句"主语+谓语"以及"谓语+宾语"的儿童。

(3) 句法训练

1）可逆句训练程序：明确显示句子的内容→排列句子成分的位置表达。如学习句子"猫洗熊猫"：治疗师出示大图"猫洗熊猫"，让儿童注意观察拿刷子的动物；治疗师将小图按"猫"+"刷子"+"熊猫"的顺序从左到右排列，并让儿童注意主语的位置，然后让儿童联系排列顺序；儿童说出句子。

2）被动句训练程序：明确显示句子的内容→排列句子成分的位置表达。如学习"猫被熊猫追"：治疗师出示大图"猫被熊猫追"，让儿童注意观察大图中被追的动物；治疗师将小图按"猫"+"熊猫追"的顺序从左到右排列，让儿童注意主语的位置；儿童说出句子。治疗师可与儿童做相应的模仿动作或游戏来促进儿童对被动句的理解，反复训练，直至儿童能自己排列、理解、说出被动句。

4. 交流态度不良　根据言语符号的发育阶段进行以上的训练，以改善其交流为目的进行训练。

(1) 语言与物体相结合：目的是帮助儿童理解语言，其后才有可能模仿和运用。对于听力、视力有缺陷的儿童还应采用口语与体语并行及口语与触觉相结合的训练方法。

(2) 语言训练与操作训练相结合：现代医学已经证实，手指的精细动作有利于增进智力和语言的发育，其方法是练习扣衣扣、彩色绘画等，应注意循序渐进。

(3) 语言训练与娱乐相结合：如唱、跳、敲打击乐、看卡通故事、玩智力拼图等，把语言和智力培养渗透在娱乐活动中，是一种轻松愉快的学习方式。

(4) 语言训练和运动相结合：设计集体游戏训练，如丢手绢、蒙眼猜对象等。

(5) 语言训练与文字教学相结合：在语言训练的同时，进行简单的文字教学。如写数字、拼音、字母等；还可训练辨认钱币，进步快的儿童还可教阅读短小句子和文章、学数学和书写文字。

三、构音障碍的治疗

不同类型的构音障碍儿童临床表现不同，但大多伴有全身、躯干或肢体运动障碍，这种障碍会影响到发音器官的运动功能。构音障碍主要表现为发声困难、发音不准、咬字不清、声响、声调、速率、节律等异常，以及鼻音过重等。儿童构音障碍治疗主要从三方面入手：直接对障碍的说话功能进行训练；强化和补助残留能力的训练；针对社会的不利因素，对儿童家长进行指导及改善周围环境。

儿童构音器官运动受全身状态的影响，只有全身状态趋于正常，下颌、口唇、舌才能正常运动，儿童才能正常发音。构音障碍治疗包括：松弛训练、构音器官的运动训练。

1. 松弛训练　儿童对反射抑制姿势适应后，肌张力会渐渐接近正常。因此，首先必须抑制与构音密切相关的异常反射姿势，可先从头、颈、肩等大运动开始训练，逐渐向下颌、口唇、舌等精细运动过渡，目的是为了降低言语肌的紧张性。

2. 构音器官的运动训练

(1) 呼吸控制训练：呼吸气流量和呼吸气流的控制是正确发音的基础，是构音的动力，也是语调、重音、音节、节奏形成的先决条件，必须在声门下形成一定的压力才能产生理想的发声和构音。因此，进行呼吸控制训练是改善发声的基础。

呼吸训练前要先调整坐姿，即踝关节、膝关节及髋关节均保持90°，头保持正中位，躯干笔直，双肩水平，如果儿童独自达不到，应采用坐姿矫正椅等辅助。

(2) 构音器官训练：参与构音运动的肌群很多，包括面部肌肉、口唇、舌、下颌、软腭、鼻咽等部位，儿童构音障碍的个体差异较大，其构音障碍最大特点是歪曲音较多，且缺乏一贯性。经过构音器官检查发现，几乎所有儿童的构音障碍均有舌唇及下颌运动障碍，如不随意的口唇运动、张口、伸舌、缩舌、下颌上抬运动；不能灵活进行口唇开合、撅嘴、龇牙、鼓腮等交替运动或运动范围受限；舌的运动功能低下，上、下、左、右、伸、缩活动受限；下颌开合困难以及鼻咽腔闭锁功能不全等。这些障碍导致发音歪曲、置换或难以理解，对于此种障碍唇舌训练是基础性训练。

四、吞咽障碍的治疗

伴有构音器官的肌肉协调障碍的儿童，会影响咀嚼、吞咽功能及摄食能力，严重的会造成儿童进食困难，影响儿童的营养摄入和体格发育。通过咀嚼、吞咽障碍的治疗可以提高儿童的咀嚼与吞咽功能，改善身体的营养状况，增加进食安全，减少食物误咽、误吸入肺的机会，减少吸入性肺炎等并发症发生的机会。

1. 吞咽器官的运动　训练目的是加强唇、下颌、舌、软腭的运动控制,强化肌群的力量及协调性,从而改善儿童的吞咽功能。儿童吞咽器官的运动训练可与构音器官的运动训练方法相同,在此基础上还可进行下述治疗。

(1) 下颌、面部及腮部练习:加强上下颌的运动控制、力量及协调性,从而提高进食及吞咽功能。把口张开至最大,停顿,然后放松;将下颌向左右两边移动,停顿,然后放松;夸张地做咀嚼动作;张开口说"呀",动作要夸张,然后迅速合上;紧闭嘴唇,鼓腮,放松。以上每个动作重复 5~10 次。

对于下颌肌痉挛的小儿可采用如下方法:①牵张法,小心将软硬适中的物体插入儿童切齿间令其咬住,逐渐牵张下颌关节使其张口,持续数分钟;②轻柔按摩咬肌,可降低肌紧张;③训练下颌的运动,开口与闭口时均做最大的阻力运动,如用力咬住白齿及开口时给予最大阻力。

(2) 口周肌肉的运动训练:口腔周围肌肉的运动障碍不仅阻碍咀嚼和吞送,对吞咽反射的开始也有很大的影响。

(3) 舌训练:加强舌的运动控制、力量及协调,从而提高咀嚼、吞咽及进食功能,包括舌肌的侧方运动训练,舌尖和舌体向口腔背部升起训练,面颊吸入、舌体卷起、抗阻等动作训练。

(4) 寒冷刺激:口唇闭合差(咬肌无力)、鼻咽腔闭锁差是咀嚼障碍常见的表现。寒冷刺激法能有效提高口唇、脸颊、软腭和咽部的敏感度,使咀嚼能够完成。

2. 促进口腔感觉训练　对儿童口腔进行各种感觉刺激,使其能够改善吞咽、咀嚼功能。方法包括:用冰块对口唇及舌进行冷刺激;用刷子快速地对口周、口唇、下颌内侧进行刺激;用手指拍打下颌中央部位及颞下颌关节附近的皮肤;用各种各样形状的软硬物体等对口腔及舌进行刺激,以改善口腔的感知觉;把食物送入口中时,增加汤匙下压舌部的力量;给予感觉较强的食物,例如冰冷的食团,有触感的食团(例如果冻),或有强烈酸甜苦辣味道的食团;在所给予的食物适合口腔器官发育的基础上,尽量给予需要咀嚼的食团,借助咀嚼运动增加口腔刺激;给予腭舌弓温度触觉刺激。另外,鼓励儿童自己进食,家长逐渐减少帮助,可使儿童得到更多的感觉刺激。

3. 进食训练　儿童的进食训练可以提高口腔诸器官的协调运动功能,这对构音运动有很大的促进作用,可以说进食训练是发音训练的基础。

(方　琼)

第四节　引导式教育

一、概述

引导式教育(conductive education)由匈牙利学者 András Peto 教授(1893—1967)创建。引导式教育引导和激发患儿兴趣,使其主动参与教育训练,同时与水疗和骑马训练等其他训练方法同步进行,促其全面发展,还同时采用与幼儿园和中小学文化课学习相结合的模式,使患儿的功能训练和学习教育同步进行。

引导式教育疗法主要应用于脑瘫和认知功能障碍等的教育训练,尤其是 3 岁以上脑性瘫痪患儿效果最好。也用于某些先天性神经系统发育不全和心理障碍性疾病、某些神经系统疾病后遗症和遗传病导致的运动及语言障碍及高危儿。此外,引导式教育疗法亦可用于正常儿童的早期教育。

引导式教育不是单纯的康复技巧或治疗方法,而是一个以教与学互动为本,进而达到功能康复的一个复杂而完整的体系。它主张一个患儿所需要的各种学习训练和教育应由同一个人在同一环境中给予,这个人被称为引导员。

为了提高孩子的信心和易于学习训练,引导式教育把一些复杂的、难以完成的基本动作模式拆解成一系列细小的步骤,这一过程称为习作分析(task analysis),然后借助节律性、口令性语言,将一系列习作程序组合起来,并将幼儿园、中小学文化教育课程融入 24h 日常生活的活动之中,这一连串的习作程序组合称为引导日课。

文档:引导员

二、原则

1. **以儿童需要为中心**　以儿童需要为中心是引导式教育的核心,一切的治疗措施都必须围绕孩子的迫切需要。

2. **引导、诱发和激发儿童学习动机**　鼓励和引导孩子主动思考,诱发学习动力、动机,激发患儿的兴趣及积极参与意识,最大限度地引导、调动患儿自主运动的潜力,使患儿去迎接挑战,解决他们所面临的实际问题。

3. **整体意识、全面发展**　全面地了解小组每个儿童,根据大多数孩子们的期望和需求,制订一些共同的目标、相同的方法对孩子进行训练;坚持全面康复,将教育训练与其他各种治疗相结合。

4. **按性质分组、可选择课程**　根据功能残疾性质和程度,相近的儿童组成小组,使学习的目标、内容和教学方法等更能切合大多数儿童的需要,必要时还可根据智力水平、个体需要选择课程。

5. **循序渐进、融会贯通**　从简单动作开始训练,让孩子获得信心。将教育训练与整天的生活流程结合,合理安排、动静结合、融会贯通,鼓励儿童将这种意识延续一生,从而提高和巩固康复效果。

6. **极端负责、团队精神**　引导式教育小组由辅助引导员、物理治疗师、语言治疗师、护士和其他工作人员组成,小组成员间要亲密合作,有责任感和爱心,发挥团队精神,全面负责小组患儿的生活、学习、功能训练和各种治疗等。

三、主要特点

1. **引导诱发与主动运动**　以娱乐性、节律性意向最大限度地激发患儿的兴趣及主动参与训练意识。

2. **全面康复、重视认知开发**　引导式教育不但促进儿童的运动功能得以康复,而且还促进了儿童的语言、理解、感知能力等智力水平的发育。同时还强调整体的观念,以开发小儿的认知和培育儿童的人格等全面发展为目标。

3. **集体训练、个体训练和家庭训练相结合**　集体训练不但能达到训练功能的目的,而且有助于患儿性格的发展和其社会交际能力的提高,为今后适应社会打下良好的基础。个体训练是为了使每个成员都能跟上小组的平均水平,而家庭训练保持了训练的持续性和稳定性。

4. **教育训练与日常生活活动相结合**　引导式教育强调的是每天 24h 的严密训练,患儿每天从起床到入睡,有机地运用各种训练方法与日常生活活动结合起来进行疗育,强调整日具有连贯性的训练计划。因此,每一分每一秒对学习者来说都是很重要的。

5. **强调"团队精神"**　以"引导员团队"团结协作的楷模作用来带动"儿童团队"的互相帮助和互相学习以及两个团队的互动。

6. **强调环境控制的重要性**　应用特殊家具和空间的布置,根据需要不断地改变环境,发展孩子在各种情境中解决困难的能力。

7. **根据运动生理学和神经生物学原理**　以教育学、心理学和哲学等为基础,与幼儿园和中小学文化教育相结合。

四、组织机构

1. **引导式教育中心**　引导式教育中心主要接收 2~3 岁以上的儿童,每周五天全制。引导式教育中心有机地运用各种训练方法,与日常 24h 生活活动结合起来进行疗育。

2. **家长学校**　由家长带孩子一道来学校进行训练,每周 1~2 次。有的项目家长和孩子在一起训练,有的项目孩子单独训练。家长主要是鼓励孩子进行日常生活能力和认知能力的训练。

五、引导环境设施和工具

为培养脑瘫患儿的独立意识,激发孩子们的积极性,特别是能够独立地完成日常生活、活动,就需要一套合适的家具和必要的环境设施。引导式教育对家具有具体的要求,经过特殊改进的家具要便于抓握和进行日常运动训练。不同年龄、不同功能障碍的儿童,需要配制适合该患儿的家具类型。

1. 训练工具　引导式教育中心常用的工具包括木条台、梯背椅。

2. 日常生活用具　包括脑瘫患儿的身体保护用具,厕所用具,洗衣服、洗澡用具、防滑垫,地面的防滑材料,浴室的各种扶手、专用轮椅、洗澡手套;个人卫生用具和餐具,如个人洗漱用具等。

3. 特殊家具和家庭特殊设备　家庭是脑瘫患儿活动的主要场所。由于引导式教育是一个连续的过程,要求每天在家中不同的情况下进行训练,因此,把一些家具进行改造使患儿便于独立行动是很重要的。家具改造要从患儿日常生活的需要出发,最好有专业公司、专门设计师进行设计。

六、引导式诱发与节律性意向

引导者通过一定的科学手段引导功能障碍者产生预先设定的动作反应,并使其主动地、相对独立地完成这些动作,以获得满足个人生理及社会需要的能力称为引导式诱发。诱发的目的是使儿童在运动、语言、智力、心理行为和社会交往等方面得到同步而全面的发展。Peto 主张障碍者应学会主动解决自己的问题,变被动为主动。

节律性意向是引导员通过有节奏地拍手、数数、跺脚、敲击乐器、唱儿歌和朗诵古诗等方式提高孩子的注意力,调节学习气氛,带给孩子活动速度的感觉,同时使孩子在活动时增强信心,对活动更加专注。同时有利于培养孩子的乐感和节奏感,促进认知和运动功能的康复。同时有利于增强孩子听觉的敏感度及发音的欲望。

在节律性意向实施过程中,不同的小组间有一定差异,对于小婴儿应力求做到口令简短、节拍简单,多采用儿歌的形式,而对年长儿则以口令为主,速度稍快,以接近正常节拍为宜。

1. 母婴幼儿组(6 个月～3 岁)　歌曲的内容力求简单,选用小儿熟悉的摇篮曲及简短儿歌,歌曲的内容不一定是动作程序的内容。对于年龄较小的婴儿,口令可由母亲复述,可采用玩具及一些简单的乐器打出节奏,保持孩子愉快的心情,才能配合完成课题训练。在引导课中,孩子重复地做着各种动作,对一些重复的内容,宜安排同一节律,这样一首歌的稳定节拍会促使孩子建立良好的动作次序。

2. 学龄前组(3～6 岁)　幼儿组可以复述引导员的口令,也可以只复述数字,如完成一个抓握动作,引导员说:"请你们把棍子握住,1、2、3、4、5。"孩子们则一齐大声说出 1～5。也可以选择儿歌和短歌,念儿歌时将节拍带出,以 2 拍为宜。

3. 学龄组(6～14 岁)　由于学龄组的习作程序相对复杂,一般不再使用儿歌或唱歌,以复述整句口令为宜,可用正常语速。对于较大儿童,由于动作经长期锻炼后比较熟练,一般不再讲意向性口令,可以简单告诉:起来、坐下、躺下、拿起棍子即可。整个环境气氛可以放在一种欢快的轻音乐中,以使孩子做运动时有一种轻松愉快的心情。

文档:口令

引导员要在这些混合组内找出适当的节拍和选择适当的歌曲或儿歌,尽管不同类型的儿童使用的是同一节拍,但引导员应根据孩子的具体情况,对个别儿童进行专门提醒,如不随意运动型应做得慢些,而痉挛型就要做得尽可能快些,使他们步调尽量保持一致。

七、日课设计

1. 分组　根据年龄、智力、功能障碍的种类、残疾程度和部位等分组,把年龄和功能障碍相似的分为一组,就可使他们互相激励学习,成为一个社会团体。

2. 全面了解儿童　全面了解小组每个儿童,根据大多数孩子能完成的动作和特点来设计,对少数跟不上的孩子要进行个体训练,争取赶上大多数孩子。

3. 计划项目　根据年龄情况,首先解决孩子最需要的日常生活项目,一个活动到另一个活动必须严密设计。设计项目必须与患儿的功能水平相适应,在适当的帮助下,尽量让患儿独立完成。

4. 设计课题内容　患儿在一段时间内要完成哪些课题,引导员应将每个孩子特点集中起来进行分析、归纳,设计出一套对每个孩子都有效的诱发方案。

5. 调节运动节奏　每个患儿障碍不同,学习动作的节奏也就不同。因此,引导员要在小组中调节节奏的快慢,以满足大多数儿童的需要。

6. 尽量让孩子自己独立完成　引导员要采用多样的诱发手段,让患儿学会日常生活技能所必需的动作。设定各种生活场景,让孩子把学会的功能反复应用,并逐渐控制自己的动作,同时引导员的

61

诱发应逐渐减少。

7. 让孩子亲身体验 每一课题应尽量让孩子自己去反复体验,让孩子真正能体会出自己的动作或姿势是正常还是异常,从而自行纠正异常的动作和姿势。

8. 鼓励性教育 引导员及时给予赞赏和表扬,让孩子有成就感,这样不仅对被赞赏的孩子而且对小组的其他成员都是一种鼓励。

9. 目标明确 引导员必须明确诱发目标,只有目标明确,才能制订正确的诱导方案。

10. 整体原则 "要教他使用双手,有时可能要从他的脚开始",引导员在使用诱发时要注意儿童的整体操作,而不是注意局部。

八、日课

专为引导式教育设置的课程称为引导课,引导课包括引导课题(task)、习作分析和习作程序(task series),即引导课题组合课,包括动作训练组合课、语言训练组合课、引导式文体课和引导式文化教育课等。课程设计一定要依据小儿神经发育模式(年龄和脑发育情况),以孩子目前最需要解决的功能为主。

根据实际情况,引导员按照每天、每周、每月和长期的计划进行引导学习,以小组为单位同时结合个体化的学习,有利于促进儿童的心理发展,有利于正常人格的形成,同时有利于社会交往能力的发展。

引导式教育引导功能障碍患儿向正常人模仿,向正常儿童的基本模式学习,通过主动学习,孩子将发挥他们最大的潜能,学会日常生活技能,以解决他们在日常生活中所遇到的一系列问题。引导式教育日课一定要灵活多样、丰富多彩,利用环境和娱乐设施等激发患儿的兴趣,让患儿在轻松愉快的环境中学习训练。

九、效果的评估体系

1. 评估的目的 通过评估,学生可以知道自己的学习进度,从而得到鼓励或启示;引导员则可以了解个别学生的学习进展和水平,找出学生的长处和弱点,从而帮助他们取得进步。

2. 评估的原则 以全人的概念,综合患儿在每个活动中知(认知)、行(技巧)、意(意识)三个方面的表现,正面地评估,利用外在的环境及诱发技巧去发掘患儿现有的长处、能力与兴趣。

3. 评估的功能及适当的进行时间 为达到不同的目的,评估需要不断地进行。在学习过程的不同阶段,评估可以发挥下列的不同功能,一般分为初步评估、进展性评估和总结性评估三个环节。

4. 评估方法

(1) 摄像观察。

(2) 全面检查评估。

(3) 家长参与评估。

(4) 经常性的持续检讨与定期性的总结评估相结合。

(孟 伟)

文档:引导式教育评估方法

第五节 儿童辅助器具的应用

一、辅助器具概述

(一) 定义

2007 年发布的国际标准 ISO 9999,《残疾人辅助产品——分类和术语》中将辅助产品(我国仍叫辅助器具)定义为:"能预防、代偿、监护、减轻或降低损伤、活动受限和参与限制的任何产品(包括器具、设备、工具、技术和软件),可以是特别生产的或通用产品。"例如假肢、矫形器、坐姿椅等是特别生产的,而轮椅、拐杖等就是通用产品。简言之,凡是能帮助残疾人克服功能障碍的任何产品都属于辅助器具。

笔记

（二）作用

2001 年 WHO 发布了 ICF，中文版为《国际功能、残疾和健康分类》。根据 ICF 观点，功能障碍者所遇到的活动受限和参与限制是由于自身损伤和环境障碍交互作用的结果。考虑到功能障碍者虽然有这样那样的损伤（身体功能、身体结构），但总有潜能。为了充分发挥其潜能来克服障碍，即在潜能和障碍之间构筑一个"通道（access）"，这就是辅助器具的作用，即在辅助器具的帮助下，充分发挥残疾人的潜能来补偿或代偿其功能障碍。亦即用辅助器具来构建无障碍环境，才能使残疾人和健全人平等参与和共享社会文明。

正因为残疾人的困难来自于自身和环境两方面，所以，为了更好地发挥辅助器具的作用，可以有两个途径互为补充：其一是用辅助器具来克服自身损伤造成的活动困难；其二是用辅助器具来克服环境障碍造成的参与困难。

二、儿童下肢功能障碍与辅助器具的应用

（一）下肢概述

人类下肢的主要功能首先是支撑，其次是移动，此外还可以使身体呈坐姿、跪姿、蹲姿、卧姿等各种姿势。其中最常用的功能是行走，人类平均一天约走 7 500 步，相当于 6.5km，人的一生大约要走 190 000km，相当于绕地球 4 圈。儿童时期正是生长发育的关键时期，如果足部或下肢有畸形而得不到及时矫正，将直接影响他们一生。

儿童的下肢变形主要有关节变形和骨变形，可以通过外观检查或 X 线片来判断，如 X 形腿、O 形腿和膝反张（图 3-10）等。导致儿童下肢变形的病因很多，如先天性肢体畸形，肌肉、骨关节损伤，脑瘫，小儿麻痹后遗症等。下肢的主要变形有：

（1）髋关节：内收和内旋变形（剪刀步态），外展、内收、屈曲、内旋、外旋变形。

（2）膝关节：屈曲变形，伸展变形（膝反张），膝外翻、膝内翻、内旋变形，外旋变形。

（3）踝关节：关节强直、关节炎、关节不稳定等。

（4）骨变形：胫骨内翻、胫骨外旋、胫骨内旋以及长短脚等。

（5）足变形：静力性扁平足、先天性的马蹄内翻足、足内翻、足外翻、尖足等（图 3-11）。当足部发生变形时需同时检查踝、膝、髋的情况，且要进行整体分析，才能制订好的矫形方案。

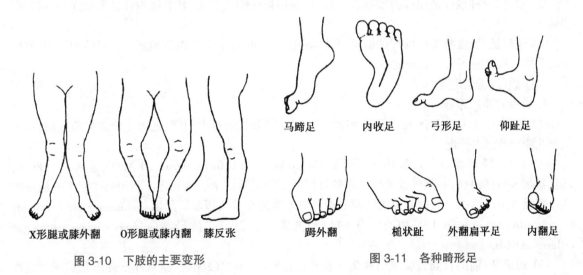

图 3-10　下肢的主要变形

X 形腿或膝外翻　　O 形腿或膝内翻　　膝反张

马蹄足　　内收足　　弓形足　　仰趾足

𬌗外翻　　槌状趾　　外翻扁平足　　内翻足

图 3-11　各种畸形足

我们对儿童常见异常足的形态进行观察后，参照 Ronald 的分类法，从外观上来看，儿童常见的异常足类型有：

前足异常：内翻、外翻、内收、外展。

中足异常：平足、高弓足。

后足异常：跟内翻、跟外翻。

全足异常:马蹄内翻足、尖足,以及O形腿和X形腿造成的异常足等。

(二)髋部矫形器与适应证

1. 髋脱位矫形器(图3-12)

(1)作用:将两髋长期保持在蛙式位,保证股骨头复位,使髋臼后上缘和股骨头正常发育,达到关节稳定,属固定式矫形器。

(2)设计:根据患儿的年龄,髋关节保持100°~110°的屈曲、外展70°位或蛙式位(即髋外展屈曲90°)。

(3)适应证:髋臼发育不良、髋关节脱位、半脱位。8个月以内的婴儿适用于巴甫立克肩吊带(图3-12A),3岁以下的幼儿适用于蛙式架(图3-12B)。

2. 下肢旋转矫形器

(1)作用:利用弹力带矫正下肢的内旋或外旋畸形(图3-13),但不妨碍髋关节的屈伸,膝关节和踝关节的屈、伸以及距下关节的内外翻活动。

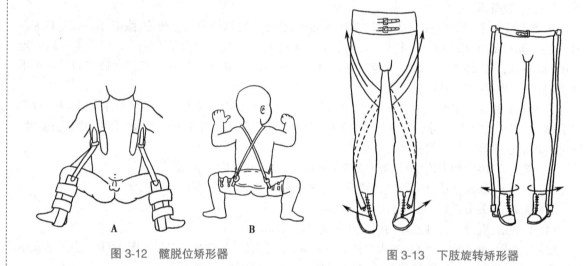

图3-12 髋脱位矫形器   图3-13 下肢旋转矫形器

(2)设计:一种设计是用弹力带制成;另一种是用弹性钢丝制成,其上端与骨盆带相连,下端与鞋相连。

(3)适应证:轻度痉挛型麻痹的脑瘫患儿,矫正站立、步行中下肢内旋畸形。一般适用于10岁以下的儿童。股骨前倾角大效果也不好。

(三)髋、膝、踝、足矫形器

1. 交替迈步矫形器

(1)作用:当患儿扶双拐或助行器使躯干的一侧后倾时,通过牵引索,使另一侧髋关节屈曲,从而使患儿能交替迈步行走。

(2)设计:矫形器由一对髋膝踝足矫形器(hip knee ankle foot orthosis,HKAFO)、连接HKAFO的硬骨盆带和胸托组成,双侧髋铰链仅能屈伸且用两条带套管的牵引索相连。利用身体躯干的后倾带动一侧髋关节的后伸。目前有美国的路易斯安那大学的交替式迈步矫形器(Louisana State University reciprocating gait orthosis,LSU-RGO)(图3-14)和高级交替迈步式矫形器(advanced reciprocating gait orthosis,ARGO)。

(3)适应证:辅助脊髓脊膜膨出症患儿及外伤性截瘫、多发硬化症、肌营养不良患儿实现功能性步行。

2. 步行式矫形器

常见有Walkabout步行系统,见图3-15。

(1)作用:通过装在大腿内侧的装置,借助于躯干的前倾和下肢的惯性使下肢向前摆动,从而实现步行。

(2)功能特点:优点是髋关节装于大腿内侧,没有笨重的骨盆装置,不但重量轻,而且外观类似双

笔记

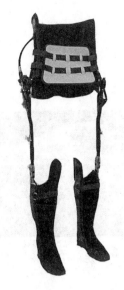
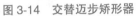

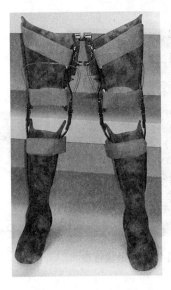

图 3-14　交替迈步矫形器　　　图 3-15　Walkabout 步行系统

侧膝踝足矫形器(knee ankle foot orthosis,KAFO),外观好,容易穿脱。其缺点是髋关节轴心的位置与髋关节的生理轴心位置不符合;步行中髋关节缺少旋转运动。

(3) 适应证:适用于胸腰段脊柱裂、脊髓损伤 T_{10} 以下的截瘫患儿。

(4) 禁忌证:躯干和下肢对线不良,姿势不良,脊柱和髋膝踝关节有固定的屈曲畸形;腰段脊柱后伸、侧屈功能不良;躯干上部和双上肢肌力不足。

3. 足部矫形器

(1) 足部矫形器种类与作用

1) 足部矫形器通常有矫形垫、足弓托及矫形鞋三大类。矫形垫可根据足病的部位而分类,可分为前足垫、中足垫、后足垫、全足垫。足弓托可分为硬性足弓托、桡性足弓托;矫形鞋分为前掌调整型、后掌调整型、鞋帮调整型。

2) 足部矫形器按其作用分为两种:一种是矫正式矫形器,其作用是预防、矫正畸形;另一种是支撑补偿式矫形器,其作用是尽可能地均分压力,补偿已僵硬的变形,减轻迈步时的非正常步态及疼痛。

(2) 足部矫形器与适应证

1) 前足矫形垫:前足常见问题有踇外翻、踇趾僵硬、籽骨炎、趾间神经瘤、跖骨痛、小趾囊炎、爪形趾、锤状趾、前足内翻、前足外翻。

设计:主要考虑预防变形来进行设计,如有疼痛则主要考虑减轻压力,用挖空方式减压或垫跖骨头后缘减轻压力。前足内外翻则多用塑料矫形器。

矫形器种类有:踇外翻矫形器(图 3-16)、跖骨垫(图 3-17)、锤状趾垫(图 3-18)。

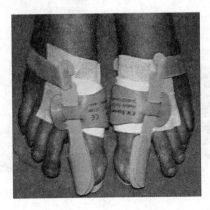

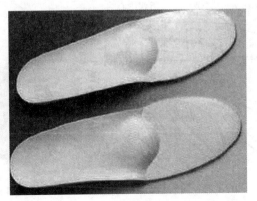

图 3-16　踇外翻矫形器　　　　图 3-17　跖骨垫

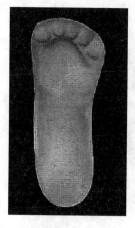

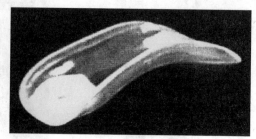

图 3-18　锤状趾垫　　　　　　　　　图 3-19　足弓托(1)

2) 中足矫形器:中足常见的问题有扁平足(又分为柔软型、僵硬型;后天性、先天性)、高弓足。

设计与矫形器:如是柔软型扁平足则用足弓托进行支撑与矫正,如图 3-19 所示。如是僵硬型则只能用软性材料做支撑。高弓足也是用软性材料做补偿,如舟骨垫(图 3-20)。

3) 后足矫形器:后足常见问题有跟痛、骨刺、足底筋膜炎、后跟内翻、后跟外翻。

设计与矫形器:跟骨痛垫如图 3-21 所示;骨刺则将痛点处挖空,免压形成后足垫(图 3-22);而跟内外翻则可用楔形垫(图 3-23)。足跟外翻或内翻除楔形垫外,多用塑料矫形器制成的足弓托,如图 3-24所示。

值得一提的是,对儿童畸形足的矫正,目前常用的手法训练是必要的,但一般手法训练时,往往是在足部并不负重时来活动关节及增加肌力,而在训练结束后,外力消失。当患儿再活动使足部负重时,则原来非正常的受力状态又恢复了,说明手法矫正是间歇式矫正,即手法过程中有效,手法结束时效果减弱,以致结果事倍功半。但穿戴矫形器就不同,患儿是在承重状态下通过矫形器来改变原来非正常的承重部位和承重力线,由于是长期穿戴,所以是连续式矫正。此外,负重状态下的足底应力可以刺激足底肌肉的发育,有利于足部畸形的矫正。

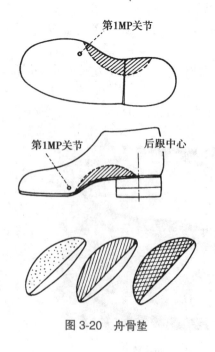

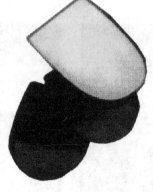

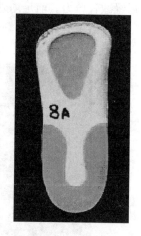

图 3-20　舟骨垫　　　　　　　图 3-21　跟骨痛垫　　　　　　图 3-22　后足垫

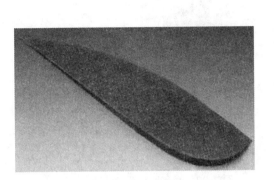

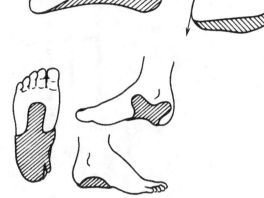

图 3-23 楔形垫

图 3-24 足弓托（2）

三、助行架

助行架包括以下几种类型：

1. **框式助行架** 包括框式助行架、交叉步进式助行架、助起式助行架。通常有 4 个与地面接触的支点，因而十分稳固（图 3-25）。但由于其面积较大，占用空间较多，在一般居家环境使用会不太方便。另一个缺点是使用者须用双手拿着助行架，在使用助行架的同时便不能移动或拿取其他物品。

2. **轮式助行架** 包括双轮、三轮、四轮助行架（图 3-26）。适合体弱或关节变形以致不能提起助行架前行者使用。由于它不及无轮助行架稳固和安全，平衡欠佳者使用时须特别小心。

3. **台式助行架** 包括普通台式、臂托平台式、吊带平台式（图 3-27）。高度到胸部，装有轮子和前臂支撑架，适合四肢功能障碍且上肢支撑力差者。

4. **截瘫助行架** 由一个能卡住鞋的托板、一对铝支柱、膝挡块、臀托和手柄组成。能通过躯干晃动带动全身运动，进行主动而独立地由坐至站—站立—行走的训练，改善生理功能，提高生活质量。适用于脊髓损伤、脊柱裂、小儿麻痹后遗症等（图 3-28）。

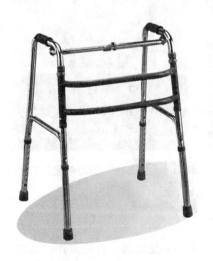

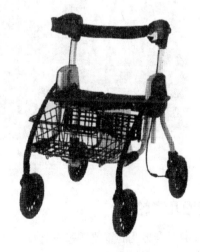

图 3-25 框式助行架

图 3-26 轮式助行架

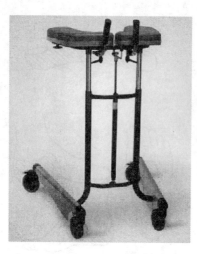

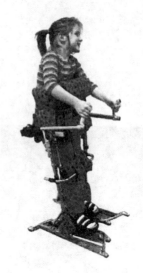

图 3-27　台式助行架　　　　　　图 3-28　截瘫助行器

四、手杖和拐杖

1. **手杖**　是最简单的助行辅助产品。手杖令使用者有更大的承托基盘,从而改善平衡和减轻关节承受的压力。包括普通手杖、可折叠手杖、三脚/四脚手杖(图 3-29)、内置紧急警报器的手杖、设有阶梯的手杖、带座手杖(图 3-30)。

2. **普通肘拐**　利用前臂和手共同支撑,适合具有上肢能力及平衡较佳者使用,可单手用,也可双手用。依据前臂环的形状大致可分两款:开放式(半圆形)和密封式(C 形)。

3. **前臂支撑拐**　利用前臂支撑,适合不能以手部、手腕承受体重者使用(图 3-31)。

4. **腋拐**　其上半部用于控制躯干稳定,支撑是用手,则上端需距腋下 2~3cm。适合下肢支撑能力差者,可单手用,也可双手用[图 3-29(2)]。

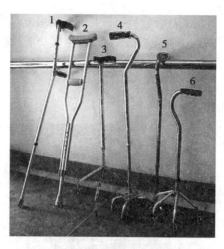

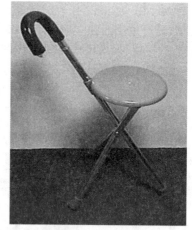

图 3-29　手杖和拐杖　　　　　　图 3-30　带座手杖

五、普通儿童轮椅

轮椅是行走困难患儿的重要转移工具(图 3-32)。常用的是普通手动轮椅,用于辅助双下肢功能障碍而双上肢有一定驱动轮椅功能者的短距离移动。重度移动障碍者需要电动轮椅。轮椅的座宽、座高和扶手高度都有不同规格,扶手可拆或不可拆,脚踏板有固定高度或可调。选用轮椅时,注意轮椅座位的宽度、深度及高度,脚踏板的高度、背靠的高度与使用者的身体相吻合,并留有一定的空隙。

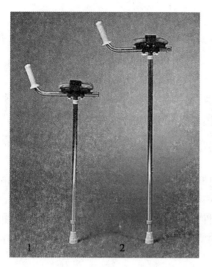
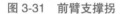

图 3-31　前臂支撑拐

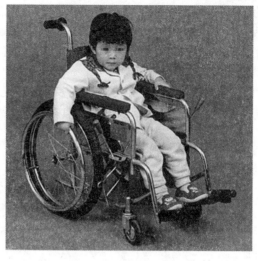

图 3-32　普通儿童轮椅

（方　琼）

第六节　康复护理

一、概述

随着围生期保健水平的提高和儿童疾病谱发生的重大变化,各种疾病所引起的功能障碍儿童的数量呈增加趋势。对功能障碍儿童应实施全面综合康复,同时通过有效的护理干预和护理管理,积极进行全面、科学、有效的康复护理,以促使功能障碍儿童在智力、语言、运动功能等方面得以全面康复,培养功能障碍儿童提高生活自理能力,及心理应变、社会交往及将来从事某一适当职业的能力,以提高功能障碍儿童的生活质量。

二、儿童能量与营养素的需求

(一) 能量

儿童生长发育迅速,摄入的膳食应有足够的营养,才可以满足生长发育的需要。尤其是功能障碍儿童,有的有不同性质和程度的进食技能异常,进而会出现摄食困难和言语障碍。因此,供给适合于儿童生理特点的营养,是促进儿童健康成长的重要环节。

儿童所需能量主要来自食物中营养素,即蛋白质、脂肪、碳水化合物。它们提供的能量是维持儿童健康的必要前提。儿童在基础代谢、食物的热力作用、活动消耗、排泄消耗和生长所需五个方面需要能量的供应。五部分能量的总和就是儿童能量的需要量。一般认为基础代谢占能量的50%,排泄消耗占能量的10%,生长和运动能量占32%~35%,食物的特殊动力作用占7%~8%。

(二) 营养素

儿童处在生长发育旺盛期,需要充足的营养,尤其是大脑细胞发育需要蛋白质、脂肪、碳水化合物、矿物质和维生素。但功能障碍儿童由于摄食功能障碍,导致机体缺乏营养。因此,要根据其生理特点和消化、吸收特点以及需求来补充合理的营养物质,预防营养缺乏性疾病,促进其生长发育。

1. 功能障碍儿童的消化、吸收特点

(1) 伴有咀嚼和吞咽障碍,或异常姿势等原因累及摄食器官,严重影响了食物消化,限食流质、半流质食物,影响一些营养物质的摄入。

(2) 伴口腔协调能力差者多出现流涎,影响到食物消化。

(3) 部分中枢神经系统损伤儿童运动量少,胃肠蠕动少,胃液分泌少,致使食物的营养吸收受到重大影响。

2. 功能障碍儿童的营养需求 消耗能量较多,所需热量高、营养素多。大多数儿童体重偏低、生长缓慢,发生营养不良性佝偻病等。此外,有的儿童易缺乏维生素 D、维生素 A。由于免疫力较正常儿童低而易患呼吸道感染性疾病,所以要根据儿童生长需要及儿童疾病的自身特点,合理补充人体所需的 7 大营养素。

儿童需要高热量、高纤维素、高蛋白、多种微量元素和维生素的平衡膳食。饮食应"烂""细""鲜""软"。脑瘫、重症心身障碍儿童需少食多餐,每天需饮 1~2 次淡盐水,补充水和电解质。

三、功能障碍儿童的口腔卫生

文档:功能障碍儿童的口腔保健特点

功能障碍儿童的生活自理能力不足,有些儿童的口腔基本健康,或者可自我保护,但是部分躯体残疾或智力残疾者需要特殊的口腔保健与常规治疗,保持口腔健康是其生存与生活的重要要素。功能障碍儿童的主要口腔疾病是龋病、牙周病,另有先天性缺陷,如唇裂、腭裂、颌面外伤、错颌畸形等。咀嚼与吞咽困难让一日三餐成为生活难题,进而引起龋病、牙周病或甚至牙缺失,最终影响正常咀嚼和语言功能。

(一) 功能障碍儿童的口腔保健

功能障碍儿童的牙病与正常儿童病因基本相同,需要口腔医务人员、家庭成员与其他社会服务人员的医疗与护理。我国功能障碍儿童的口腔保健需从以下几方面进行:

1. 早期口腔卫生指导 正常婴儿多在 6 个月内萌出第一颗牙,应在 6~12 个月内到口腔科第一次检查,开始采取积极的口腔卫生预防措施,之后每 6 个月进行一次口腔健康检查。肢体运动功能障碍程度较重的儿童生活不能自理,必须借助监护者的帮助。看护人要定期带儿童去医院检查,早期发现与治疗。

2. 选择合适的口腔保健用品 儿童所必需的口腔卫生用品基本与正常儿童相同。主要根据残疾的程度和儿童的能力,选择清洁口腔的适宜方法,如菌斑显示液、牙刷、牙线、牙线夹持器、牙签和开口器等,也可应用电动牙刷、改良牙刷和水冲洗装置。

3. 去除牙菌斑的口腔护理 对于缺乏生活自理能力的儿童,应对其进行特殊口腔护理,有效地去除牙菌斑。至少应帮助其每天彻底刷牙或用牙线洁牙 1 次,必要时使用电动牙刷。

4. 氟化物的适当使用 幼儿补氟以氟滴为宜,并在出生后 6 个月开始补充。随着幼儿长大,最好选用一种全身用氟方法,尤其对于功能障碍儿童,如饮用氟化自来水、口服氟片或每天喝一定量氟化牛奶,并配合一种局部用氟方法,将会有明显的防龋作用。

5. 窝沟封闭 窝沟封闭剂用于处于生长发育期的存在功能障碍的儿童,可达到满意的预防龋病效果。应用的原则与正常儿童相同。使用橡皮障隔离唾液特别重要,一旦牙萌出之后应尽快进行封闭。

6. 减少糖与甜食摄取 严格限制摄入糖与甜食,应该只在一日三餐时食用,达到防龋的效果。

7. 定期进行口腔健康检查 口腔专业人员定期为功能障碍儿童提供检查、洁治、局部用氟、健康教育与适当治疗等服务。至少每半年至 1 年检查 1 次,发现问题一定要及时处理。

(二) 重视功能障碍儿童刷牙

刷牙的目的在于清除牙面和牙间隙的菌斑、软垢与食物残屑,减少口腔细菌和其他有害物质,防止牙石形成,可以有效控制牙菌斑。同时通过刷牙给予牙周组织以适当的按摩刺激,促进牙龈组织的血液循环,促进牙周组织的新陈代谢作用,提高上皮的角化程度,增强牙龈组织的抵抗力。对于功能障碍儿童刷牙来说,可以预防各种口腔疾病,特别是对于预防牙周病等具有重要作用。

文档:功能障碍儿童的刷牙方法

如果刷牙方法不适当,不但达不到刷牙的目的,反而会引起各种不良后果。由于一般人对刷牙的作用认识不足,大都忽略对牙龈按摩的作用。不适当的刷牙方法可引起软组织损伤,最常见的是牙龈组织的萎缩,并由此而引起的牙齿颈部感觉过敏症。

此外,不常见的一些口腔情况发生时,如急性口腔炎症或创伤、牙周手术后、拔牙后、牙修复后,或者急性期坏死溃疡性牙龈炎等,只要有可能,应鼓励儿童刷牙,以减少感染的可能,促进伤口愈合,绝不能长期忽视清除牙菌斑的问题。

笔记

四、日常生活护理与管理

(一) 环境指导

1. 地面及居室要求　居室及活动场所不用地毯,地板不涂蜡,要注意防滑、洁净、无障碍物,以保证儿童活动安全。

2. 家具摆放　家具之间应有足够的活动空间,方便生活需要。

3. 窗户设计　为减轻儿童的心理障碍,要让儿童能观望到窗外的自然景色,居室窗口应低于一般常规高度。

4. 墙壁要求　为方便儿童行走和站立,在楼道、走廊、厕所、洗澡间及居室的每个房间的墙壁上应安装扶手。

5. 房门要求　为方便轮椅通过,所住居室的每个房门均要取消门槛,门的有效宽度至少为 85cm;采用轨道式推拉门,方便视力障碍者、偏瘫和截瘫儿童;房门门把手采用按压式,可减少用力,方便儿童开启。

(二) 纠正异常姿势

纠正异常的运动和姿势模式,学习和建立正常的模式和功能,是促进儿童康复的有效办法。

1. 适宜的卧位　正确的体位摆放能使儿童保持正确姿势,从而纠正异常姿势、抑制异常运动模式。

2. 正确的抱姿　通过怀抱儿童可以刺激儿童的头部控制能力、纠正异常姿势。

3. 睡姿调整　脑瘫儿童由于非对称性紧张性颈反射,持续存在头偏向一侧,不能保持头的中立位,应时常调整儿童的睡姿,以侧卧位或悬吊式软床上的仰卧位与侧卧位交替为好,且双手合拢放于胸前。

4. 坐位体位

(1) 椅或凳坐位:脑瘫儿童可通过坐椅子或凳子维持正确的坐位体位,进而使双下肢承重,提高整个身体的协调能力。痉挛型脑瘫儿童选择不带靠背的凳子或小木箱练习坐姿,保持头颈和脊柱成一直线,同时髋、膝关节屈曲,全足底着地;不随意运动型脑瘫儿童选择高度适合的靠椅,让其髋、膝和踝关节均屈曲呈 90°,促进髋关节的屈曲;肌张力低下型儿童可用两手扶持儿童的两侧腰骶部,四指在外侧,拇指放于脊柱的两侧,轻轻向下推压,让儿童抬头与躯干伸直。

(2) 床上坐位:痉挛型脑瘫儿童,操作者在儿童身后,用两上肢从儿童双腋下伸向大腿,扶住大腿内侧,将儿童拉向自己,让儿童躯干的重量负荷在其坐位支撑面上,并保持两下肢外展;不随意运动型的儿童,应屈曲儿童双下肢,让儿童形成腹部紧贴大腿的坐位,然后握住儿童双肩,缓慢加压的同时将双肩向前向内推压,使儿童将两手伸出,在前面支持身体或抓玩具。

5. 站立体位　站立是行走的基础,正确的静态站立体位是两腿站直,脚底踩平,头居中,躯干伸展,双肩与双髋分别处于水平位。动态的站立体位是指站立时头、躯干、四肢各部位可任意进行适当活动而仍能保持平衡。儿童能保持坐位平衡后,可进行站立训练。

(三) 促进日常生活活动能力

1. 穿脱衣物的护理　包括衣服的穿脱和裤子的穿脱。

2. 洗漱护理　包括洗脸洗手、辅助洗浴和独自洗浴。

3. 排泄护理　当儿童 2 岁以上,能自己示意大小便时,才适合排便训练,训练过早常见效甚慢或者失败。家长可以记录儿童 24h 内排便的次数和时间,一般选在儿童集中排便前的 30min 进行训练,定时令儿童在便器上坐 15min,让其养成坐便器上排便的习惯。

(四) 心理护理

功能障碍儿童容易出现心理问题或不适应,做好功能障碍儿童的心理护理是十分必要的。

1. 与儿童建立良好关系　耐心细致的照顾和关爱,经常与儿童交流,创造良好的成长环境。

2. 努力营造正常的学习生活环境　通过与儿童一起游戏促进与儿童的感情交流,努力创造一个儿童与其他孩子一起生活游戏的正常环境,提高其社会适应能力。

3. 发挥父母的参与和合作作用　要充分理解支持家长,减轻家长的焦虑心理,让他们树立信心,

文档:适宜的卧位

文档:正确的抱姿

并积极配合和参与对儿童的康复训练。

（孟　伟）

第七节　中医康复治疗

中医康复方法十分丰富,主要包括中医辨证施治、针刺(头针、体针、穴位注射)、耳穴疗法、灸法、穴位贴敷、按摩、中药熏洗、中医食疗、音乐疗法等。所有的这些方法,为临床常见病症的康复医疗选择和确定最佳康复方案提供了保证。

各种康复方法都有其一定的作用和运用原则及适应范围。在具体运用中,必须在把握患儿康复阶段病理机制变化的基础上,把多种康复方法有机地结合起来,做到中西康复结合、针药结合、动静结合、药食结合、内治外治结合、形神结合,从而充分发挥各种方法的康复作用,促进机体的整体康复。

针灸治疗是以经络的调整为基础,通过对一定腧穴经络进行适当的刺激,以激发经络气血的运行,进而宣通经脉、调和阴阳、协调脏腑、补虚泻实,从而达到扶正祛邪、身心康复的目的。

一、针刺治疗

针刺是通过不同的补泻手法,利用不同的针具刺激人体的经络腧穴,激发经气,调和阴阳。针灸治疗由中医执业医师来操作。

(一) 头针疗法

头针,是在头部特定的刺激区运用针刺来治疗全身疾病的一种针刺疗法,属于微针疗法之一,又称"头皮针""颅针""头穴透刺疗法"。

头针疗法是祖国医学的经络学说与现代医学大脑皮质功能定位理论相结合,经过医疗实践发展起来的一种针刺疗法。它可反射性地增加皮层相应部位的血流量,改善皮层缺血缺氧状态,以促进组织损伤修复,使肢体肌力和自主运动功能得以改善或恢复。

1. 常用头针组方及定位

智九针:包括额五针和四神聪(图 3-33)。

额五针:距离前额发际上 2cm 处,左右大脑外侧裂表面标志之间,由前向后共刺 5 针,5 针之间距离相等成扇形排列。

四神聪:头顶部,百会前后左右各 1 寸处,从前向后平刺。

主治:各种原因引起的智力低下,对因额叶前部的额前区病变引起的精神障碍,如感情淡漠、反应迟钝、记忆力减退和智力减退有效。

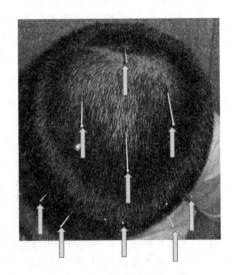

图 3-33　智九针

[运动区]部位:上点在前后正中线中点往后 0.5cm 处;下点在眉枕线和鬓角发际前缘相交处。如果鬓角不明显,可以从颧弓中点向上引垂直线,此线与眉枕线交叉处向前移 0.5cm 为运动区下点。上下两点连线即为运动区。运动区又可分为上、中、下三部:①上部,上运动区的上 1/5,为下肢、躯干运动区;②中部,是运动区的中 2/5,为上肢运动区;③下部,是运动区的下 2/5,为面运动区,亦称言语一区。主治:①上部,对侧下肢、躯干部瘫痪;②中部,对侧上肢瘫痪;③下部,对侧中枢性面神经瘫痪,运动性失语(部分或完全丧失语言能力,但基本上保留理解语言的能力),流涎,发音障碍。

[感觉区]部位:在运动区向后移 1.5cm 的平行线即是本区。感觉区可分为上、中、下三部:①上部,是感觉区的上 1/5,为下肢、头、躯干感觉区;②中部,是感觉区的中 2/5,为上肢感觉区;③下部,是感觉区的下 2/5,为面感觉区。主治:①上部,对侧腰腿痛、麻木、感觉异常、头后及颈项

部疼痛、头晕、耳鸣;②中部,对侧上肢疼痛、麻木、感觉异常;③下部,对侧面部麻木、偏头痛、颞下颌关节炎等。

[舞蹈震颤控制区]部位:在运动区向前移1.5cm的平行线。主治:舞蹈病,也可以用于徐动型脑瘫。

[言语二区]部位(图3-34):从顶骨结节后下方2cm处引一平行于前后正中线的直线,向下取3cm长直线。主治:失语。

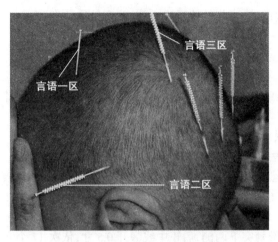
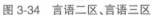

图3-34 言语二区、言语三区

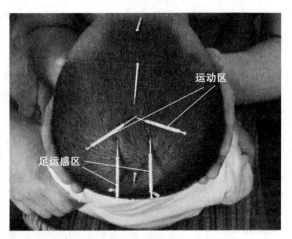

图3-35 足运感区

[言语三区]部位(图3-35):晕听区中点向后引4cm长的水平线。主治:感觉性失语。

[足运感区]在前后正中线的中点旁开左右各1cm,向后引3cm长的水平线,平行于正中线(图3-35)。主治:对侧下肢瘫痪、疼痛、麻木、急性腰扭伤、夜尿、皮质性多尿、子宫下垂等。

[视区]在前后正中线的后点旁开1cm处的枕外粗隆水平线上,向上引平行于前后正中线的4cm长直线。主治:皮层性视力障碍。

[平衡区]在前后正中线的后点旁开3.5cm处的枕外粗隆水平线上,向下引平行于前后正中线的4cm长直线。主治:小脑疾病引起的共济失调、平衡障碍、头晕,脑干功能障碍引起的肢体麻木瘫痪。

[颞三针]第1针:自顶骨结节下缘前方约1cm处,向后上方刺3cm;第2针:耳尖上1.5cm处向后上方刺3cm;第3针:耳尖下2cm再向后2cm处,向后上方刺3cm;以上3针皆与水平线成15°~20°角。主治:小儿脑性瘫痪、神经性耳聋。增强感受性语言和记忆力的储存。

[情感区]前正中线左右旁开2cm,自前发际上2cm向后平刺1寸。主治:情感障碍、自闭症、儿童情绪障碍、儿童精神分裂症等。

[心肝区]左侧瞳孔直上发际处为起点,向上引平行于前后正中线2cm长直线,为肝区;右侧瞳孔直上发际处与前后正中线之间中点处为起点,向上引平行于前后正中线2cm长直线,为心区。主治:多动症、抽动症、学习技能障碍等。

2. 头针疗法的针刺方法 选用30~40号长40mm的毫针,针体与头皮成15°~30°角快速进针,刺入帽状腱膜下,将针与头皮平行推进一定深度,留针时间与年龄大小相关。在留针期间,可进行捻针,每15min捻针一次,每次捻针3~5min,速度180~200r/min,也可加用电针治疗20min。

3. 头针疗法的疗程 隔天治疗一次,治疗10次,休息15~20d,针刺30次为一疗程。

4. 头针的临床应用

运动障碍:①主穴,运动区、足运感区。②配穴,上肢功能障碍加对侧上肢区、运动区;肢体震颤加制颤区、感觉区;感觉障碍加感觉区;平衡障碍加平衡区、脑三针;语言表达障碍加言语1区、言语2区;语言理解障碍加言语3区或颞三针;吞咽功能障碍加言语1区;听力障碍加晕听区;注意力障碍加心区、肝区;视力障碍加视区。

智力障碍：①主穴，智九针。②配穴，运动障碍加运动区、足运感区、平衡区；语言表达障碍加言语1区、言语2区；语言理解障碍加言语3区或颞三针；吞咽功能障碍加言语1区；注意力障碍加心区、肝区；遗尿加足运感区。

5. 注意事项

（1）进行头针治疗前宜剃头，便于消毒。

（2）患儿囟门未闭者，须注意进针方向和角度。

（3）进针须避开发囊，以免疼痛。

（4）进针时若发生疼痛或抵抗感时，应停止继续推进，可将针体退出少许，改变针体角度和方向，再行推进。

（5）癫痫病患儿禁止使用电针，而且注意捻针强度和留针时间。

（6）行针时要注意患儿神情变化，避免晕针出现，有屏气发作者更应慎重。

（7）过度紧张或手足徐动者，治疗期间须注意病情是否加重，若加重须调整方案或停用头针治疗。

（二）体针疗法

体针疗法亦即毫针疗法，是常用的一种针刺方法，大凡能刺、灸的腧穴，均可使用毫针进行针刺，使用毫针刺激躯体及四肢的穴位，通过各种手法的运用，引起针感的传导以达到调和阴阳、疏通经络、调理脏腑的目的。

1. 常用穴位定位

［华佗夹脊穴］在背腰部，当第一胸椎至第五腰椎棘突下两侧，后正中线旁开0.5寸，依次17个穴位。主治：上胸部穴位治疗心肺、上肢疾病；下胸部穴位治疗胃肠疾病；腰部穴位治疗腰、腹部及下肢疾病，并对下肢痉挛的缓解有一定的帮助。

［督脉十三针］指督脉上从腰俞至大椎共13个穴位：腰俞、腰阳关、命门、悬枢、脊中、中枢、筋缩、至阳、灵台、神道、身柱、陶道、大椎。主治：躯干控制能力障碍、不能翻身、头立直、坐位立直、平衡障碍。

［脑清］定位：小腿下方，当解溪穴上2寸。主治：下肢痉挛、尖足等。

［解溪］定位：在足背与小腿交界处的横纹中央凹陷中，当姆长伸肌腱与趾长伸肌腱之间。主治：下肢瘫痪、癫痫、消化不良、足下垂、踝关节运动障碍。

2. 取穴原则及配穴方法

（1）取穴原则

近部取穴：是指在病患的局部和邻近选取腧穴，它是以腧穴近治作用作为依据的。

远部取穴：是指在距离病患较远的部位选取腧穴，它是以腧穴的远治作用为依据的。

随证取穴：亦叫对证取穴或辨证取穴，是指针对某些全身症状或疾病的病因、病机而选取腧穴，这一取穴原则是根据中医理论和腧穴主治功能而提出的。

（2）配穴方法

1）本经配伍法：某一脏腑、经脉发生病变而未涉及其他脏腑时，即选取该病变经脉上的腧穴，配成处方进行治疗。

2）表里经配穴法：本法是以脏腑、经脉的阴阳表里配合关系为依据，即当某一脏腑经脉有病时，取其表里经腧穴组成处方施治。

3）同名经配穴法：是以同名经"通气相通"的理论为依据，以手足同名经腧穴相配的方法。

4）上下配穴法：是指将腰部以上或上肢腧穴与腰以下或下肢腧穴配合应用的方法。上下配穴方法在临床上应用广泛。

5）左右配穴法：是指选取肢体左右两侧腧穴配合应用的方法。临床应用时，一般左右穴同时取用。

3. 体针的临床应用

（1）运动障碍。①主穴：督脉十三针、腰段华佗夹脊、足三里、三阴交。②配穴：竖头障碍加颈百劳；上肢功能障碍可加肩髃、臂臑、曲池、手三里、外关、阳池、合谷、八邪、后溪透劳宫；坐位障碍可加命门、大肠俞;下肢功能障碍可加环跳、秩边、居髎、髀关、伏兔、梁丘、阳陵泉;足下垂可加脑清、解溪、跟平;癫痫可加申脉、照海;智力障碍可加醒脑开窍的小调神法;语言障碍可加廉泉、语门、哑门、通里;听力障碍可加听宫、听会、翳风、视力障碍可加睛明、承泣、球后。

(2) 智力障碍、语言障碍。①主穴:醒脑开窍(大调神法/小调神法)、神门、通里、劳宫。②配穴:语言障碍明显者,可加廉泉、翳风、语门、金津、玉液、哑门等;重度或极重度智力低下伴有表情淡漠、反应迟钝者,可加足智三针、手智三针。多动、自闭等行为异常者可加合谷、太冲。构音障碍,配地仓透颊车、下关、承浆穴位。

二、艾灸

灸法,又名灸疗,它是用艾绒或其他药物放置在体表的穴位上烧灼、温熨,借灸火的温热以及药物的作用,通过经络的传导,起到温通气血、扶正祛邪,达到治病和保健的一种外治方法。

(一) 灸法的方法及运用

1. 艾炷灸　将艾炷放在穴位上施灸称艾炷灸。艾炷灸可分为直接灸和间接灸两类。

(1) 直接灸:即将艾炷直接放置在皮肤上施灸的一种方法。根据灸后对皮肤刺激的程度不同,又分为无瘢痕灸和瘢痕灸两种。

(2) 间接灸:即在艾炷与皮肤之间隔垫上某种物品而施灸的一种方法。所隔的物品有动物、植物和矿物,多数属于中药。临床常用的有隔姜灸、隔蒜灸、隔盐灸、隔附子饼灸等。

2. 艾条灸　即用桑皮纸包裹艾绒卷成圆筒形的艾卷,也称艾条,将其一端点燃,对准穴位或患处施灸的一种方法。

3. 温针灸　是针刺与艾灸相结合的一种方法,适用于既需要针刺留针,又须施灸的疾病。在针刺得气后,将针留在适当的深度,在针柄上穿置一段长约2cm的艾卷施灸,或在针尾上搓捏少许艾绒点燃施灸,直待燃尽,除去灰烬,每穴每次可施灸3~5壮,施灸完毕再将针取出。

(二) 艾灸的作用

灸法的作用显著,应用范围广泛,对治疗内科、外科、妇科、儿科、耳鼻喉科、皮肤科等科的疾病均有较好效果,其作用可归纳为以下几个方面:①温通经脉、驱散寒邪;②行气活血,消癥散结;③温补益气,回阳固脱;④预防疾病,保健强身。

(三) 灸法注意事项

1. 根据体质、病情选用适宜的灸法及穴位,须事先征得患儿家属的同意。

2. 凡属阴虚阳亢、邪实内闭及热毒炽盛等病症,应慎用。颜面五官部位不宜采用直接灸。

3. 施灸的顺序一般先灸上部后灸下部,先灸背部后灸腹部,先灸头部后灸四肢,先灸阳经后灸阴经,这是一般的原则,特殊情况时灵活掌握。

(四) 儿童康复临床常用的灸法

1. 运动障碍　①主穴:百会、神阙、关元。②配穴:肝肾不足型加太冲、肾俞;脾肾不足型加中脘、命门;心脾两虚型加心俞、脾俞;肝强脾弱型加太冲、中脘;痰瘀阻络型加丰隆、膈俞;上肢加肩髃、外关、合谷、手三里;下肢加足三里、环跳、绝骨、阳陵泉。

2. 智力、语言障碍　①主穴:百会、内关、大陵、足三里、涌泉。②配穴:肝肾亏损,髓海不足型加太冲、命门;心血不足,神失所养型加心俞、血海;心肾两虚、神志失养型加太溪、神门;痰浊蒙蔽,心窍失灵型加脾俞、哑门、神庭;瘀阻脑络、神明失聪型加膈俞、大椎、哑门。

3. 操作方法　每穴实施悬灸(艾条距离皮肤3~5cm)5~10min,或以皮肤微微发红为度。在施灸过程中,随时询问患儿有无灼痛感,及时调整距离,防止烧伤。

三、推拿治疗

推拿又称"按摩",是利用手掌、手指根据经络循行及腧穴分布,在体表的一定部位施行推、拿、揉、按、点、拍、擦等手法刺激,借以由表及里而起到疏通气血、理筋整复、调理脏腑功能的作用,从而促使患儿心身康复。

儿童运动与智力障碍的常用推拿方法如下:

1. 竖头障碍按摩法

(1) 头项部通督点穴法：患儿取俯卧位或坐位，沿督脉循行路线，从大椎至神庭穴依次循穴按揉，每穴按揉 5~10 下，连续按揉 3~5 遍。

(2) 颈项部膀胱经循经推按法：患儿取俯卧位，沿膀胱经循行路线，以两手拇指指腹端自大杼穴至天柱穴自下而上循经推按，共推按 5~10 遍。

(3) 拿肩井：患儿取俯卧位或坐位，术者以双手拇、示指相对，拿患儿肩井穴，共 3~5 遍。本法主要适用于斜方肌紧张、颈部过度伸展的患儿。施术时手法要均匀、柔和，施术后患儿斜方肌应呈放松状态。

(4) 推天柱骨：患儿取坐位，头稍前倾；术者以拇指或示、中指指面自枕骨向下，沿后发际正中至大椎穴反复直推，操作 300 次。本法可缓解颈项强直。

2. 翻身障碍按摩法

(1) 膀胱经循经揉推法：患儿取俯卧位，以拇指或中指指端沿背、腰部膀胱经第一线及第二线循经边揉边自下而上推，各 3~5 遍。本法主要目的为疏通整个腰背部膀胱经。

(2) 胸腰段节段性按摩：本法分为移动法、钻法、锯法、牵拉法、震颤法，每法各操作 3~5 遍。本法适用于脊柱伸展能力差、腰背部无力的患儿。

(3) 揉按肩部三穴：患儿取坐位，以拇指指端依次揉按肩贞、肩髃穴、肩前穴，按揉肩贞、肩前穴时，可同时弹拨相应部位肌肉。本法适用于肩关节活动障碍，影响上肢带动的翻身动作。

(4) 摇肩法：患儿取坐位，术者一只手固定患儿颈肩部，另一只手握持患儿肘关节，使肩关节做由前向后及由后向前的环转运动各 20~40 次。本方法可用于因肩关节活动障碍，影响肩胛带带动翻身的脑瘫患儿。

(5) 拿肩井：患儿取俯卧位或坐位，术者以双手拇、示指相对，拿患儿肩井穴，共 3~5 遍。本法主要适用于肩胛带肌群紧张，训练上肢带动的翻身动作。

3. 坐位障碍按摩法

(1) 膀胱经循经揉推：同上。

(2) 通督点穴法：患儿取俯卧位，沿督脉循行路线，从长强穴至大椎穴依次循穴按揉，每穴点按 5~10 下，连续点按 3~5 遍。

(3) 胸腰段节段性按摩：同上。

4. 站、行障碍按摩法

(1) 㨰法：先以㨰法放松双下肢屈侧、内侧痉挛肌群的肌肉，主要作用于臀部、下肢后侧及大腿内侧，操作 3~5min。

(2) 拿法：以股四头肌、股二头肌、小腿三头肌为主，反复操作 10~20 次。

(3) 三线刺激按摩法：主要作用于双下肢近端肌群。适用于下肢近端无力的患儿。

(4) 压腰摆髋法：适用于因髋关节屈曲挛缩，影响站立及步行的患儿。

(5) 直腿抬高三指按摩法：操作者一只手握患儿一侧下肢，使其伸展向上抬高，与身体约呈 90°，另一只手示指、中指、无名指并拢沿大腿后侧由近端向远端反复揉按痉挛肌肉 40 次。本法适用于膝关节屈曲痉挛，影响站立及步行的患儿。

(6) 旋膝法：患儿俯卧位，患侧下肢屈膝，操作者双手分别按于患肢大腿及小腿近踝关节处，做顺时针及逆时针环转运动。反复 10~20 次。本法可改髋关节内外旋及膝关节屈伸功能。

(7) 压足及小腿后三指按摩法：患儿取俯卧位，屈曲患肢膝关节约 90°，另一侧下肢伸直，术者左手按压患儿足掌前部向下，右手的示指、中指、无名指并拢沿小腿后面的腓肠肌自近端向远端按摩至跟腱，每侧操作 20~30 次。本法适用于矫正站立及步行时尖足的患儿。

5. 智力与语言障碍按摩法 常用于智力、语言障碍患儿的按摩手法如下：

(1) 健脑益智按摩法：治疗部位以头颈部、四肢内侧、胸背部为主，其中头部按摩为重点。疗程：每次 10~15min，每天 1~2 次，15~20d 为 1 个疗程。注意事项：由于智力低下患儿配合度较差，治疗时应注意手法轻重适宜，避免产生抵抗情绪，不利于调和气血。治疗中可配合益智音乐播放作背景，可缓解紧张，并能提高疗效。

(2) 补肾按摩法:按肾俞、命门、涌泉等穴位培补元气;补肾经,用拇指离心性直推患儿小指螺纹面,有补肾益脑、温养下元之功。每次 5~10min,每天 1 次。

(3) 健脾益气按摩法:摩腹,患儿取仰卧位,术者用一手四指指腹着力于腹部,以神阙穴为中心顺时针旋摩 5min;推揉中脘、脾俞,分推腹阴阳;按压足三里穴位与捏脊疗法。

(方　琼)

第八节　儿童教育康复

一、概述

儿童教育康复是通过特殊教育和培训促进康复。随着社会的发展,康复技术的进步,人们的传统观念逐渐发生变化,尤其是家长从仅重视医学康复,到关注教育康复,更多地强调全面康复。全面康复包括医学康复、教育康复、职业康复、社会康复。其中医学康复是全面康复的基础,而教育康复同样是一个重要环节。只有将医学康复与教育相结合,才能使患儿掌握基本文化知识和必备的职业技能,最终达到生活自理、回归社会。

（一）儿童教育康复的目的与特点

1. 目的　包括以下几方面:

(1) 使儿童具有健康的心理,并树立乐观、顽强的生活信念。

(2) 重建儿童功能,改善身体状况,充分利用所学的课程,改善儿童的功能。比如,美术课中,利用捏一些小物品、用画笔涂绘一些作品来训练手的功能。

(3) 使儿童掌握生活劳动技能,为独立生活、重返社会奠定基础。

2. 特点　包括以下几方面:

(1) 教学要求具有很大的差别性和灵活性。

(2) 教学内容构成以文化知识教育与缺陷补偿教育结合的形式。

(3) 医疗监督参与到教学过程之中,使医疗康复与教育康复相结合。

(4) 要有方便缺陷儿童使用的符合卫生规范的教学设施和教具、学具。

（二）儿童教育康复的主要对象

1. 孤独症谱系障碍　指一组起病于婴幼儿期的广泛性发育障碍性疾病,主要为社会交往和沟通模式的异常,如言语和非言语交流障碍,兴趣与活动内容局限、刻板、重复。症状常在五岁以内明显,以后可有缓慢的改善。本组综合征包括儿童孤独症、阿斯伯格综合征、童年瓦解性精神障碍、未分类的广泛性发育障碍。

2. 智力障碍　指发育时期内(18 岁以前)智力显著低于正常人的平均智力水平,同时伴有日常生活适应方面明显障碍的一组综合征。

3. 肢体障碍　指人体运动系统的结构、功能损伤造成四肢残缺或四肢、躯干麻痹(瘫痪)、畸形等,而致人体运动功能不同程度丧失及活动或参与受限,包括老年性瘫痪、小儿麻痹、颅脑外伤后遗症等。

4. 听力语言障碍　指各种原因所致的听觉敏感度或听说能力下降,导致双耳不同程度的永久性听力障碍,听不到或听不清周围环境声及言语声,以致影响其日常生活和社会参与。主要为听力、语言和交流障碍。

5. 视力障碍　各种原因导致双眼视力低下并且不能矫正或视野缩小,以致影响其日常生活和社会参与。

6. 多重残疾　存在两种或两种以上的残疾。

（三）儿童教育康复的原则

1. 早期发现,早期干预　教育康复同医学康复一样,是否取得理想的效果,关键在于早期发现、早期干预。

2. 热爱儿童,严格要求 教师要以满腔热情去理解他们、耐心、细心地启发诱导,绝不能表示厌恶和嫌弃。凡是教学计划内应学习的任务,要严格要求,不能随意降低标准或减少内容。

3. 激发趣味、体验喜悦 种种挫折使缺陷儿童失去信心,对任何事都没有兴趣,因此不会主动的努力学习。教育训练时要明确学习的目的性及缺陷儿童的情绪,培养儿童多方面的兴趣,使其体验到成功的喜悦,激励儿童学习积极性。

4. 强调目标、因材施教 从实际出发,因人而异制订教育训练计划,最大限度地实行个别化原则,进行有针对性的教育,使每一个接受教育训练的缺陷儿童的潜力得到充分的发挥。

5. 反复练习、不断巩固 缺陷儿童的心理特征之一是识记缓慢,遗忘快。因此,在指导他们学习时,必须运用多种方法,给其留下鲜明的印象,并通过反复练习,不断巩固,使其有可能加以运用。

6. 提供反馈、增强反应 让缺陷儿童了解自己所做的反应是否正确有助于学习。通过强化法,逐渐培育缺陷儿童的良好行为或消除不良行为。

7. 教育内容要有系统性、循序渐进 缺陷儿童的教育训练内容不同于普通儿童,教学内容应有系统性,且应前后联系,由易到难,由浅入深,循序渐进。

8. 加强直观性教育、注意学习活动的变化 运用缺陷儿童的多种感官和经验,通过各种形式的感知和富有变化的教学活动,不但可以使学习更生动活泼,有趣味性,而且有助于形成概念,获得知识,提高认知能力。

9. 采用集体性训练与活动,提高各种技能 采用集体性的训练与活动,激发其主动探讨、竞争和模仿的积极性,并从中获得克服困难的自信心,建立荣誉感,提高各种交往、运动、生活的技能。

10. 鼓励家长的合作与参与 要提高教育训练效果,家长的合作与参与必不可少。参与教育训练的家长,首先要接受有关的指导,熟悉教材,尽早参与指导自己的子女,并协助进行缺陷儿童的心理健康教育。

(四) 儿童教育康复课程设置的原则

儿童的学习能力与需要个体差异较大,很难出现一套实用的课程设置模式。课程设置需要掌握普通性与选择性相结合、分科课程与结合课程相结合、生活适应与潜能开发相组合、教育与康复相结合、借鉴与创新相结合、规定性与自主性相结合的原则。

(五) 儿童教育康复的课程评价体系

构建多元化、科学的课程评价体系,发挥评价的诊断、激励和导向功能,评价应促进学生全面发展、促进课程建设与发展,建立教师自评、同事互评、学校总评的评价机制。

二、儿童教育康复的形式

1. 特殊教育学校 是由政府、企业事业组织、社会团体、其他社会组织及公民个人依法举办的专门对残疾儿童、青少年实施义务教育的机构。由于特殊教育学校的学生接触正常学生的机会较少,对其适应正常社会生活十分不利。因此,应努力创造与正常儿童交往、参与社会的机会。

2. 特殊教育班 附设于普通中小学校、医疗康复机构、社会福利机构的特教班,由经过特殊教育训练的教师任教。

3. 随班就读 是指特殊儿童在普通教育机构中和普通儿童一起接受普通教育的一种特有形式,同时还接受特殊教育和服务。

4. 儿童福利院或康复机构教学 儿童福利院或康复机构教育的主要对象是病残情况重的儿童。这些儿童难以适应学校教学的环境,在福利院或康复机构中一边接受疗养和康复训练,一边接受适当的文化知识教育。

5. 家庭教育 是在家庭生活中,由家长(其中首先是父母)对其子女实施的教育。家庭教育对缺陷儿童尤为重要。家庭教育可以随时进行,并融入缺陷儿童的日常生活中,能够达到综合性训练的要求,也可为家庭减轻经济负担。

6. 社区教学 充分整合社区的资源和力量,在有规划地开展社区康复的同时,开展教育康复。通常采取社区康复站的日间教育和上门服务两种方式开展社区教育。

7. 其他形式教学　可以举办短期家长培训班,设立巡回的特教教师、辅导员,设立玩具图书馆等,对缺陷儿童进行教育。

三、脑性瘫痪儿童教育康复的方法

儿童教育康复需要更多的方法,而且单纯强调其中的任何一种方法都是有害的,所以应当根据具体情况,灵活掌握,综合运用。智力障碍教育、盲人聋哑教育已积累了丰富经验,比较成熟。现简要介绍几种脑性瘫痪儿童常用的教学方法。

1. 循序渐进法　也称主题单元教学法,是将各种课程系列地划分为小型的、具有逻辑顺序的学习单元,然后循序渐进地教学。

2. 诊疗教学法　是一种典型的个别教学。其主要目的是根据医学诊断资料,为个别脑瘫儿童设计适合其独特需要的特殊教学方案。在诊疗教学过程中,教师不仅要了解脑瘫儿童能做什么,不能做什么,还要了解其失败的原因和如何才能取得成功的有关心理过程与发展线索,作为施教依据。诊疗教学是"教学 - 测验 - 教学 - 测验"的交替过程,并由诊断、计划、实施教学、评估和修正 5 个阶段组成,周而复始,循环不已地构成 5 个相同等分诊疗循环图。

3. 任务分析法　所谓"任务分析"即是运用行为分析技巧,对教学任务进行详细的分析,重点放在分析学习的操作方面。具体说,就是把脑瘫儿童学习的终结目标行为作为主题,然后将它分解为一连串的小步骤的动作行为,让脑瘫儿童逐个学习小步骤的动作行为,最终完成目标行为的学习。较常用的任务分析法有链锁法、塑形法、辨别学习法和渐消法 4 种。

4. 行为矫正法　脑瘫儿童往往伴有某些行为问题或特殊功能障碍,若按奖惩学习原则对其进行行为矫正,常能取得较好的效果,一般可采用阳性强化法、阴性强化法、间歇强化法和惩罚等行为矫正。

5. 引导式教育　是一种集体的、全日制的康复与教育方法,学生在轻松愉快的环境中通过主动学习的形式,采用感知,认知交流的方式,对学生的日常生活给予各种课题刺激,将教育与康复相结合进行康复治疗。

6. 感觉统合训练　是指将感觉器官的感觉信息组合起来,经过大脑的整合作用,对身体内外知觉做出反应,是当今训练发育与行为问题儿童的一种康复方法。常用的方法和用具包括大滑板上的倒溜滑梯、圆形滑车游戏、圆柱抱桶游戏、脚踏车游戏、大笼球、小触觉游戏、跳床游戏等。

7. 音乐治疗　音乐的节奏与乐调对脑瘫学生有特殊的感染力,许多脑瘫学生对其表现出浓厚的兴趣。教育与音乐治疗相结合,学生可以提高四肢协调能力与语言表达能力,提升学习兴趣,调动学习的积极性。

8. 电脑辅助教学　电脑辅导教学不但能按脑瘫儿童各自程度进行学习,而且还能维持脑瘫儿童的学习兴趣。

9. 其他　可应用语言合成声、电动符号沟通板等,以增强患儿与他人沟通的能力。为增进重度脑瘫儿童的生活技能,康复工作人员已陆续设计出一些协助进食、排泄和沐浴等活动的器具。

总之,儿童的教育康复是全面康复的重要组成部分,对于缺陷儿童至关重要。教育康复的开展需要学校、康复机构、社区、家长以及全社会共同关注、支持和参与。通过教育康复,缺陷儿童可掌握必备的文化知识和生存技能,为将来生活自理、重社会创造条件。

（孟　伟）

第九节　其他康复治疗

一、心理治疗

功能障碍儿童与正常儿童相比容易出现心理障碍或不适应,比如行为异常、遗尿、自伤、学校恐怖症、情绪障碍等。心理问题如得不到及时矫治,则会加重其功能障碍。

（一）基本概念

心理治疗又称精神疗法,是运用心理学的理论和方法治疗患儿心理疾病的过程,能促进患儿在认知、情绪、行为、人际关系等有关问题上发生改变。儿童心理治疗是通过心理治疗师建立和发展与儿童之间的关系来帮助其深刻认识自己,找出一条合理表达其情绪的途径,建立一个较为合适的心理平衡状态。

（二）儿童心理治疗的特点

1. 不会主动要求心理治疗　由于儿童年龄小,精神功能尚未发展,即使有情绪障碍,也很少诉说,更不会找专业人员治疗,最多只会给自己的父母申诉,而被家长带来就诊,接受心理治疗。

2. 缺乏沟通能力、不善于用言语表达自己的心情　儿童与青少年、成人心理治疗的不同点在于儿童没有充分的言语能力,还缺乏用言语表达自己意愿的能力。因此,治疗者要善于观察患儿的非言语表现,体会患儿的心理状态;同时会采用儿童能理解的言语及非言语沟通方法。治疗者在认知、思维与态度方面要采用符合儿童发展阶段的语言和交流方式。

3. 易受父母或养育员的影响　儿童受父母的直接影响,其心理障碍可能与家庭环境有关,与自己父母行为有密切关系。因此,对儿童进行心理治疗,几乎不可能脱离父母,要充分利用父母的影响。

4. 处在发育和转变的心理阶段　随着年龄的增长,儿童要经历不同的心理发育阶段,会表现出不同的心理结构与功能,并面对不同的心理问题。因此,治疗师要根据儿童心理、认知、情绪、行为等发育情况以及发育的标准,采取适当的治疗。越年幼的儿童越需要注意。

5. 富有潜力　因为儿童发育迅速,治疗只需把障碍的因素排除,儿童常能依靠其发育能力进行自行修复、纠正,不需要治疗师做太多工作。实际上需要依靠与儿童有关的人员,包括父母、儿科医师、护理人员、幼儿教师、保育员及学校教师等,共同承担康复治疗工作。

（三）儿童心理治疗的原则

1. 建立良好关系　儿童对父母的依赖性很强,要注意与儿童建立起良好的关系。

2. 要考虑儿童的发育水平　需要根据儿童的发育阶段给予适当的心理治疗。

3. 采用间接方法交流　年幼儿童不善用言语表达思想,即使稍长大没有了言语问题,仍然不习惯直接向别人表达自己的情感、欲望,治疗师要能运用间接方法了解儿童。

4. 利用学习并重视情感治疗　由于儿童的言语及认知观念尚未成熟,不能像青少年或成人一样,经由解释、辅导来改善自己的行为,而是主要依靠奖励、禁止、处罚来改善儿童行为。因此,要善用行为治疗所依据的"学习原则"和技巧进行治疗。

5. 需要父母的参与和合作　儿童的生活深受父母的影响,因此对于儿童的治疗就要尽量让父母参与,取得父母的合作,以改善儿童行为和生活习惯。

（四）儿童心理治疗的方式

1. 治疗形式　主要包括单独会谈、家庭会谈与集体治疗等形式。

（1）单独会谈:有利于观察儿童在父母不在场时会如何表现自己的行为,还可以增加儿童愿意与治疗师谈自己问题的可能性。

一般而言,对四五岁以上的儿童可采取单独会谈,尤其是十几岁的少年大多不愿意父母在场,宜进行单独会谈。与儿童进行单独会谈治疗,仍然需要分别与父母进行会谈。

（2）家庭会谈:治疗师根据儿童与家庭成员之间的关系,采取家庭会谈,进行心理协调,建立良好的家庭心理气氛与家庭成员之间的心理相容,从而消除儿童的消极心理状态,适应家庭生活。家庭心理治疗时,家庭所有成员都需要参与。

（3）集体治疗:相对经济,1 名治疗师可同时治疗 10 名左右的儿童,但治疗师需有一定的经验,能掌握好集体治疗的要领。一般集体治疗每周 2~3 次,每次 1h 左右。每个疗程所需时间根据病情等来确定,一般 3~4 周为一个疗程。

2. 治疗模式　儿童情况不同,所选择的治疗模式也不尽相同。既可选用以支持为主的情绪治疗或分析性治疗,也可选用行为治疗或以人际关系为着眼点的家庭治疗等。选择不同的治疗模式时,既要考虑儿童心理障碍的性质,又要考虑儿童的年龄。

对于婴幼儿,最好采用情绪治疗模式。对四五岁的儿童,可采用行为治疗模式。对六岁以上儿童,除了运用行为治疗来改善其问题行为外,还可以与其交谈,弄清问题所在。对八岁以上儿童,治疗模式要根据问题的本质来进行调整。临床上要考虑各种因素来选择恰当的治疗模式,可以单独运用某一种模式,也可以多种模式混合运用。

(五) 儿童心理治疗的常用方法

1. 行为治疗　又称行为矫正治疗,是指利用心理学的理论和技术,直接改变或改善被治疗者行为的方法。就是把治疗的着眼点放在可观察的外在行为或可具体描述的心理状态,充分运用"学习的原则",按照具体治疗步骤,改善非功能性或非适应性的心理和行为。

(1) 治疗原则:人的行为都经由学习而获得,而且也能经由学习而改变、增加或消除。所谓学习的原则是指一个个体的行为,如受"正性反应"(鼓励、夸奖或获得令人满意的结果)就容易学习到且能维持;相反,如受"负性反应"(被处罚或获得令人不悦的结果)就不易学习到或维持,或者逐渐放弃该行为。因此,操作这些奖赏或惩罚的条件,适当的选择且即时地给予正性或负性的反应,就能控制行为的增减或方向的改变。

(2) 治疗要领:一是要适当选择将要给予儿童的正性或负性反应量;二是在适当的时候给予赏罚反应;三是要有一定原则与固定的方式进行奖励。

(3) 常用的行为治疗方法包括以下几种。

1) 正性强化法:或称阳性强化法,是行为发生后导致结果增加或增强,目的在于矫正不良行为,训练与建立某种良好行为。适应证:多种行为问题,如儿童注意缺陷多动障碍、孤独症谱系障碍、神经性厌食等以及新行为的塑造。

2) 负性强化法:是行为发生后导致结果减少或消除,目的是通过厌恶刺激来抑制不良行为,从而建立良好行为。适应证:多种行为障碍和情绪障碍。

3) 惩罚法:是对患儿某种不合适的行为,附加一个令他厌恶的刺激或减弱、消除其正在享用的增强物,从而减少该行为的发生频率。通常采用的厌恶刺激有催吐、异味氨水、水雾喷射、苦味剂、疼痛刺激等。厌恶刺激必须强烈到足以抑制儿童原有的不适当欲望或行为的程度,又不能对儿童造成任何的伤害。适应证:多种行为障碍和情绪障碍,如攻击性行为、违纪、脾气暴躁、自伤、伤人等。

4) 消退法:是通过削弱或撤除某种不良行为的强化因素来降低不良行为的发生率。一般常用漠视、不理睬等方式,达到减少和消除不良行为的目的。适应证:多种行为障碍、情绪障碍、神经性呕吐等。

5) 代币治疗:是在患儿出现目标行为时,立刻给予一种"标记"或代币加以强化,然后再将"标记"或代币换取各种优待的一种行为矫正方法。此处所谓的代币,是一种具有交换价值的物质,这种物质可以交换其他强化因子,如食品、游戏、玩具、看电视等。适应证:儿童多种行为障碍、情绪障碍、神经性厌食、功能性遗尿或遗粪等。

6) 示范法:Bandura 于 1967 年创立的一种行为治疗方法,该疗法认为儿童的许多行为并非通过直接接受实践或受到强化形成,而是通过观察、学习产生共鸣,从而增加良好行为的获得或减少、削弱不良行为。因此,模仿与强化一样,是学习的一种基本形式。

7) 系统脱敏法:是一种逐步去除不良条件性情绪反应的技术。适应证:脑瘫患儿伴有焦虑、恐怖等问题。操作方法分三个步骤:肌肉松弛训练→设计一个供想象的焦虑(恐惧)层次→将松弛训练与想象等级结合。

8) 实践脱敏法:年幼儿童无法学会自我松弛,也不可能对焦虑(恐怖)情境(物)进行想象,便可采用实践脱敏法。将患儿不良情绪分为若干等级,让其逐渐暴露于引起焦虑(恐惧)的实际情境或实物,并在暴露同时,给予阳性刺激(如给吃喜欢的食物),使两者产生拮抗而逐渐脱敏。适应证:年幼脑瘫患儿伴有焦虑、恐惧。

9) 冲击疗法与暴露疗法:均为以恐治恐的方法,是系统脱敏法的一种变形。冲击疗法:是强迫患儿想象焦虑(恐惧)的物体或情境,使其体验强烈的焦虑(恐怖),并维持这种水平,直至焦虑反应自行消退,然后给予新的刺激再引起高度的焦虑,如此反复进行,达到焦虑(恐惧)明显减退为止。

暴露疗法:患儿面对或接触焦虑(恐惧)的真正物体或情境,与冲击疗法一样,使之经历强烈的焦虑(恐惧),并认识到自己的焦虑(恐惧)毫无根据,从而消除焦虑(恐惧)。

适应证:脑瘫患儿伴有恐惧、焦虑或强迫症等。一般在采用脱敏法疗效不明显时,可考虑用冲击疗法或暴露疗法。

10) 厌恶疗法:又称厌恶条件反射法、回避学习法,是对不良行为或变态行为施加一种不愉快的体验,如电击、言语责备等,利用痛苦的条件刺激替代异常行为的快感,从而减少或消除异常行为,通常又称为"以毒攻毒疗法"。适应证:脑瘫患儿伴贪食症、强迫症等。

2. **集体治疗**　是指以集体形式进行心理治疗的方法,也就是将一些经过选择的患儿安排在一个小组内,定期进行引导、启发和帮助的一种治疗性聚会。

为使集体心理治疗顺利而有成效地进行,首先应当选择参加集体心理治疗的对象。一般而言,病情不太严重、病情相似、不会因妄想或怪异行为而影响集体会谈的患儿可以参加。利用其共同性,发挥互相影响与暗示作用,提高疗效。集体心理治疗时,可将年龄、文化程度与背景问题相类似的儿童组成集体治疗小组。

参加集体心理治疗小组的患儿,一般以 6~12 人为宜。学前儿童,每次 1h 或不满 1h,学龄儿童一般在下午放学后进行,每次 1h,每周治疗 1~2 次。

3. **认知治疗(cognitive therapy)**　根据认知过程影响情绪和行为的理论,通过认知行为干预技术,改变患儿对己、对人或对事的看法与态度,矫正不良认知,改善心理问题。因而,认知治疗的目标不是矫正适应不良行为,而是矫正那些被歪曲的、不合理的、消极的信念或思想,从而使情感与行为得到相应的改变。认知治疗不仅适用于成人,也逐渐被用于治疗儿童的多种情绪问题及行为问题。

治疗原则包括以下几方面:

(1) 了解患儿的症状、思维、信念、情绪与行为等真实情况。

(2) 患儿本人对认知治疗要有初步的认识,他们应该是治疗的积极、主动参与者,而不能是被动的被治疗者。

(3) 治疗者要与患儿直接对话,提供多个合理化的建议,让患儿自行选择,强调双方的交流,而不是由治疗者一人反复的陈述与干预,更不能成为患儿的移情对象。

(4) 建立良好的治疗关系,与患儿父母合作,使患儿父母共同参与治疗。

(5) 明确治疗靶症状及有关因素,确定治疗目标。

(6) 把握治疗进度。早期任务是建立治疗关系、评估问题、确立方案;中期任务是通过认知策略和行为干预来调整患儿的曲解认知,重建合理认知;后期任务是保持良好的治疗关系,巩固和扩展合理性认知技术和范围。

(7) 心理教育:经过一个阶段的治疗,教育患儿调整自己的认识,在实践中正确对待以后可能出现的问题。

(8) 巩固疗效、预防复发:在治疗成功的基础上,治疗者需要帮助患儿学会掌握自己的认识,应付可能的变故,掌握行为治疗的相关技巧,以及如何控制自己等,以便继续进行自我控制,防止复发。

4. **家庭治疗**　是一种心理治疗的特殊模式,是以整个家庭为对象,把治疗焦点放在家庭各个成员之间的关系的一种治疗方法。家庭是儿童的摇篮,是儿童心理发展的基地。不管是正常还是病态的儿童行为,都与家庭环境有密切关系,因此,家庭治疗是治疗儿童心理的基本途径之一。

5. **箱庭疗法**　又称沙盘疗法或沙箱疗法,是目前国外较流行的一种将分析心理学理论与游戏疗法相结合的心理疗法。在我国处于起步阶段,尤其适合在儿童游戏疗法、语言表达较差患儿的咨询和治疗中使用。

二、马术治疗

采用马术治疗时,脑瘫等功能障碍儿可以在一个毛茸茸的、刺激嗅觉的、温暖的、有四条腿的"Bobath 球"上进行运动控制、牵拉和平衡的训练,有利于改善、提高功能。在马术治疗过程中,马的节律性运动对骑坐在马上的患儿的积极刺激作用是治疗的源泉,一般是由马主或者领马人牵马,治疗师直接指导马的移动方式(速度、方向),并根据患儿的反应,及时调整相应的治疗方案。马术治疗是全面康复、整体治疗的一部分,可配合肢体康复功能训练、语言训练、认知训练、心理治疗、传统医学、文体训练、假肢装配和社会职业康复等全方位的指导,使患儿功能得以全面补偿和恢复,最终回归家庭或者社会。

三、游戏疗法

游戏不仅能满足儿童自身活动的需要,还可以促进幼儿身心健康发展。它在小儿的生长发育过程中起着相当重要的作用。游戏能激发儿童兴趣,有利于发展儿童的感觉、知觉、观察力、注意力、记忆力及创造思维能力。在游戏中,儿童乐于遵守规则。通过游戏可促进其运动能力、平衡能力、协调能力的发育,并可使儿童从中学习到许多知识。

四、娱乐疗法

娱乐疗法多用于脑瘫患儿的治疗,是指通过各种娱乐活动,如旅游、看电视、看电影、看戏剧表演、下棋等,来陶冶性情,增进身心健康,促进智力及运动发育的一种治疗方法。娱乐疗法的种类很多,可根据实际情况进行选择。可边娱乐、边治疗,这样不但有利于陶冶患儿的性情,若方法得当对患儿的运动发育也有很好的促进作用。对于长期住院的患儿坚持开展娱乐疗法会收到很好的疗效。

五、音乐治疗

音乐疗法是指音乐治疗师通过音乐体验和由音乐而建立、发展起来的良好治疗关系,帮助求治者改善、维持或重获康复的治疗方法,是一个系统的干预过程。音乐疗法的应用依靠治疗环境、治疗师和所选择的治疗技法。

该疗法主要应用于儿童脑部损伤、脑瘫、语言障碍、儿童心理行为治疗、听力障碍、学习障碍、早产儿、自闭症等。目前,在国内发展比较成熟的适合脑瘫儿童治疗的音乐疗法有以下几种:RBT 疗法(rhythm based therapy,RBT)、奥尔夫音乐疗法、诺道夫 - 罗宾斯创造性音乐疗法(也称接受式音乐治疗)、体感振动音乐疗法、中医五行音乐疗法。

本章小结

儿童康复治疗技术是儿童临床康复治疗的基础,本章重点介绍了儿童康复治疗的常用核心技术,包括物理治疗、作业治疗、言语语言治疗、引导式教育、康复护理、中医康复治疗、儿童教育康复、儿童辅助器具的应用以及其他康复治疗等技术。儿童康复治疗技术与成人康复治疗技术既有相同、相似之处,但是更有其独立的特色和特点,需要儿童康复治疗从业人员全面掌握其内涵、适应证、禁忌证和操作技术,并且灵活精准的运用于儿童临床康复治疗中。

（孟　伟）

思考题

1. 简述经颅磁刺激疗法的作用机制。
2. 作业治疗有哪些注意事项?
3. 简述言语符号尚未掌握阶段儿童言语康复的治疗方法。
4. 如何设计引导式教育的日课?
5. 简述步行式矫形器的适应证及禁忌证。
6. 脑瘫儿童如何通过坐椅子或凳子维持正确的坐位体位?

7. 对于儿童脑瘫出现智力障碍和语言障碍,针灸治疗应选择哪些穴位?

8. 儿童教育康复课程设置的原则有哪些?

9. 小儿心理治疗常用的行为治疗方法有哪些?

扫一扫,测一测

思路解析

第四章　精神心理障碍的康复

学习目标

1. 掌握：精神心理障碍常见疾病的基本概念、分类、临床表现及常见治疗方案。
2. 熟悉：精神发育迟滞、学习障碍、注意缺陷多动障碍及孤独症康复治疗的适应证、禁忌证及治疗作用。
3. 了解：精神发育迟滞、学习障碍、注意缺陷多动障碍及孤独症的病因。
4. 具有基本医疗思维与素养，能规范的开展精神心理障碍的各项诊疗活动；对常见的学习障碍、注意缺陷多动障碍及孤独症能够做出初步诊断和鉴别诊断。
5. 能与患儿及家属进行沟通，开展健康教育；能与相关医务人员进行专业交流与团结协作，开展医疗工作。

第一节　精神发育迟滞

　　精神发育迟滞（mental retardation，MR）是指处于发育阶段的个体（一般指 18 岁以前），由心理社会因素、遗传因素等多种原因所引起综合征，主要表现为智力发育不全或受阻和社会适应困难。基本特征是智力明显低于一般智力水平，而且在学习、社交、沟通、工作、自理、健康等至少两方面表现出明显的适应不良。1987 年，我国智力残疾的患病率为 1.268%，其中女性为 1.220%，男性为 1.315%。过去通常将此病称为大脑发育不全、精神幼稚症、智力低下和精神发育不全，近年来，民政部门使用智力残疾（mental handicap），而教育部门则倾向使用弱智（mental retardation）。这些名称，其实是指同一类人群。MR 表现有轻有重，伴有神经系统和躯体体征者，如伸舌样痴呆、癫痫、头颅异常、先天愚型等早期较容易发现，而一些不伴有躯体及神经系统体征者早期很难发现，需详细询问有关遗传、母孕期情况及出生、产后情况，并熟悉了解精神发育迟滞时常见症状，密切观察，才有可能早期发现精神发育迟滞。在婴儿早期对于本症轻度者的诊断是比较困难的，一般是在入学后其智力活动较其他儿童明显落后才会被发现。在无特殊事件的情况下，部分轻度患儿可以适应社会，从事比较简单的工作，因而在一般人群中不易被发现。原因之一可能是学龄前本症患病率高于成年期患病率。当然，重度患儿照顾不当或合并躯体疾病早年夭折也是另一原因。随着人类社会文明的进步和科技的发展，精神发育迟滞者的境遇较以前有了很大的变化。他们中的一些人经过特殊训练和教育可以在社区独立生活，也可以成为对社会有用的人。精神发育迟滞的出现可作为单一的临床征象，也可和其他涉及大脑发育受损的躯体疾病一并存在。

一、病因

　　虽然 MR 的发病原因时至今日并未完全明了，但可以从已知的原因中推断，引起精神发育迟滞的

85

因素主要有两大方面:心理社会因素和生物学因素。精神发育迟滞有很大的遗传倾向,常见的遗传因素有染色体畸变、颅脑畸形和遗传代谢异常。人体中的氨基酸、蛋白质、糖类、脂类、核酸及胆红素等在体内的合成、代谢和转化,都需要酶的催化,位于染色体上的基因可在各种不利因素的影响下而发生突变,导致酶活性不足或缺乏,造成代谢障碍,一旦中枢神经系统被影响,就会出现智力低下及其他精神异常。而染色体数量和结构的改变,可以影响染色体对应的基因遗传信息的传递,机体遗传性状也因此改变。颅脑畸形如先天性脑积水、原发性小头畸形等均表现为智力低下。当前已发现近千种可造成智能障碍的遗传病,先天因素造成的精神发育迟滞很多具有遗传性,而后天因素造成的精神发育迟滞不遗传。

二、心理社会因素

心理社会因素包括由于各种原因剥夺了幼年接受文化教育的机会,如因为贫穷或被虐待、忽视,而让儿童早年缺乏文化教育机会、缺乏良性环境刺激、与社会严重隔离等,这些因素均可能导致精神发育迟滞。

三、生物学因素

(一) 产前因素

1. 遗传因素 ①单基因遗传疾病:如神经纤维瘤病、半乳糖血症、苯丙酮尿症、结节性硬化症、家族性小头畸形等,智力缺损常由于这些疾病引起。②多基因遗传疾病:是由于多个基因共同作用的结果,每个基因虽作用微小,并各自起作用,但是有积累效应,同时由于环境因素的影响,决定了个体的性状或疾病的易感性。如果该病的易感性高于阈值,就会发病。常见的伴有智力低下的多基因遗传病有:神经管畸形,无临床症状的智力低下,即不伴有冥想器质性特征的家族性轻型智力低下。③染色体畸变:包括染色体数目和结构的改变。数目的改变包括多倍体、非整倍体。结构的改变包括染色体缺失、断裂、重复、易位和倒位,如 Turner 综合征、Down 综合征、脆性 X 综合征等。随着分子生物学技术的发展,近年来对精神发育迟滞相关基因的研究尤为重视。目前,据报道,已有超过 20 个与 X 连锁精神发育迟滞(X 1inked mental retardation,XLMR)相关的基因,其中就有 *JARIDI C* 基因。*JARIDI C* 基因是高度保守的 ARID 家族成员之一,它编码的蛋白质参与细胞增殖与分裂、染色质重塑、个体发育以及基因转录调控等一系列生物学效应,并在脑部表达丰富,因而对于神经系统的正常发育和功能的正常维持至关重要。研究发现,该基因内的微小突变如易位、缺失、插入等会引起精神发育迟滞,所以目前 *JARIDI C* 基因成为对精神发育迟滞及人类认知能力相关基因研究的热点之一。

2. 影响母体在妊娠期的有害因素 ①病毒和弓形虫感染:在病毒感染中,单纯疱疹病毒、风疹病毒、巨细胞病毒对胎儿影响最大,如果在妊娠后前 3 个月发生感染,则更为严重。②药物及化学毒素:如水杨酸类、地西泮、利眠宁、苯妥英钠、黄体酮以及铅、汞、乙醇等。③放射线。④母体健康状况:母体孕期如患严重躯体疾病,如高血压、心脏病、糖尿病、严重贫血、严重营养不良、缺碘等均可影响到胎儿发育,导致精神发育迟滞。母体孕龄在 40 岁以上则易导致染色体畸变。⑤胎盘功能不全。⑥情绪因素:孕期长期焦虑、抑郁或遭受急性精神创伤,会导致胎儿中枢神经系统发育不良。

(二) 产时因素

宫内窘迫、出生时窒息、产伤致颅脑损伤和颅内出血、核黄疸等都可能使胎儿及新生儿中枢神经系统受到损伤,导致精神发育迟滞。也会影响早产儿、极低出生体重儿中枢神经系统发育,从而可能造成智力发育的落后。

(三) 产后因素

精神发育迟滞可能由中枢神经系统感染、代谢性或中毒性脑病、各种原因引起的脑缺氧、严重颅脑外伤、严重营养不良、甲状腺功能低下、重金属或化学药品中毒、颅缝早闭等原因导致。如环境中最普遍的神经毒素——铅,相关研究表明,儿童期血铅水平虽然与认知缺陷有关,但不能轻易地下血铅过量导致精神发育迟滞这种定论。

四、临床分级与表现

精神发育迟滞临床上常以症状轻重来分级,过去从轻到重分为愚鲁、痴愚、白痴三级。现以智力

水平及社会适应能力欠缺的不同为根据,将精神发育迟滞分为轻度、中度、重度和极重度四级,各级临床表现如下:

（一）轻度

患此型的精神发育迟滞占比为75%~80%,智商范围为50~69,成年后智力水平相当于9~12岁正常儿童。此类症状在婴幼儿期并不突出,只是走路、说话等较正常儿童略微迟缓,其一般语言表达能力发育尚可,通过学习,在阅读与背诵方面没有太大困难,可以应付日常生活交谈,所以在学龄前期或在短时间的接触中不易被察觉,入学后,往往发现其领悟力低,学习困难,缺少对相同或不同的事物分析与概括的能力,缺乏想象和推理能力,只能通过具体的角度来理解抽象概念。部分孩子可有多动、易被人利用、被教唆做坏事、有逃学行为、被同学戏弄及上当受骗等表现,甚至违法犯罪。这种孩子的性格特点有的为稳定型,有听话、和善、驯服,易于教育,依赖性强等表现;有的为不稳定型,有兴奋忙碌、易激惹、手脚不稳,时有冲动打人、损物、自伤、破坏等行为。虽言语发育较好,但没有丰富的词汇,创造性缺乏,有较强依赖性;年级增高使学习更加困难,分析、理解、判断及抽象思维能力较差。虽能学会简单的阅读与计算简单试题,但写作文吃力,解应用题困难,小学三年级后,各门功课及格很困难,经过努力可以勉强达到小学毕业水平。有一定的社会交往能力,可以自理日常的生活,独立能力较好,并能学会一般家务劳动。常常表现得循规蹈矩、温顺、安静、笨手笨脚、缺乏主见、依赖性强,对环境变化缺乏应付能力,遇到特殊事件需要支持,较易管理。成年后,可以建立友谊和家庭,在他人照顾下可以从事技能劳动。但因为他们应对困难能力差,在遇到不良刺激的情况下易出现反应状态,因此,常常需要加强支持和指导。该类型患儿一般无躯体畸形和神经系统异常体征,可确定生物学病因的只有半数以下的患儿。

（二）中度

12%左右的精神发育迟滞为中度,智商范围为35~49,成年后智力水平与6~9岁正常儿童相当。该类患儿与同龄正常儿童相比在婴幼儿期言语和运动发育明显落后,与发育较正常儿童相比自由语言与运动功能缓慢,言语简单,词汇贫乏。部分儿童发音不清,言语发育最终能够达到的水平也很有限,本意不能完整表达出来,患儿词汇量少,只能够掌握简单生活用语,患儿理解力、记忆力、抽象概括能力等也较差。患儿的阅读及理解能力有限,不能记住数学概念,甚至学不会简单的计算与点数,虽有一定的模仿能力,但学习能力低下,很难适应普通小学生活,达到小学一、二年级的学业水平很困难。患儿社会适应能力差,个人生活技能出现困难较早,如卫生习惯的养成和穿衣、进食等能力,因此与其短时接触即能察觉。经过耐心训练,部分患儿可学会少许非常简单的读、写或计算,可以学会一些简单的生活与工作技能。与亲人和经常接触的人有感情,可以建立较稳定的关系。在辅导下,大部分可以在社区内生活,进行简单、重复的劳动。经过长期教育训练,成年后不能完全独立生活,但可学会生活的简单自理,在有监护的情况下可从事简单的体力劳动。该类患儿多由生物学因素导致,部分患儿伴有躯体畸形和神经系统异常体征。

（三）重度

重度精神发育迟滞占比为7%~8%,智商范围为20~34,智力水平在成年后相当于3~6岁正常儿童。该类患儿与中度患儿相比在婴幼儿期言语及运动发育更落后,很晚才学会说话、走路,常与某种脑部损害合并,并常伴有各种畸形,亦可同时伴癫痫、脑瘫等神经系统症状。其精神及运动发育明显落后,多在出生不久即被发现。语言发育水平低,只能学会一些简单词句,词汇贫乏。患儿记忆力、理解力、抽象概括能力均极差,建立数的概念困难,接受不了学习教育,也不会辨别和躲避危险。部分儿童则少动、发呆、终日闲坐、情感幼稚。虽经长期反复训练可学会部分简单自理技能,如自己进食和简单卫生习惯,但成年后不能自理生活,终生需人照顾。经过长期反复的训练,可能提高一些生活自助能力。有的年长后仅能学会说些简单语句,掌握少量词汇,理解困难,表达能力有限。有的几乎不会说话,难以自理生活,无社会行为能力。有的经常重复无目的、单调的动作和行为,如点头、摇摆身体、奔跑、冲撞、自残。长大后少数人在监护下尚可从事极为简单、重复、无危险性的体力劳动。该类患儿往往由于显著的生物学因素所引起,并常伴有躯体畸形和神经系统功能障碍。

（四）极重度

极重度精神发育迟滞占比为1%~2%,智商范围低于20,成年后智力水平在3岁正常儿童之下。

该类患儿发育极差,走路很晚,有些患儿终生不能行走;学习困难,不能接受学习教育。常表现为中枢神经系统严重畸形和身体其他部位畸形。听不懂别人话,也不会说话,丧失语言能力,对周围环境与亲人不能认识,不知躲避危险,仅有哭闹、尖叫等原始情绪反应,有时有爆发性攻击或破坏行为。生活能力极低,社会适应能力极差,并且难以从教育训练中获益,完全缺乏生活自理能力,几乎全部需要人照料,在特殊训练之下,也仅能获得极其有限的自助能力。大多数儿童因生存能力极弱与严重疾病而早年夭折。该类患儿几乎均由显著的生物学因素所引起,并常有明显的神经系统功能障碍和躯体畸形。除以上所述外,精神发育迟滞患儿尚常伴有运动障碍、视力障碍、听力障碍、大小便失禁、癫痫等。

五、诊断

应综合病史、躯体和神经系统检查、精神检查、智力和社会适应能力评定结果予以诊断。诊断要点包括:①于 18 岁以前起病;②智力显著低于一般水平,智商 <70(如是婴儿,不做测定,仅做临床判断);③有不同程度的社会适应困难(患儿与其文化背景相似的同年龄者应有的水平不符),至少表现下列之二:自我照料,言语交流,家族生活,社区设施的应用,社交或人际交往技巧,学习和掌握技能,自我方向,工作,业余消遣,健康卫生与安全。

各级智商标准:轻度为 50~69,中度为 35~49,重度为 20~34,极重度为 20 以下。尚应进行必要的辅助检查,如头颅 CT 或 MRI 检查、染色体检查、遗传代谢病筛查等,尽可能做出病因学诊断。

(一)详细收集病史

对患儿在母亲孕期及围产期情况、个人既往疾病史、生长发育史、抚养史、家庭文化经济状况进行全面收集,以发现任何不利与患儿身体和心理发育的因素是否存在。

(二)全面的体格检查和有关实验室检查

全面的体格检查和有关实验室检查是精神发育迟滞病因分析中不可缺少的步骤,包括:生长发育指标的检查(如身高、体重、皮肤掌指纹、头围等),有关的内分泌及代谢检查,脑电地形图,脑电图,头部 X 线、CT 及 MRI 检查,染色体分析及脆性位点检查。

(三)心理发育评估

1. 智力测验 是诊断精神发育迟滞的一个主要依据。需训练过的专门技术人员审慎使用智力测验。在用于诊断时应运用诊断用量表进行个别性测验,而不应采用集体的或筛查的方法。国内目前常用的量表有:韦克斯勒(Wechsler)学前儿童智力量表(WPPSI)、盖塞尔(Gesell)发育诊断量表、韦克斯勒(Wechsler)学龄儿童智力量表修订本(WISC-R)、中国比奈测验量表等。

2. 社会适应行为评估 诊断精神发育迟滞的另一个重要依据是对社会适应性行为的判断。目前,可以采用社会适应能力量表(姚树桥等编)对 4~12 岁患儿社会适应能力进行评估。如不适合使用,也可以用同年龄、同文化背景的人群为基准,来判断被检查者的程度是否达到独立生活能力和履行其社会职能。还可以参考使用婴儿 - 初中生适应行为量表、美国智力缺陷协会(AAMD)编制的适应行为量表(AAMD-adaptive behavior scale,AAMD-ABS)、生活适应行为量表和 Vineland 适应行为量表。

3. 临床发育评估 在临床工作中或无条件做智力测验过程中,可采用临床发育评估的方法,即按照精神发育迟滞临床表现和各级发育特征对患儿的发育水平进行评估,评估结果是比较正确的。

六、鉴别诊断

(一)注意缺陷与多动障碍

由于注意力不集中影响学习和社会适应,这些患儿病史中发育迟缓不明显,貌似精神发育迟滞,存在典型的注意缺陷与多动障碍症状,智力检查为正常或边缘智力水平,经注意力改善和多动减轻后,常常会不同程度地改善学习困难。

(二)儿童孤独症

儿童孤独症常伴有精神发育迟滞,如患儿同时符合精神发育迟滞和儿童孤独症的诊断标准,则两个诊断均需做出。对于高功能孤独症患儿他们智力发育正常,因其社会适应能力较差,也易被误诊为精神发育迟滞,此时的智力测查结果有助于鉴别诊断。

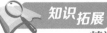

精神发育迟滞诊断标准 CCMD-3（Chinese classification and diagnostic criteria of mental disease, third edition, CCMD-3）

起病于 18 岁以前;智商低于 70;社会适应困难。同时满足以上三条,可诊断为精神发育迟滞。

（一）轻度精神发育迟滞

1. 智商在 50~69,心理年龄为 9~12 岁。

2. 学习成绩差,（在普通学校学习时常不及格或留级）或工作能力差（只能完成较简单的手工劳动）。

3. 能自理生活。

4. 无明显的言语障碍,但对语言的理解和使用有不同程度的延迟。

（二）中度精神发育迟滞

1. 智商在 35~49,心理年龄为 6~9 岁。

2. 不能适应普通学校学习,可进行个位数的加、减法计算;可从事简单劳动,但质量低、效率差。

3. 可学会自理简单生活,但需要督促、帮助。

4. 可掌握简单生活用语,但词汇贫乏。

（三）重度精神发育迟滞

1. 智商在 20~34,心理年龄为 3~6 岁。

2. 表现显著的运动损害或其他相关的缺陷,不能学习和劳动。

3. 生活不能自理。

4. 言语功能严重受损,不能进行有效的语言交流。

（四）极重度精神发育迟滞

1. 智商在 20 以下,心理年龄为 3 岁以下。

2. 社会功能完全丧失,不会逃避危险。

3. 生活完全不能自理,大小便失禁。

4. 言语功能丧失。

七、治疗

精神发育迟滞的病因繁多,至今尚有不少病因不详,给治疗带来一定困难。但由于生物医学、遗传学及康复医学的发展,采用综合防治措施以及改善社会环境,多数精神发育迟滞者由社会的负担变成社会的生产力量,改变了对他们发展潜力估计过低的倾向及悲观的态度。

治疗该病的原则是早期发现、早期诊断、早期干预,应运用教育训练、药物治疗等综合措施促进患儿智力和社会适应能力的发展。另外有研究表明,MR 儿童对家庭是一种严重的负性生活事件,康复期长,预后欠佳,易使患儿母亲有长期心理应激和心理负担;需要母亲对 MR 儿童的康复训练付出较大的精力、体力和时间;MR 儿童与正常儿童的差距及社会对患儿的偏见,甚至歧视;康复治疗和照顾MR 儿童也会影响家庭经济收入及母亲自身事业发展。这些都会给母亲造成巨大的生活、经济和心理压力。因此,关注 MR 母亲的心理健康也是很重要的。

可以进行病因治疗的只有少数病因所致的精神发育迟滞,如苯丙酮尿症、半乳糖血症、先天性甲状腺功能低下等。上述疾病如能早期诊断和治疗,则可预防或减轻对患儿智力的损害。①苯丙酮尿症,可采用大米、玉米淀粉、水果、蔬菜、羊肉等低苯丙氨酸饮食,并限制小麦、鱼、虾、蛋白类、乳类等含苯丙氨酸丰富的饮食摄入,可采用低苯丙氨酸水解蛋白治疗,常用量为每日 3~10g。②对地方性呆小症应早期使用甲状腺素治疗,今早进行碘的应用。③半乳糖血症要停止应用乳类食品,要早期食用米麦粉或代乳粉、代乳类食品,并辅以多种维生素和无机盐。④对先天性脑积水患儿做脑室分流术。⑤先天性睾丸发育不全,可用丙酸睾丸酮 25mg,肌注,每周 2 次。⑥对先天性梅毒所致的精神发育迟滞用青霉素进行驱梅治疗。

八、康复治疗与训练

由于尚无特效的药物治疗精神发育迟滞,因此,非医学措施变得更为重要。非医学措施主要包括特殊教育训练以及其他康复措施。无论何种类型、何种程度或何种年龄的患儿均可施行。当然儿童是重点,并且开始训练越早,年龄越小,康复效果越好。教育训练内容包括劳动技能和社会适应能力两大方面。按照疾病不同的严重程度,确定不同的教育训练目标。教育训练是促进患儿智力和社会适应能力发展的重要方法。教育训练的目标应随病情严重程度的不同而有所不同。对于轻度患儿,儿童阶段重点在于学会一定的读、写、算,并学会自理生活、日常家务、购物、乘车、社会规则等;青少年期则重点在于职业培训,以使患儿学会一定的非技术性或半技术性职业技能,以达到成年后独立生活、自食其力的目的。对于中度患儿,重点应在于生活自理能力的培养,以使患儿学会生活自理或部分自理,并能在他人指导照顾下进行简单劳动。对于重度、极重度患儿,虽然患儿难以接受教育训练,但应坚持进行长期训练,让患儿养成自行进食和简单卫生习惯。

（一）基本原则

矫治缺陷,强壮身体;早期发现、早期干预;提供最少限制的学习环境;从实际出发,因材施教;教育内容系统性,循序渐进;激发学习积极性,体验成功喜悦;善用教学方法;热爱儿童,严格要求;鼓励家长的合作和参与。另外,在实际操作时应从实际出发与家长共同制订有针对性的学习计划。康复治疗师灵活应用各种形式多样的教具和教学资源,使教学趣味化,指导家长根据学习目标,利用实际事例以及日常生活中的有关资料为教材,利用户外活动和游戏方式灵活变通地完成教学计划。

（二）训练目标

1. 轻度精神发育迟滞 为了使患儿将来在社会上能有效地生活、工作,需要在学习态度和技能方面进行培养,强调教育内容的实用性与生活化。如培养算术、沟通、社会、职业、安全、动作与休闲等方面的技能。

2. 中度精神发育迟滞 多数中度精神发育迟滞儿童伴有躯体上的缺陷,因而在掌握文化知识方面不能有过高的要求,应着重体力与心理能力的康复和补偿,培养良好的思想品德、习惯、社会适应能力和劳动技能,尽量使患儿达到生活自立,在监护下有效地生活与工作。

3. 重度与极重度精神发育迟滞 对重度和极重度精神发育迟滞儿童的教育训练的目标定为:尽量使之达到生活自理或让他人的监护程度减少,使将来的生活能够半独立。

（三）训练方法

1. 诊疗教学法 儿童生来就具有学习潜能,但学习速度、认知、个性、兴趣和特殊才能等方面存在不同特点,因此会有差异。而且每个儿童各种能力也有所不同,称之为个别内在差异。它们都将使儿童的学习活动受到妨碍。为了不让精神发育迟滞儿童在学习活动中产生挫折感或遭遇到更多困难,必须针对儿童的特殊性拟定个别化教学方案。所以康复训练多是一对一,但有些也需要互动。

2. 感觉综合治疗 是当今训练精神发育迟滞儿童时推行的一种训练方法,是由美国南加州大学Ayres将颅神经学与发育心理学相结合,发展了所谓的感觉综合理论。20世纪80年代进入我国,目前广泛运用于精神发育迟滞儿童的训练。例如,有些精神发育迟滞儿童经常出现摇摆或旋转身体动作,可以让其在旋转盘上旋转;通过在组合轮胎中滚动可促进前庭功能发展和平衡反应。有触觉过敏的精神发育迟滞儿童,可让其用刷子触压,做触觉游戏;玩沙、玩水、做手指绘画,或在运动垫上做大肌肉运动;对有姿势障碍或身体感觉有障碍而影响空间知觉发展者,可让其坐在滑板车上投球、荡秋千接球,既使其保持平衡,又综合视觉运动。

3. 行为矫正 精神发育迟滞儿童在智力、情绪、个性和行为诸方面都存在心理障碍,不矫正往往难以进行教育和训练。想要按目的、要求培植合适的行为,矫正或消除不适合的情绪行为问题与特殊功能障碍,也可按奖惩学习原则对其进行行为矫正。一般情况下,多采用正性强化法、间歇强化、负性强化法和惩罚等行为矫正法。

4. 家庭教育 家庭是儿童学习的第一课堂,目前人们越来越重视家庭对儿童的影响。母亲直接参与精神发育迟滞儿童的教育训练并在家庭中维持与延续,效果会更好。精神发育迟滞儿童的家庭教育在社会适应与智力发展方面起着不可取代的促进作用。

精神发育迟滞儿童的家庭教育的开展,首先应当帮助家长在心理上取得平衡,应当对家长的心态有一定的了解,帮助家长认识家庭教育的重要性,消除疑虑,给予家长心理支持与辅导,提供有关的教养资料、知识和技巧,让家长以明智的爱和积极而正确的态度与方法参与教育、训练精神发育迟滞子女,将有十分深远的意义与价值。

九、预防

导致人类致残的重要原因是精神发育迟滞,因此预防非常重要。具体措施包括:①加强孕期保健,避免母亲孕期不利因素,做好产前检查,避免妊娠合并症,避免病理分娩;②加强健康宣教,开展遗传咨询,禁止近亲结婚,适当晚婚晚育,避免高龄妊娠;③对新生儿进行遗传代谢病等筛查,对婴幼儿进行定期智力随访,做好儿童保健,避免导致该病的各种因素;④密切观察高危儿;对于可疑患儿,应早期发现、早期诊断、早期干预。

研究和防治精神发育迟滞的最终目标是预防。结合我国具体情况,主要致病因素有胎儿在宫内缺氧、新生儿窒息、产伤、颅内出血、核黄疸等,以及婴幼儿期中枢神经感染、中毒、颅外伤和出生前后严重营养不良。因此,加强母亲孕期、围产期和婴幼儿保健,可明显降低精神发育迟滞发病率,同时应特殊照管好早产儿、低体重儿与高危儿。①一级预防措施:做好婚前检查、孕期保健和计划生育;预防遗传性疾病的发生。②二级预防措施:定期检查婴幼儿,尤其定期访视高危儿等可疑儿童,做到早期发现、早期干预;及时对由于社会化或心理社会因素为主要原因的精神发育迟滞儿童进行强化教育训练;对各类精神发育迟滞儿童的情绪与行为障碍进行积极防治。③三级预防措施:减少残疾,提高补偿能力。主要帮助精神发育迟滞儿童克服困难,对他们的生活和行为进行咨询服务、辅导、特殊训练和教育。

第二节 学习障碍

1963年,美国教育心理学家科克提出学习障碍(learning disabilities,LD)的概念。他认为学习障碍是除了视、听觉障碍和智力障碍,儿童在语言、阅读、说话和社会交往技能方面的发育障碍。此后,学术界开展广泛研究,但不同的研究领域,有不同的研究宗旨,学习障碍的概念也不尽相同。现在,对于此概念较普遍的认识是:由学生智力之外的原因所引起的,使得其听、说、读、写、推理、计算等基本学习能力受损的严重学习障碍现象称为学习障碍。与正常儿童相比,由于注意广度受限,有的学生在"看图说话"时,只能观察到零散的、局部的、缺乏系统性的信息;有的学生则因为注意的紧张度不够,在听课时,较正常学生更容易被外界干扰;还有的学生不能很好地分配注意力,不能在上课时一边听课,一边思考问题,也跟不上老师讲课的速度。儿童学习障碍不仅是实施素质教育的一项重要内容,也一直是教育界、心理学界所关注的热点问题。近几年,国内外很多学者都研究和探讨了学习障碍问题,其研究成果也很好地运用到了教育实践中。学习障碍儿童在情绪、注意、行为和社会交往中都较一般儿童存在更多问题。根据研究,学习障碍儿童的心理健康问题若得不到解决,对其学业的帮助通常很难取得良好的效果。

一、致病原因

目前还不清楚学习障碍的致病原因,尚处于探究阶段,多种因素综合作用的观点较为普遍,不但有个人生理心理方面的因素,也有家庭社会等环境因素;同时有先天因素,还有有后天因素;总之,造成学习障碍的原因是多方面的,是内外因素综合作用的结果。目前,一些关于儿童学习障碍原因的研究成果或认识如下。

(一)生理性因素

1. 儿童在胎儿期、出生时或出生后由于某种伤病而造成的轻度脑损伤或轻度脑功能障碍。
2. 儿童的父亲、爷爷或其他亲属中可见到学习技能障碍遗传的类似情况。

3. 身心发展晚于同龄儿童的发展水平　例如:感觉器官功能的缺陷或运动协调功能差;乳牙脱得慢、走路说话迟、个子矮小等。

4. 身体疾病　如孩子因体弱多病而经常旷课,导致所学的功课连续性间断,学习的内容不能连续起来,自然会导致学习障碍;也有的孩子上课小动作多或存在注意缺陷而不能集中注意力,也会导致学习障碍。

（二）环境因素

1. 不良的家庭环境　儿童从小就得不到父母充分的爱,尤其是缺乏母爱,例如父母长期在外工作或家庭成员关系紧张等原因。

2. 在儿童早年生长发育的关键期,未给予丰富的环境刺激和教育,缺乏良好的教养。

3. 厌学情绪的产生　由于父母望子成龙心切而拔苗助长,不按儿童的身心特点进行教育,常在教育的内容、方式、方法上违背教育规律,如学前儿童小学化,小学儿童初中化等。此外,厌学情绪的产生原因还有父母不愿提供帮助的态度、非建设性的儿童管理模式、对儿童缺乏支持或鼓励、对儿童的期望和儿童能力之间的不对等因素。

（三）营养与代谢因素

近来有研究表明,儿童学习障碍与营养代谢相关,如某些微量元素缺乏或膳食不合理、营养不平衡可影响智力发育。过去认为碘摄入不足影响儿童智力,锂元素影响儿童的性格特征,进而影响学习。还有研究表明学习障碍儿童中微量元素锌、铜的含量明显低于正常儿童,而铁也是影响学习成绩的重要因素。

（四）心理因素

过去认为儿童学习障碍与心理因素密切相关,近来大量研究得以进一步证实,学习障碍儿童存在普遍的心理问题。①学习障碍儿童普遍学习动机水平低,学习动力不足,学习兴趣差,情绪易波动,存在意志障碍、认知障碍、自我意识水平低等。②心理社会动机缺陷,如行为不端、不顺从、依赖。③其他行为问题,如退缩、抑郁、心理和躯体主诉。④社会技能缺陷和社会知觉不良、自尊感低、主动性差或毅力不坚定等。

二、学习障碍分类

综合已有研究资料,可将儿童学习障碍归为四种主要类型:书写障碍、阅读障碍、数学障碍和交往及注意力障碍。其中,前三种属于认知方面的障碍,后者属于社会性发展方面的障碍。

（一）书写障碍

书写障碍,又称书写困难,也称书写缺陷或视觉-动作整合困难。有研究发现,许多学习障碍儿童在精细动作能力上发展不足,造成了不同的书写困难。此类患儿缺乏主动书写意识,动手能力差（如不会使用筷子、穿衣系扣子笨拙、握持笔困难、绘画不良）,其次写字丢偏旁部首或张冠李戴、字迹潦草难看、涂抹过多、错别字多等。视觉-运动能力较差,因此他们不能很好地完成书写、临摹和图形旋转任务,在完成需要眼-手协调的任务时也常出现问题。有教师注意到,他们所写的作文篇幅较短,同时也不愿复习拼写、标点和语法来提高写作水平。学习障碍儿童典型的书写困难一般有如下表现:

1. 握笔姿势不正确　手指过于接近笔尖或远离笔尖;只用示指来运笔;纸的位置不正确,如常移动或放得太过倾斜等。

2. 书写姿势不正确　身体与桌面的距离太远或太近;手臂太贴近身体或远离身体。

3. 力量控制不当　笔尖用力过重,常折断笔尖或戳破纸张;肌肉过于紧张、手指僵硬、运转不灵活,长期书写使指头酸痛;此外,力量不够,会出现握不住笔或笔道太浅。

4. 写字不均　对单个字的字体缺乏理解,该大的不大,该小的不小,如"吃"的左右两部分写得一样大,就变成了"口乞";字与字大小不一,粗细不等。

5. 字间距不当　每个字的组成部分之间距离太远,如"明"的左边部分与右边部分距离太远,写成"日月";字与字之间距离太大或太小。

6. 笔顺不正确　不遵循笔画顺序,如"国"字,先封口,再写里面的"玉"字;把一笔分成两笔,或把几笔连成一笔。

7. 字迹潦草　字结构不清,东倒西歪,不成比例;没有笔画,横不像横,竖不像竖,信手乱涂,有时连自己也认不出写的是什么。

8. 混淆字　特别是在写拼音字母或数字时,常混写 6 与 9、5 与 2、b 与 d、p 与 q 等。

(二) 阅读障碍

阅读时,常出现增字漏字、语塞或太急、字节顺序混乱和漏行等现象;其次阅读和书写时视觉倒翻、不能逐字阅读、计算时位数混乱和颠倒等;默读不能专心,常用手指指行阅读;可整体读出英语或拼音,但不能分读音节;读组词时不能提取相应的词汇,对因果顺序表达一般,并且命名物体困难。在学习书面的基本单词上存在困难,尤其是那些发音不规则的和必须记忆的词语,或者表现出独特或怪癖的阅读方式,如反转(将 b 读成 d)、换位(将词语语序颠倒)或遗漏(漏掉音节或字词)等。

1. 阅读习惯方面　阅读时常动作僵硬,伴有皱眉、咬唇、侧头阅读或头部抽搐等行为;其次迷失位置,找不到开始阅读的地方;存在阅读离书本或进或远的错误姿势;除此,以哭泣或其他不当行为来拒绝阅读。更有甚者,可表现为捶头、抓狂等过激行为。

2. 朗读方面　不能正确流畅的阅读文章,例如常常省略句子中的某一个字或某几个字,任意在句中加字或将句中的字以其他字替换,以及将词组任意颠倒;并且在不适当的地方停顿,声音尖锐,喘气声音很大等问题。

3. 回忆方面　首先对于基本事实的回忆存在困难,无法回答文章中有关时间、地点等基本事实的问题;而且对序列回忆也存在困难,无法按故事情节的先后顺序来复述故事;同时还有主题回忆困难,无法说出所阅读内容的主题。

4. 理解技能方面　逐字理解有困难,不能正确说出文章中的有些细节和特定信息;理解性技能差,不能从阅读材料中得出结论或比较观点之间的差异、也不能把新的观点与学习过的观点综合起来;其次,评论性理解技能不足,无法将阅读材料与自己的生活结合起来,以及分析作者的意向和信念,并将阅读材料互相比较。

5. 阅读策略的运用方面　难以划出重点、认识阅读材料的性质和划分段落等。

(三) 数学障碍

数学障碍的核心体现在数学计算和数学推理能力差,包括不能很好地命名数量或数字,不能很好地列举、对比和处理对象,不能很好地阅读和书写数学符号、理解概念和心算操作以及进行计算等。学习障碍儿童在数学学习上的障碍主要表现在以下几个方面:

1. 阅读与书写数字困难　在读和写时,容易混淆数字,如把 5 与 2,6 与 9 等相混淆。

2. 数数困难　在大声数数时,常会遗漏一些数字;序数理解存在困难,如不知道一周中的第二天是哪一天;不能正确地按一定的要求完成数数,如不能按要求数出班上穿红裙子的女孩、要求顺序从 1 数到 30 但不能数含有 4 的数和 4 的倍数时。

3. 数位困难　不能理解数位概念,即不能理解相同的数字可以在不同的数位上可表示不同的值,继而影响到进退位的加减法运算;如 4,在个位上时表示 4,在十位上时表示 40 等。

4. 计算技能不良　不能很好地辨别运算方法,常出现混淆;对运算法则的掌握欠佳,不会退位减或进位加;同时存在省略运算步骤的现象,如除法运算时省略了余数等。

5. 问题解决缺陷　有些儿童由于语言技能缺陷或缺乏分析和推理能力,而造成解数学问题和应用题时产生困难。

6. 空间组织困难　把数字颠倒或反向,如 71 读成 17;以及在运算过程中数字的位置排列发生错误,如 54-36=22。

(四) 交往障碍及注意力障碍

学习过程中不能集中注意力,同时社会交往能力较差,很少主动与人交往。由于不善于表达自己的观点和看法,加之学习成绩不佳等原因,经常遭到同学的嘲笑和捉弄;使得他们容易被激怒,爱发脾气,鲁莽冲动,甚至与同学发生冲突。

三、临床表现

儿童学习障碍的表现是多种多样的,有些儿童出现阅读困难,例如说话不流利;课文读得很慢,并经常读错或忘记自己读到哪里；不能很好地记忆自己所学的内容，即便很努力。而有些孩子则表现为对文字接受困难，一个字即使重复多次也很难记住，他们最不情愿参与默写和认字，即便照着写也很难正确书写。还有些儿童表现为对数学感到吃力，连最基本的加减乘除也不能很好地运用。除此之外，学习障碍儿童还可能会伴有注意力不集中、好动等多种问题。有的孩子学习成绩差被归结为"智商低""不用功"；其实造成学习障碍的原因是多方面的，且很复杂。研究表明，在校生中大约有 5%~10% 的学生属于学习障碍儿童，常见表现如下：

做事不能集中注意力，不能做到有始有终，无时间观念和任务感，学习上懒惰、拖沓、缺乏举一反三的能力，无良好的学习习惯和学习方法，易形成习惯性懒惰和自慰心理。社会适应能力差，凡事都要依靠别人。

学习态度不正，目的不明确，缺乏热情和自制力，表现出一种漫无目的的学习倾向。不能坚定和落实自己的学习动机，常表现出"两天打鱼，三天晒网"的学习状态；不能将自己学习的个人意义同社会意义相统一。

小动作过多，出现问题行为，不易与同学建立良好人际关系，表现出寻求反面心理补偿及逆反心理和情绪对抗。对自己缺乏信心，对外部事情缺乏兴趣与求知欲，常感到自卑、抑郁等；久而久之，做事易受情绪影响。

四、治疗

应根据儿童的年龄、类型、程度、临床表现以及心理测评结果来制订治疗方法。一般原则是以接纳、理解、支持和鼓励为主，从而改善患儿不良的自我意识，增强其自信心和学习动机；进而根据他们的认知特点，采取有针对性的教育治疗，并尽可能取得家长与学校的配合。目前，治疗学习障碍儿童的方法很多，但得到公认有效的方法主要是教育疗法、药物疗法和精神（心理）疗法，综合应用效果更佳。实施矫治时应坚持个别化原则，要及时进行效果/心理评估，以调整后期训练，取得更好的疗效。

（一）选择适宜的治疗或训练方法

由于这类儿童存在错误的自我认识，并易放弃等特点，因此要根据其认知特点及发展水平制订个性化教育治疗计划；首先，要接纳理解，给予他们足够的自信心，以防自卑心理的产生，尤其关注其易感失败的地方；其次，忌高起点、超负荷的训练，并寻求综合治疗，力争家庭和学校的双面协调，始终要求父母的参与和介入。最后切忌急于求成，遵守学习障碍儿童治疗的生理规律。

（二）早期诊断与治疗

其目的在于防止这类儿童因基本学习能力的欠缺而出现丧失自信、自我评价低，继而出现继发性情绪障碍。尽早了解生育史中异常的儿童，及时对这类儿童进行发育评价和平衡性运动训练，并且对那些高危儿童（如早产低出生体重儿、难产儿、有高烧痉挛史儿童、癫痫儿童、产伤史儿、气质难养型儿童等）的家长及时进行咨询指导。

（三）在学校或家庭开展矫治训练

1. 手眼协调训练　如划消实验、触觉辨认训练、电脑操作训练、手语训练、视动训练、书法训练、运动等。

2. 视觉分析训练　半视野速示训练、Neker 立方图辨认、点状图定位训练、结构图辨别训练、重叠结构辨认、方向辨认训练、物体体积面积判断训练等。

3. 结构化训练　如知觉训练、视觉理解训练、电脑训练、书写训练、意义理解训练、正确发音训练、注意力（自控）训练等。

4. 感觉统合训练。

（四）医疗保健机构的干预方法

医疗保健机构的干预常规程序包括：①制订个别教育计划（individualized education program，IEP）；②进行个别指导计划；③在普通学校建立特殊教育班级；④时间概念的教育训练；⑤中期效果评估等。

具体矫治方法包括：①感觉统合法；②行为疗法；③正负强化；④游戏疗法；⑤社会技能训练；⑥理解规则训练；⑦结构化教育训练等。

目前，尚无特殊的药物治疗，通常给予促进脑功能、开发智力类药物，包括吡拉西坦（脑复康）、盐酸吡硫醇(脑复新)等口服治疗;并注意缺陷多动者可口服盐酸哌甲酯(利他林)、苯异妥英等中枢兴奋剂;伴有冲动和攻击行为者则可给予卡马西平或小剂量抗精神病药物治疗;亦有报道称可服用大剂量维生素和补充铁、锌等微量元素,但对其疗效尚未有明确定论。应加强防止儿童铅中毒及避免食用含添加剂、色素以及防腐剂类的食品。

(五) 运动治疗方案

若被诊断出有读写困难、动作协调困难、注意力缺失过动症或相关症状,很可能就是小脑发展迟缓。

导儿运动方案是直接针对造成学习障碍的问题根源——小脑发育迟缓,以运动刺激小脑的自动化机制,改善脑部管理阅读、书写、注意力、动作协调等特定区域的状况,并且一旦改善后,就不会退步,这种脑部生理特性改变的可能性,称为"脑神经细胞的可塑性(neuroplasticity)"。

五、预防

导致儿童学习障碍的原因复杂多样,很难做到防范一切致病因素。但已明确许多围生期的诱因,有些可做到提前防御。出生后如能早期诊断、早期干预,亦能得到"事半功倍"的效果。

第三节　注意缺陷多动障碍

> 聪聪是小学四年级学生,是家里的宝贝,但却很让爸爸妈妈头疼。天天喝可乐、雪碧,上蹿下跳没有一刻安稳,情绪不稳定、常常冲动任性、一不高兴就对家里的东西摔摔打打。在学校也是让老师头疼的问题小孩,上课注意力不集中、活动过多、手脚动个不停、需要老师多次课堂提醒;好捉弄人、常干扰或打断别人说话、自控力差、脾气暴躁、智商正常但学习成绩时好时坏、常常一件事情未解决又添新麻烦……因为这些,爸爸妈妈怀疑聪聪是多动症孩子。
> 问题:
> 聪聪是否真的是患有注意缺陷多动障碍呢?

注意缺陷多动障碍(attention deficit hyperactivity disorder,ADHD)又称为儿童多动症,多发生于儿童3岁左右,与同龄儿童相比,表现出明显的注意集中困难、注意持续时间短暂以及活动过度或冲动,且伴有学习困难、认知功能障碍的一组综合征。以注意不集中、活动量多且经常变换内容、冲动行为、唐突、不顾及后果为特征,属于破坏性行为障碍,患病率在1%~10%。通常起病于6岁以前,学龄前症状明显,随年龄增大而逐渐好转,少部分病例可延续到成年。临床统计发现男、女临床发病率为9:1,流行病学调查样本为4:1,女童常表现为注意力不集中和认知问题,而表现出攻击和冲动行为的不多,因此易被忽视。

一、病因

国内外学者虽然对多动症进行过深入的研究,但目前对其发病原因尚不清楚,以下几点可能是多动症的主要致病因素。

(一) 遗传因素

大约40%的多动症患儿的父母、同胞和其他亲属在童年也患过此病。同卵双生儿中多动症的发病率比异卵双生儿明显增高,多动症同胞比半同胞(即同母异父、异母同父)的患病率高,而且也高于一般孩子,均初步说明遗传因素与多动症的关系很密切。50%的抽动秽语综合征(常染色体显性遗传疾病)患儿同时患有多动症。

(二) 脑功能失调

若大脑额叶发育迟缓,可以影响对感觉和运动信息的分析、综合和调节。其中前额叶对维持注意、控制冲动、调节攻击和运动方面十分重要。研究表明,大约85%的患儿的致病机制是额叶基底核系统或尾状核功能障碍,这其中包括:①母亲孕期疾病,如高血压、肾炎、贫血、低热、先兆流产、感冒等;②分娩过程异常,如早产、难产、钳产、剖腹产、窒息、颅内出血等;③生后1~2年内,若患儿中枢神经系统有感染、中毒或脑外伤,发生多动症的概率将会更高。且脑影像技术已证明:有儿童多动症病史的青年人有皮层的萎缩现象。

(三) 脑神经递质数量不足

脑内神经递质(如去甲肾上腺素、多巴胺)浓度降低,可使中枢神经系统抑制活动的能力降低,使孩子变得多动。而治疗多动症的药物,其化学结构与去甲肾上腺素相似,服药后,通过各种途径,增加去甲肾上腺素的含量,可使患儿的动作减少。DRD4基因突变使其对多巴胺的敏感性下降,而DAT1基因突变则加速了多巴胺的消除速率,使多巴胺在与神经元上的受体结合之前就被清除,从而导致脑内输出-输入环路的异常,即多巴胺等中枢神经传递介质的不足容易导致小儿活动度、警觉度、心境、认知等外表行为的异常。

(四) 环境与教育因素

近年来,许多独生子女家长"望子成龙"心切、教育方法不合理、早期智力开发过量以及学习负担越来越重,导致外界环境的压力远远超出了孩子们的能力承受范围,这也是目前造成儿童多动症(注意力涣散、多动)的原因之一。此外,家庭结构过于松散、矛盾冲突较多、父母养育孩子的方式更偏向拒绝、过度保护等,也都是诱发儿童多动症的因素。

(五) 饮食习惯

研究发现,多动症与儿童饮食中氨基酸的含量有关。儿童摄入含有过多酪氨酸或色氨酸的食物,如驴肉、鱼片、干贝、奶酪、鸭掌、猪肉松、腐竹、豆腐皮等,均有可能诱发多动症。儿童摄入含有过多调味剂、食用色素和水杨酸等化学物质也可能诱发该病。此外,儿童摄入过多的含铅食物也会导致多动。临床检测可发现多动症孩子血中维生素、铁、锌等微量元素缺乏,而血铅含量过高。

二、临床表现

多动症儿童的核心问题在于自控能力差,主要表现有以下四个方面。

(一) 活动过多

患儿多动兴奋,高度喧闹,喜爱危险游戏、不爱护玩具和公共财物、好动不安。多动症孩子不论在何种场合,都处于不断活动的状态,如上课不断做小动作,敲桌子、摇椅子、切橡皮、撕纸片、拉同学的头发、衣服等。平时走路急促,爱蹦跳,轮流活动时迫不及待,经常无目的地乱闯、乱跑,手舞足蹈而又不听劝阻。他们经常不避危险,举止大胆,尤其情绪激动时,可能会出现不良行为,比如说谎、偷窃、斗殴、逃学、玩火等。喜打架斗殴,常称王称霸。

其多动具有下列特点:

1. 与年龄发育不相称的活动过多　在婴幼儿期和学龄前期就会出现。婴儿期表现为爱哭、易激惹、手足不停地舞动、兴奋少眠、难以养成有规律的饮食和排便习惯。而在会走路后活动明显较正常同龄儿童增多,且除了睡眠时间外,很少有安静的时刻。在幼儿园时,常常不守纪律、好喧闹和捣乱,玩耍也无耐心,同一个玩具玩一会就会换。

2. 多动症状无明确的目的性　动作杂乱无章、并不停地变换。因而其行为动作多有始无终、缺乏完整性,从而显得支离破碎。如在课堂上小动作不停,一会儿玩玩具、一会儿用笔或小刀在课本上或书桌上乱刻乱画、鬼脸逗周围同学发笑、招惹是非、敲桌子、吹口哨、离开座位在教室里乱跑。完全不遵守规则,对周围造成了很大的干扰,在生活中做任何事情也都是虎头蛇尾,难以善始善终。

3. 多动行为常不分场合、不顾后果、难以自控　因其行为常带有破坏性、危险性,所以易发生意外事故。如在家翻坛倒罐,对玩具、文具任意拆散丢失毫不爱惜,对老师、家长的批评置之不理、屡教屡犯。参加游戏活动不能耐心等待轮换,要么选择插队,要不就是弃而不做。喜欢往高处爬、翻越栏杆、会在行驶的车辆前突然横穿马路,不会游泳却任意下水,做事情总是心血来潮、不计后果,想到什么就做等。

(二) 注意力不易集中

多动症孩子的注意力很难集中,或注意力集中时间短暂,不符合实际的年龄特点,如上课时,常东张西望,心不在焉,或貌似安静实则"走神""溜号",听而不闻。儿童在做作业时,会常常边做边玩,随便涂改,马虎潦草,犯错也较多。不能集中注意力做一件事,做事没有结果,虎头蛇尾。

ADHD 儿童的注意力不集中具有下列特点:

1. 被动注意力占优势、主动注意力不足 主要表现在上课时注意力不集中、常开小差。对老师的提问茫然不知或答非所问、做作业常因外界无关刺激而受影响,平时做事也是丢三忘四(主动注意力不足)。但对有趣的电视节目、书刊、新奇的游戏等则会注意力高度集中或相对集中注意力(被动注意占优势)。在重症 ADHD 儿童中,无论主动或被动注意力都明显不足。

2. 注意强度弱、维持时间短暂、稳定性差 完成某项任务除需主动注意外,还需要相应的注意强度和时间。ADHD 儿童的注意力无法高度集中、注意时间短暂。如正常 10~12 岁学生可以保持 40min 的专心听课时间,而 ADHD 儿童则很难做到,极易疲劳和分散注意力。

3. 注意范围狭窄、不善于分配注意 正常儿童为完成某项任务能在同一时间内清晰的掌握要注意的对象及数量。如做作业时大脑要考虑问题、眼睛要看书中内容、手要写出答案、字要写在规定大小的地方,就好像汽车驾驶员手要掌握方向盘、脚要控制车速、眼要注视前方、耳要注意听周围声响一样,合适地分配自己的注意力。而 ADHD 儿童则很难抓住注意对象的要点和重点,且注意范围狭窄。如做作业容易漏题、串写、马虎潦草、计算中出现不应有的低级错误、无法按时完成作业等。

(三)学习困难

有些患儿还有认知功能障碍和空间定位障碍。比如对逃学、偷窃有成瘾倾向。多动症孩子由于注意力不集中,上课听讲容易溜号,对教师布置的作业未听清楚,以致做作业时,常常发生遗漏、倒置和理解错误等情况。这类孩子考试成绩波动较大,到 3~4 年级时,可能会出现留级的情况。但是患儿的智商正常,若课后能抓紧复习、辅导,可赶上学习进度。他们的学习困难具有下列特点。

1. 学习成绩波动性 ADHD 儿童可在老师、家长严格的帮助下提高成绩。由于 ADHD 症状的存在,稍一放松学习成绩又会明显下降、成绩不稳定,好坏差距较大。

2. 学习成绩随升入高年级而逐渐下降 ADHD 儿童在低年级时由于学习内容较浅、易于掌握,学习成绩还可以,学习困难的症状不太明显。一旦升入高年级后,学习内容的难度加大,ADHD 症状的持续存在导致患儿难以收到良好的学习效果,所有科目成绩均会逐渐下降。

3. 学习或考试常常出现如上述描述的不应出现的"低级错误"。

(四)冲动任性

多动症儿童往往因为自控能力差、冲动任性、不服管束常惹是生非。当玩得高兴时,又唱又跳、情不自禁,得意忘形,而当不顺心时,容易激怒、好发脾气。这种喜怒无常,冲动任性,常导致同学和伙伴害怕他、讨厌他,选择远离他。多动症儿童也常常因此而不易合群,久而久之可能造成逆反心理,常常发生自伤与伤害别人的行为。

此外,患儿还有神经系统的体征(快速轮替动作不协调、指鼻实验阳性等)和脑电图的异常改变。当患儿做某项协调、精细动作时,常显得笨拙而不协调。这些阳性体征往往缺乏神经系统的定位、定性意义。在一些正常儿童中也可能出现,但随年龄增长会逐渐消失,这与麻痹、瘫痪等硬性神经系统体征不同,所以称"软性神经症"。软性神经症有 20~30 多种,常使用的检查方法有指鼻、翻手、对指试验等。约有 67.5% 的 ADHD 儿童可以有 1~2 种软性神经体征阳性,软性神经体征阳性可作为诊断 ADHD 的参考指标。

三、治疗

对于 ADHD 儿童而言,首先需要选择最能代表患儿当前状态的症状(如注意力不集中、冲动等),然后进一步界定问题,明确患儿是否具备 ADHD 的主要特征,需与感觉统合失调鉴别开。接着为解决靶问题而制订治疗的总目标和分目标。分目标是实现总目标的一系列具体可行的量化步骤,如确认给患儿带来最大困难是哪些 ADHD 的行为、列出 ADHD 行为的坏处等,然后有针对性地制订干预方案(如采取自我控制、角色扮演等来控制冲动行为等)、提高诊断水平,对问题行为进行准确评估、根据不同的患儿制订具体、简明、富有个性的治疗方案。

（一）心理支持

采用发泄、解释、鼓励、安慰、暗示等方法，与患儿和家长进行思想交流，让他们倾诉患病后的感受和委屈、帮助他们分析原因和解决这种问题，多多鼓励他们，让其树立信心，纠正不良行为。心理支持对改善患儿情绪障碍、自尊心不足和人际关系紧张等症状有很大的帮助。

（二）行为矫正

培养多动症孩子合理的作息习惯。对多动症儿童，家长可以设立合理的作息制度，养成良好的生活习惯，保证充足的睡眠时间，并留心生活中的细节。比如吃饭时不边读报边吃饭、晚上不迁就他看电视或玩电子游戏到很晚。因为对孩子来说，从小日常生活习惯的训练可以加强组织性，培养孩子遵守纪律的习惯，对他们在学校中适应集体生活、上课时集中注意等有很大的帮助。

对多动症孩子立的规矩既要简单，也要明确。如对于冲撞同学的鲁莽行为、上课时东张西望、顽皮、多动行为等应明确提出要求。对他们的攻击性行为或破坏性行为，应像对待正常儿童一样，严厉予以批评制止，不能置之不理，但应注意不要给他们定过多的清规戒律，因为他们比一般儿童更难接受这些过于繁琐的教条。条条框框太多，会使他们感到不知如何才好，最后导致孩子所有规律都不遵守，达不到教育的目的。

对多动症孩子，安静、守纪行为可以给予适当的鼓励。对于这类儿童，教师和家长应根据他们的爱好，帮助他们逐步培养静坐、集中注意力的习惯，如听故事、看图书、画画、弹琴等，每天逐步延长时间，但内容要集中，不可太杂，以免分心。对于表现好、能安静、守纪的行为，应及时表扬，予以强化。在有条件的学校，对这类儿童宜单独开班，每班最多 10 来个人，教学环境要特别安静，老师应有丰富的教学经验以及儿童心理学知识，并要有足够的耐心与同情心，课桌最好采用两边遮挡式的，按"一"字排开式摆放（减少无意注意），往往可收到较好的效果。

为减少多动症孩子过多、过密的活动，提高他们的注意力，老师可以在讲课时请孩子将手坐在屁股下面，通过晃动腿或脚（逐渐过渡到动脚指头）的方法代替手的活动，从而达到控制双手、预防多动的目的；可以要求学生写作业时轻声读出正在写的内容——自我陈述训练。这样保证孩子视觉、听觉、运动觉等感知通道都处于繁忙之中，消耗更多能量、无法顾及其他而达到抑制多动、自我关注的目的；在对多动症孩子讲话或布置任务时可以用手扶着他的头或肩膀，或者拉着他的手，注视着他与他交谈。实践证明，一定的身体接触对引起其注意有辅助作用；平时如果孩子在一定时间内表现良好，家长或教师可以通过奖励口香糖的方法，用孩子的动嘴过程替代身体其他部位的多动，既能达到抑制也能得到奖励。

（三）社会技能和躯体训练项目

ADHD 儿童大多数有人际关系问题，鼓励他们多参与集体活动，尽可能让他们与有同情心的伙伴多接触，为他们提供适宜的社会生活环境，同时有目的、有计划地让患儿做一些有助于培养主动注意能力的训练、游戏和体育活动。如每天定时定量的作业测试、适合的体育活动等，通过这些活动，使他们的自我控制能力、协调运动、主动注意能力增强，重新建立自尊心。近年来开展的感觉统合训练也能够增强 ADHD 儿童的自我控制能力。

（四）运动治疗

应对多动症孩子过多的精力给予出路。多动是儿童神经化学物质传递异常的表现，其根本原因在于早期运动不够、能量释放不足，如果给儿童一定的时间和空间任其自由运动，让其宣泄能量，儿童必然会安静下来。多动症儿童极其好动，有使不完的精力。故应有目的地组织他们参加一些消耗精力的活动，如跑步、打球、登山、游泳等各种强体力的活动或体力劳动，尤其是感觉统合疗法中的一些高强度刺激训练，使其旺盛的精力有方式发泄。但对他们在室内追追打打等游戏应予以劝止。对儿童而言，静和动是守衡的，越是限制动，越会多动，动足够了就必然有安静的过程。

在游戏方面，教师和家长可以与孩子一起玩在背上写字的游戏：在孩子的背上（隔着单衣）、手心、手背等部位写字，让他猜猜写的是什么，使孩子高度集中注意力，这样可以减少多动现象；还可以和孩子一起经常玩一些促进中枢神经协调发展的游戏，如玩"木偶人"的游戏，四目相对，比赛看谁先笑（比自制力和面部表情控制）；学习擦桌子、扫地等需要顺序和耐心的家务活；练习"你拍一、我拍一"的游戏；"一枪打四个"的游戏；"拍手拍腿"的游戏；"小狗翻墙"的游戏；穿针、拣豆子、穿珠子、搭积木、剪纸、用筷子夹玻璃珠、玩塑料插片、插图、走迷宫等。由于这些游戏本身需要非常集中的注意力、毅力与恒心才能做到,所以它们对于培养幼儿的注意力(尤其是有意注意)、意志力、恒心等品质,能起到很好的效果。

游戏一:找数字

内容:在一个16~25格的正方形图案中,写出数字1~25,然后要求游戏参与者用手指按顺序找出数字1~25,并记录时间,越快越好。

方式:

1. 和孩子轮流找,比赛速度。

2. 和孩子交替找,孩子找1,妈妈找2,孩子找3,以此类推,不可以有停顿,停顿者受罚。

3. 格子里的内容可以不断变换,大大小小的数字、英文字母、各省会名称按照由南向北的顺序排列、把一堆水果名称按照首字母顺序进行排列等。家长可以根据孩子的年龄段、学校里的学习内容、孩子的知识面以及孩子感兴趣的话题等不同方面来变换游戏内容,尽量保持和利用好孩子的好奇心和挑战心理,以达到训练的目的。

游戏二:扑克牌

内容:取三张不同的扑克牌(去掉花牌),随意排列于桌上,牌面向上。让孩子自己选取一张要记住的牌,如红桃6。然后将三张牌倒扣在桌面上,家长随意变换三张牌的位置,让孩子说出红桃6现在的位置。若说对了,双方交换角色继续游戏。若说错了,就要接受处罚。

方式:

1. 刚开始游戏时,速度要慢一些,让孩子有一个适应的过程。慢慢地加快倒牌的速度,增加难度。

2. 当这个步骤对孩子已经不构成难度的时候,可以把游戏升级成记住三张牌,并在倒牌之后正确指出三张牌的位置。

3. 另一种升级方法:增加牌的数量。

游戏三:乒乓球

内容:这是一个干扰注意的游戏。把一个乒乓球放在球拍上,要求孩子端着球拍绕桌子走一圈,不能让球掉下来。在走的过程中间,家长可以在边上进行干扰,但不能碰到孩子的身体。可以一会儿拍手跺脚,一会儿大喊大叫,可以开着电视,播放孩子比较喜欢的动画片,可以不停地说"掉了!掉了!"等等。孩子可能会乐不可支,但又必须保持镇定和注意力集中以完成游戏。

如果上述方法反复综合使用仍不奏效时,证明孩子中枢神经系统方面有病变,应在医师的指导下配合药物疗法。

四、疾病预防

主要是避免各种可能的致病因素,对于在婴幼儿和学龄前期就有爱哭、少睡、注意力分散、活动过多、冲动任性、倔强等症状的孩子,在进行心理行为矫正的同时,还应进行提高主动注意能力的早期训练,这有助减少或减轻日后ADHD的发生。此项训练可以在每天固定的时间(如晚自习时间),在无任何外界干扰的环境下(如关掉电视、不接电话等),与患儿一起进行有针对性的学习活动,如看图识字、识别几何图形和颜色、学习简单的计算和画画、学儿歌、讲故事、做手工等。训练的时间和内容应该与小儿年龄和发育水平相适应。从患儿能自我控制保持主动注意力的最短时间开始,一般需经3~4周时间,当形成习惯,建立起良好的条件反射后,再逐渐延长每天的训练时间。如能坚持至学龄期,孩子的自控能力、主动注意力就会有明显提高。且对于小儿学习兴趣、毅力以及求知欲等非智力因素的培养有帮助。这与托幼机构教育的最大不同就是单个教育,容易排除外界的干扰,以保持其主动注意力,且可充分了解训练效果,增进家长和孩子的感情交流。在食物治疗方面,要认真分析孩子的食谱,对儿童的行为进行记录,找出引起儿童多动的食物,如过量高蛋白、脂肪、糖类、西红柿、橘子、苹果等含甲醛、水杨酸类食品;含防腐剂、色素、膨化剂、激素、香精、咖啡因等有害儿童神经系统健康的休闲食品、含亚硝酸盐的腌制食品、油炸食品、烟熏食品、各种饮料等。严格控制孩子进食此类食物。同时注意适当增加蔬菜、谷类等食品的比重,尽量多吃绿色食品,及时补充孩子的维生素等。

第四节　孤　独　症

孤独症(autism),也被称作孤独性障碍或自闭症,是广泛性发育障碍(pervasive developmental disorder,PDD)的代表性疾病。它是一种发生于儿童期的严重神经精神发育障碍。精神疾病的诊断和统计手册(diagnostic and statistical manual of mental disorders)把 PDD 分为以下五种类型:孤独性障碍、Asperger 综合征、童年瓦解性障碍、Retts 综合征和未特定的 PDD。这五种类型中以孤独性障碍和 Asperger 综合征较为常见。据相关报道显示,孤独症的患病率约为儿童人口的(2~5)/万人,男女比例约为 3 : 1~4 : 1,女孩症状一般较男孩严重。

在西方的资料中,美国医生 Kanner(1943 年)首次报道了 11 例表现为与环境接触不良、刻板行为、拒绝任何改变以及与人沟通困难、还伴有代词错用或乱语等异常的患儿。特征为:①严重缺乏与他人的情感接触,存在怪异的、重复性的仪式性行为;②缄默或语言显著异常;③高水平的视觉异常,空间技巧或机械记忆能力与在其他方面的学习困难形成对比;④聪明、机敏且具有吸引力的外貌表现。他命名为"情感接触的孤独性混乱",此后,孤独症这一病名一直保留到现在。

到 1978 年,Rutter 提出对于孤独症行为更为合理的解释应该是从出生到童年早期的发育障碍引起的。因此,可以认为孤独症是一种发育障碍,并且具有躯体性的、与父母抚育方式没有关联的特点。在此期间,Lotter 在 1987 年更明确了本症的三大类基本症状:社会交互作用、言语与交流和重复性活动,去除了 Kanner 诊断标准中关于"特殊技能和吸引人的外貌"这两项。此后,在 Lotter 的基础上,人们开展了广泛地流行病学调查研究。现在所普遍接受的"孤独症发病率(4~5)/万"是当时最重要的研究成果。

20 世纪 80 年代,关于孤独症的研究进入全新阶段。最早研究的学者更倾向于社会心理因素,他们的解释是:孤独症患儿的母亲或者说父母是冷漠不关心人的人,这导致婴幼儿在情感上远离父母,退回到自己的内心世界中去,因此孤独症是对一个冷漠的、危险的外部世界的逃避。Kanner 更是提出孤独症儿童的父母是"冰箱型的父母",但是随着研究的发现,人们逐渐抛弃所谓"父母抚养方式不当"的病因假说,从生物学领域探索孤独症的病因,并在临床症状的识别和临床诊断等方面将孤独症与精神分裂症彻底分开。Kolvin 的研究表明,孤独症与成年精神病性障碍,尤其是成年精神分裂症没有任何关系。1980 年出版的《精神障碍诊断与统计手册(第 3 版)》(diagnostic and statistical manual of mental disorders,third version,DSM-Ⅲ)首次将童年孤独症从精神分裂症中区分开来,称之为"广泛性发育障碍(pervasive developmental disorder,PDD)"。1987 年的 DSM~Ⅲ修订版进一步将其归属于发育障碍,命名为"孤独样障碍"。此后,随着对孤独症研究的深入,逐步认识到孤独症是一种在一定遗传因素作用下,受多种环境因子刺激导致的弥漫性中枢神经系统发育障碍性疾病。在此认识的基础上,开展了多方面的研究,但直至目前,仍没有任何一种假说能从根本上完美地解释孤独症的病因。

一、病因

儿童孤独症的发病机制尚不明了,但近年研究发现,孤独症与某些危险因素有关:遗传、孕期理化因子刺激、感染与免疫等。

(一) 遗传因素

在单卵双生子交互行为研究发现,单卵双生子中共患病率为 61%~90%,而在同性异卵双生子中共患病率低于 10%。在兄弟姊妹之间的再患病率,估计在 4.5% 左右。这些现象提示孤独症的发病存在遗传学基础。研究显示,某些染色体异常可能会导致孤独症的发生。目前已知的相关染色体有 7q、22q13、2q37、18q、Xp;某些性染色体异常也会出现孤独症的表现,如 47、XYY 以及 45、X/46、XY 嵌合体等。另一些由遗传因素引起的疾病,如脆性 X 染色体综合征、结节性硬化症、15q 双倍体和苯丙酮尿症等伴有孤独症的也不少见。

每年均有新的关于孤独症候选基因的报道。近年来新报道的孤独症候选基因有 clock、PRKCBl、CNTN4、CNTCAP2、immune gene、STK39、MAOA、CSMD3、DRD1、neurexin1、SLC25A12、JARDlC、Pax6。另

有研究报道,在汉族孤独症患儿中,*NRP2* 基因存在遗传多态性。繁多的候选基因提示了孤独症是一种多基因遗传病,也就是说孤独症可能是在一定的遗传倾向性下,由环境致病因子诱发的疾病。

(二)感染与免疫因素

20 世纪 70 年代就有研究发现,孤独症患儿可能存在免疫学功能的异常。孕妇患病毒感染后,其子代患孤独症的概率增大。后来数个研究均提示,孕期感染与孤独症发生可能有一定的关系。目前已知的相关病原体有:风疹病毒、巨细胞病毒、水痘 - 带状疱疹病毒、单纯疱疹病毒、梅毒螺旋体和弓形虫等。目前推测,这些病原体产生的抗体,由胎盘进入胎儿体内,免疫功能缺陷的个体易感染病毒而造成中枢神经系统永久性的损害,从而导致了孤独症的发生。

二、临床表现

儿童孤独症的核心症状是社会交往障碍、交流障碍、兴趣狭窄和刻板重复的行为方式。

(一)社会交往障碍

在婴儿期,患儿回避目光接触,对人的声音缺乏兴趣和反应,没有期待被抱起的姿势,或抱起时身体僵硬、不愿与人贴近。幼儿期间,孤独症患儿不能从自然人向社会人很好地转变,难以形成和发展对亲人的依恋关系,没有亲昵的要求和行为。而对待陌生人也没有明显的"陌生人焦虑"的表现。患儿不能遵守社会规则,不能建立伙伴关系,也不能进行正常游戏。缺乏象征性游戏是孤独症的早期征象之一。

学龄期后,随着年龄增长及病情改善,患儿对父母、同胞可能变得友好而有感情,但仍明显缺乏主动与人交往的兴趣和行为。虽然部分患儿愿意与人交往,但交往方式仍存在问题,他们对社会常情缺乏理解,对他人情绪缺乏反应,不能根据社交场合调整自己的行为。成年后,患儿仍缺乏交往的兴趣和社交的技能,不能建立恋爱关系和结婚。

(二)交流障碍

1. 非言语交流障碍　该症患儿常以哭或尖叫表示他们的不舒适或需要。稍大的患儿可能会拉着大人手走向他想要的东西,缺乏相应的面部表情,表情也常显得漠然,很少用点头、摇头、摆手等动作来表达自己的意愿。

2. 言语交流障碍　该症患儿言语交流方面存在明显障碍:①语言理解力不同程度受损;②言语发育迟缓或不发育,是最早被父母注意到的征兆,常被误认为是听力缺失,两三岁时还不会说话,或者在正常语言发育后又出现语言倒退;③言语形式及内容异常:患儿常常存在模仿言语、刻板重复言语,语法结构、人称代词常用错,语调、语速、节律、重音等也存在异常;④言语运用能力受损:部分患儿虽然会背儿歌、背广告词,但却很少用言语进行交流,且不会提出话题,表现于无意义、重复刻板的语言或是自言自语。

(三)兴趣狭窄及刻板重复的行为方式

该症患儿对一般儿童所喜爱的玩具和游戏缺乏兴趣,会对某些特别的物件或者活动表现出超乎寻常的兴趣,如车轮、瓶盖等圆的、可旋转的东西,并因此而表现出重复、刻板的行为或动作,如常用同一种方式做事或玩玩具,要求物品放在固定位置,出门非要走同一条路线,长时间内只吃少数几种食物等。或常会出现刻板重复的动作和奇特怪异的行为,如将手放在眼前凝视、重复蹦跳、扑动或用脚尖走路等。

(四)其他症状

有些孤独症可以出现"岛性"不寻常能力,即在普遍低下的基础上出现某一方面的功能特别活跃,甚至超出正常人的一些特殊能力,被称为"白痴天才"或"白痴学者",如特殊的机械记忆力、计算能力和特殊的专业知识能力。

三、诊断

应综合病史、躯体和神经系统检查、精神检查、辅助检查的结果予以诊断。诊断要点包括:①起病于 36 个月以内;②以社会交往障碍、交流障碍、兴趣狭窄及刻板重复的行为方式为主要表现;③除外 Rett 综合征、Heller 综合征、Asperger 综合征、言语和语言发育障碍等其他疾病。如患儿起病于 36 个月

之后或不具备所有核心症状,则诊断为不典型孤独症。现将DSM-Ⅳ孤独症的诊断标准介绍如下:

1. 在下列1、2、3三项中(共12小项),至少要符合6小项,其中包括1项中的2小项,2、3项中的至少1小项。

(1) 社会交往有质的损害,表现如下:①非语言性交流行为的应用存在显著损害,例如,眼对眼的对视,面部表情、身体姿势及手势等。②不能与同龄人交往。③不能自发地与别人分享欢乐、兴趣、成就等(例如对自己有兴趣的事物,不能带给或指给别人看)。④在社交与情绪上不能与人发生相互作用。

(2) 交流能力有质的损害,表现如下:①言语发育完全不发育或延迟,而不伴有想用其他方式(例如手势或模仿动作)代偿的尝试。②有一定说话能力者,在提出话题和维持谈话的能力方面也有明显损害。③使用刻板的或重复的语言或特殊的、只有自己听得懂的语言。④缺少与其年龄相应的自发的假扮游戏或模仿日常生活的游戏。

(3) 行为、兴趣或活动方面的局限的、重复的或刻板的格式,表现如下:①有一种或几种固定的、重复的、局限的兴趣,其程度和内容均属异常,且不易改变。②固执地遵循某种特殊的、没有意义的常规或仪式。③刻板重复的作态行为,如手指扑动或扭转、复杂的全身动作等。④长期持续的只注重事物的局部。

2. 3岁以前,在下列三个方面中,至少有一方面已有发育延迟或功能异常:

(1) 社交相互关系。

(2) 用于社交的言语。

(3) 象征性或想象性的游戏。

3. 以上症状不能用Rett障碍或儿童期瓦解性障碍(婴儿痴呆)来解释。

四、鉴别诊断

(一) Rett综合征

通常起病于7~24个月,仅见于女孩,起病之前发育正常,发病症状主要有头颅发育减慢,已获得的言语能力、社会交往能力等迅速丧失,智力严重缺陷,已获得的手的目的性运动技能也丧失,并出现手部的刻板动作(洗手样动作或手指的刻板性扭动)。病程进展较快,预后较差。常伴过度呼吸、步态不稳、躯干运动共济失调、脊柱侧凸、癫痫发作等疾病。

(二) 表达性或感受性语言障碍

患儿主要表现为语言表达或理解能力的损害,非言语交流较好,智力水平正常或接近正常(智商≥70),无社会交往的质的缺陷和兴趣狭窄及刻板重复的行为方式。

(三) 童年瓦解性精神障碍(Heller综合征)

通常起病于2~3岁,起病前发育完全正常,起病后智力迅速倒退,其他各种已获得的能力(包括言语能力、社会交往能力、生活自理能力等)也迅速衰退,甚至丧失。

(四) 精神发育迟滞

患儿言语水平虽不足但与其智力水平相一致,无社会交往的质的缺陷,无明显兴趣狭窄和刻板重复行为。但若患儿同时存在孤独症的典型症状和智力发育的迟缓,则两个诊断均需做出。

(五) Asperger综合征

有类似儿童孤独症的某些特征,女孩少见。无明显的言语和智能障碍,一般到学龄期7岁左右症状才明显,主要表现为人际交往障碍、刻板、局限、重复的行为和行为兴趣方式。

(六) 儿童精神分裂症

通常起病于青春前期和青春期,病前发育多正常,起病后逐渐出现幻觉、思维障碍、情感淡漠或不协调、意志活动缺乏、行为怪异等精神分裂症症状。

五、治疗

孤独症没有特效药物治疗。早期诊断、早期干预可以改善孤独症的预后,因此孤独症治疗一般认为是年龄越小、效果越好。世界各国尤其是发达国家建立了许多的孤独症特殊教育和训练课程体系。由于孤独症缺乏特效治疗,目前尚存在数以百种的另类疗法(alternative therapy),这些疗法缺乏循证医学证据,使用需慎重。少部分未经特别训练和治疗的孤独症儿童有自我改善的可能,部分疗法声称的疗效可能与此有关。20世纪80年代以前,孤独症普遍被认为属不治之症。自从1987年Lovaas报道采用应用行为分析疗法成功"治愈"9例孤独症儿童以后,世界各国(主要是美国)相继建立和发展起来了许多的孤独症教育训练疗法或课程,多数疗法或课程的建立者均声称自己的疗法取得了显著的疗效,但是一些疗法的疗效有夸大之嫌。儿童孤独症的病因至今尚未明了,目前还没有对每个患儿几乎都有效的特效治疗方法。

（一）治疗原则

1. 早发现,早治疗。治疗年龄越早,改善程度越明显。

2. 促进家庭参与,让父母也成为治疗的合作者或参与者。

3. 坚持以非药物治疗为主,药物治疗为辅,两者相互促进的综合化治疗培训方案。

4. 治疗方案应个体化、结构化和系统化。

5. 治疗、训练的同时要注意患儿的躯体健康,预防其他疾病。

6. 坚持治疗,持之以恒。

（二）常用治疗方法

1. 结构化教育 （treatment and education for autistic and communication handicapped children,TEACCH）是由美国北卡罗来纳大学Schopler建立的针对孤独症儿童的一种综合教育方法,是目前欧美国家获得较高评价的孤独症训练。主要是针对孤独症儿童在语言、交流以及感知觉运动等各方面所存在的缺陷而进行的针对性教育,主要目的是促进孤独症儿童对环境、教育和训练内容的理解和服从。课程根据孤独症儿童能力和行为的特点设计个体化的训练内容。训练内容包含儿童语言理解和表达、社交以及情绪情感、模仿、知觉能力、粗细运动、认知、手眼协调、生活自理等各个方面。注重训练场地的布置、玩具及其有关物品的摆放;注重训练程序的安排和视觉提示;注重在教学方法上运用语言、身体姿势、文字、标签、提示、图表等各种方法促进儿童对训练内容的理解和掌握;同时运用行为强化原理和其他行为矫正技术帮助儿童克服异常行为,增加良好行为。

2. 应用行为分析疗法（applied behaviour analysis,ABA） 采用行为塑造原理,以正性强化为主促进孤独症儿童各项能力发展。现代ABA技术逐渐融合其他技术并且更加强调情感人际发展。ABA是Lovaas在1987年发现,他在对19例孤独症儿童采用ABA疗法干预2年,结果显示有9例基本与正常儿童无异,其他儿童也均有好转,这一报道在当时引起了强大的轰动。在此之后的许多研究者重复了ABA,也获得了或多或少的成功。早期报道ABA对高功能孤独症有较好疗效,目前认为该疗法对各类广泛性发育障碍儿童均有很好的疗效。研究对象主要针对3岁左右的孤独症儿童。但是目前认为即使对于年龄较大的孤独症儿童,ABA仍然有很高的应用价值。传统上,ABA的核心部分是任务分解技术,典型任务分解技术有4个步骤:训练者发出指令、儿童的反应、对儿童反应的应答、停顿。具体包括:

(1) 任务分析与分解。

(2) 分解任务强化训练,在一定的时间内只进行某分解任务的训练。

(3) 奖励(正性强化)任务的完成,每完成一个分解任务都必须给予强化,强化随着进步逐渐隐退。

(4) 提示和提示渐隐,根据儿童的发展情况给予不同程度的提示或帮助,随着所学内容的熟练又逐渐减少提示和帮助。

(5) 间歇,在两个分解任务训练之间需要短暂的休息。

训练要求个体化、系统化、严格性、一致性、科学性。但保证治疗的同时也要注意强度,每周20~40h,每天1~3次,每次3h。

3. 人际关系发展干预疗法（relationship development intervention,RDI）和地板时光 随着对孤独症神经心理学机制的研究深入,心理理论缺陷逐渐被认为是孤独症的核心缺陷之一,所谓心理理论缺陷主要指孤独症儿童缺乏对他人心理的推测能力。患儿因此表现为缺乏目光接触、不能形成共同注意、不能分辨别人的面部表情,因而不能形成社会参照能力、不能和他人分享感觉和经验,因此不能形成与亲人之间的感情连接和友谊等。美国临床心理学Gutstein博士针对孤独症患儿显著的缺陷——社会性功能障碍,提出了"人际关系发展干预",这套治疗方法着眼于孤独症儿童人际交往和适应能力的发展,强调父母的"引导式参与"。运用系统的方法"触发"患儿产生运用社会性技能的"动机",进而使患儿发展和最终建立社会化关系的能力。经过近20年的探索,发展出了针对孤独症的6项共同缺陷:即情感参照能力、社会性调适能力、陈述性语言、灵活的思维方式、社交信息处理、前瞻和回顾能力的系统人际关系发展训练课程。活动由父母或训练者主导,内容包括各种互动游戏,例如目光对视、表情辨别、捉迷藏、"两人三腿"、抛接球等,训练中要求训练师或父母表情丰富夸张但不失真,语调抑扬顿挫。

与RDI相比,由Greenspan建立的地板时光训练体系也是以人际关系以及社会交往作为训练的主体,在地板时光训练中,教师或家长是根据患儿的活动和兴趣决定训练的内容,在训练中,父母或老师一方面配合孩子的活动,同时在训练中不断制造变化、惊喜、困难,引导孩子在自由愉快的时光中建立解决问题的能力,并进而发展社会交往能力,训练活动不限于固定的课室,而是在日常生活的各个时段。这样的训练对家长或教师的要求其实更高。目前这一方法在美国也获得较高评价。但与RDI的目的一致,是通过促进孤独症者的社会交往能力来最终提高他们的社会适应性,走向社会,走出孤独。

4. 感觉统合训练　是由美国Ayres创立,一开始主要应用于儿童多动症和儿童学习障碍的治疗,孤独症儿童普遍在感知觉方面有异常,所以更多地运用于孤独症儿童的治疗。该疗法主要运用滑板、秋千、平衡木等游戏设施对儿童进行训练,这样对于减少孤独症儿童的多动行为、增加语言等有一定疗效。除此之外,类似于感觉统合训练的疗法还包括听觉统合训练、音乐治疗、捏脊治疗、挤压疗法、拥抱治疗等。

5. 药物治疗　目前世界上尚没有专门针对孤独症治疗的特效药物,药物治疗主要根据临床症状进行对症治疗,以改善患儿的行为问题,利于培训的进行。但以下药物可能改善该症的部分症状,并有利于教育训练。具体包括:

(1) 抗精神病药:常用氟哌啶醇(0.5~4.0mg/d)、硫利哒嗪(12.5~50mg/d)、舒必利(100~400mg/d)。前两者可减轻多动、冲动、自语、自伤和刻板行为,稳定患儿情绪;舒必利则可改善孤僻、退缩,使患儿活跃,言语量增多,并改善情绪。以上药物均需从小量开始服用,根据症状改善情况和药物不良反应情况逐渐加量。目前尚有报道利培酮、奥氮平、喹硫平、阿立哌唑也可改善该症的部分症状,但此方面有待于进一步研究和探讨。

(2) 中枢兴奋药或可乐定:适用于伴有注意障碍及多动症状的患儿。用药方法参见第四章　第一节"注意缺陷与多动障碍"有关内容。

(3) 抗抑郁药:该类药可改善该症的刻板重复行为,改善情绪,并缓解强迫症状。可选用氯丙帕明(25~150mg/d)、舍曲林(25~150mg/d)、氟伏沙明(50~200mg/d)等。该类药也应从小剂量开始服用,根据症状改善情况和药物不良反应逐渐加量。

(4) 维生素B_6和镁剂:有研究报道大剂量维生素B_6和镁剂可能改善该症的部分症状,但此方面有待于进一步研究和确定。

(5) 改善和促进脑细胞功能药:参见本章第一节"精神发育迟滞"中有关内容。

6. 孤独症教育训练中家庭的作用　孤独症的教育训练中家庭的社会经济状况以及父母心态、环境或社会的支持和资源均对孩子的预后产生影响。父母需要接受事实,克服心理不平衡状况,妥善处理孩子的教育训练与父母生活工作的关系。化爱心、耐心、恒心为动力,积极投入到孩子的教育、训练和治疗活动中,并和医生建立长期的咨询合作关系。采用综合性教育和训练,辅以药物,孤独症儿童的预后可以有显著的改善,相当一部分的儿童可能获得独立生活、学习和工作的能力。在教育或训练过程中应该坚持3个原则:①异常行为的矫正;②对孩子行为的宽容和理解;③特别能力的发现、培养和转化。训练应该以家庭为中心,同时注意充分利用社会资源,开办日间训练和教育机构,在对患儿训练的同时,也向家长传播有关知识,是目前孤独症教育和治疗的主要措施。

六、预防

预防是降低孤独症出生风险的重要措施。在女性怀孕早期,即胚胎神经管形成和发育期,应避免滥用药,特别是抗癫痫类药物;避免病毒性感染;避开冷热温差变化较大的环境;避免重大精神刺激和创伤。

本章小结

　　本章主要讲述了儿童精神发育迟滞、学习障碍、注意缺陷多动障碍和孤独症的概念、病因、临床表现及治疗。其中需要学生重点掌握各种疾病的临床常见症状、体征及常用的治疗方案,为临床工作提供保障。本章内容在编写过程中参考了执业医师考试和研究生入学考试大纲的相关内容及要求,能够满足学生的考试需要。儿童精神心理障碍是临床常见疾病,给患儿、家庭和社会带来巨大痛苦,合理的临床康复治疗能在精神心理障碍的各种疾病治疗上取得较好疗效。

(蔡振存)

思考题

1. 儿童精神心理障碍常见的疾病有哪些? 如何防治?
2. 常用的孤独症教育训练疗法有哪些?

扫一扫,测一测

思路解析

第五章 神经系统疾病的康复

06章PPT

学习目标

1. 掌握:小儿神经系统常见疾病的概念、分型及临床表现、康复评定与康复治疗。
2. 熟悉:小儿神经系统常见疾病的病因、诊断与鉴别诊断、预防及预后。
3. 了解:小儿神经系统常见疾病的临床常规治疗方法及辅助检查。
4. 具有基本医疗思维与素养,能规范地开展各种小儿神经系统常见疾病的康复评定与康复治疗活动;对常见的小儿神经系统疾病能够做出初步诊断和鉴别诊断。
5. 能与患儿及家属进行沟通,开展健康教育;能与相关医务人员进行专业交流、团结协作,开展医疗工作。

第一节 小儿脑性瘫痪

病例导学

患儿,3岁,左侧肢体运动发育落后。患儿系第一胎第一产,孕34周产,出生体重2 500g,产后窒息约2min。新生儿期易哭闹,5个月会翻身,7个月会坐,1岁时发现左侧上、下肢运动不灵活而在当地诊断为脑瘫,未经治疗,语言、智力正常,现患儿左侧上下肢运动明显落后于右侧,呈拖曳样步态。

问题:
1. 该患儿需进行哪些康复评定项目?
2. 请为该患儿制订康复治疗方案。

一、概述

脑瘫是一种常见的儿科疾患,是导致儿童肢体残疾的主要疾病之一。随着围生医学、新生儿医学的发展,早产儿、低出生体重儿成活率提高,重症脑瘫的比率有增多趋势。脑瘫临床表现多样、发病机制复杂,使脑瘫的预防与康复治疗成为世界性难题。

(一)基本概念

小儿脑性瘫痪,简称脑瘫(cerebral palsy,CP),是指出生前至出生后一个月内在大脑发育时期由于各种原因所导致的非进行性、永久性的脑损伤综合征,主要表现为中枢性运动障碍和姿势异常,同时常伴有智力障碍、精神发育迟滞、癫痫、感知觉障碍、语言障碍、摄食障碍及其他障碍等。此病最早于

笔记

1935 年由英国骨科医生特利（William J.Little）提出，因此又称为特利病（Little disease）。

与儿童其他疾病所致瘫痪不同，脑瘫在婴儿期即可出现中枢性瘫痪和姿势异常。脑瘫患儿脑部的病理改变是非进行性的，应与脑肿瘤、退行性脑部病变和进行性疾病所致中枢性瘫痪相区别，也应与正常小儿一过性运动发育落后或发育不均衡相区别。脑瘫应包括那些脑部非进行性先天性疾病或先天畸形所导致的瘫痪。婴幼儿期的脑处于快速生长发育阶段，儿童时期的脑也在持续不断地发育，因此，脑瘫患儿的临床表现并不是静止不变的。

脑瘫核心内容为：大脑在生长发育时期受到损伤，病变是非进行性的，中枢神经系统的病变是永久性的，临床症状可随年龄的增长和脑的发育成熟而改变。

（二）发病率

脑瘫的发病率在世界范围内约为 1.5‰~4‰，在发达国家大约为 2‰~2.5‰。2012~2013 年我国对分布于不同地域的 12 个省（市、自治区）32 万 0~6 岁儿童进行调查，结果显示脑瘫患病率为 2.46‰；各类型脑瘫中痉挛型占 55.45%，不随意运动型占 9.28%，强直型占 2.25%，肌张力低下型占 14.05%，共济失调型占 6.27%，混合型占 12.67%。我国青海省脑瘫患病率最高，为 5.40‰，山东省最低，为 1.04‰。脑瘫患病率城乡差距不大，男性略高于女性。

脑瘫确诊的年龄因病情严重程度而不同，90% 的重度脑瘫儿童在 1 岁之前被诊断出来，而中度脑瘫只有 65%、轻度脑瘫只有 50% 能在 1 岁前被诊断。

（三）主要病因

脑瘫是以运动障碍和姿势异常为主的综合征，直接病因是脑损伤和（或）发育缺陷。根据脑损伤和脑发育缺陷的时间可划分为三个阶段，即出生前、围生期和出生后。追问病史，大约 70%~80% 的脑瘫发生于出生前或围生期。

1. 出生前因素

（1）母体因素：母亲孕期大量吸烟酗酒、母儿血型不合、精神刺激、用药不当、糖尿病、高血压、胎儿期中毒、子宫内感染、初产大于 35 岁或小于 20 岁等危险因素。

（2）遗传因素：近年来的研究发现，遗传因素对脑瘫的影响很重要。双胞胎同时患脑瘫、家族中已经有脑瘫患儿再发生脑瘫的概率偏高。

2. 围生期因素 脐带绕颈、胎位不正等原因造成宫内窒息缺氧、产程缺氧，多胎、早产、感染、低出生体重儿或巨大儿等患脑瘫的概率较高。

3. 出生后因素 新生儿吸入性肺炎、败血症、脑积水、呼吸窘迫综合征、胆红素脑病、脑部感染、低血糖症、脑外伤等都是脑瘫的危险因素。有资料显示，在我国脑瘫的三大高危因素为：窒息、早产、黄疸。

图片：儿童脑性瘫痪主要病因

（四）临床分型

1. 根据运动障碍性质分类

（1）痉挛型：为常见的类型，约占发病率的 60%~70%。病变位于大脑皮质锥体系，包括皮质运动区损伤，临床检查可见锥体束征，2 岁后病理反射仍呈阳性。病变部位不同，临床表现也不同。本型主要特征是牵张反射亢进导致的肌张力增强。主要为屈肌张力增高，表现为各大关节的屈曲、内收、内旋模式（图 5-1）。

1）痉挛型四肢瘫：牵张反射亢进是本型的特征，表现为四肢肌张力增高，上肢背伸、内收、内旋，拇指内收，躯干前屈，下肢内收、内旋、交叉、膝关节屈曲、剪刀步、尖足、足内外翻，拱背坐，腱反射亢进、踝阵挛、折刀征和锥体束征等。

2）痉挛型双瘫：症状同痉挛型四肢瘫，主

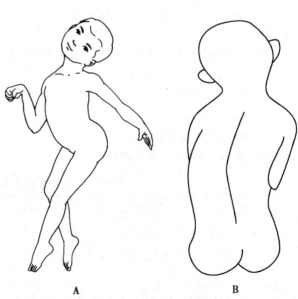

图 5-1 痉挛型脑瘫异常模式

A   B

要表现为双下肢痉挛及功能障碍重于双上肢。

3）痉挛型偏瘫：症状同痉挛型四肢瘫，表现在一侧肢体。

（2）不随意运动型：多由新生儿重度窒息引起，病变多在大脑基底核锥体外系系统，核黄疸为隐匿病因。

1）手足徐动：手足徐动型约占发病率的20%。主要的特征为难以用意志控制的不自主运动。当进行有意识、有目的运动时，不自主、不协调等无效运动增加。部分患儿表现为难以控制的四肢、躯干和颈部自发扭转。往往累及颜面肌肉、发音及构音器官，呈现流涎、咀嚼吞咽困难、言语障碍等。

2）舞蹈动作：表现为肢体快速、不规则、无目的、不对称的运动。肌力常显得减弱，肌张力普遍降低，各关节可过伸，膝腱反射消失，感觉无障碍，时而改变的肌张力影响肢体动作的稳定性。

（3）强直型：为锥体外系损伤，少见。最大特点是均匀双向的被动运动抵抗，缓慢运动时抵抗更明显，膝反射正常或减弱，无踝阵挛及不随意运动。

（4）共济失调型：多由小脑损伤引起，运动、感觉与平衡感觉障碍。触觉异常和深部感觉异常，而出现不协调运动及辨距困难。早期呈肌张力低下，随着婴儿成长肌张力逐渐增强。表现为：运动发育落后，动作笨拙不协调。坐位时双下肢屈曲、外展、支持面扩大。站立时易跌倒，手指操作动作差。有意向性震颤及眼球震颤，追视抓物困难。讲话难，发音不佳。肌张力低下，腱反射正常。平衡功能障碍，立位时重心在足跟，向前弯腰，躯干前后摇摆，东倒西歪，加宽足距，两手不自然摆动。

（5）肌张力低下型：肌张力低下，以抗重力肌最明显。俯卧位不能抬头，四肢不能支撑，腰部贴床。仰卧位上下肢也处于外展、外旋位，背部紧贴床，似蛙位姿势，明显肌张力低下，呼吸浅表，声音小，咳嗽乏力，易患肺内感染，运动、姿势发育均明显落后于同龄儿。

（6）混合型：指脑瘫患儿具有两种类型或某几种类型，以痉挛型和不随意运动型症状同时存在为多见。表现既有腱反射亢进，又有手足的不随意运动，也有人称此为痉挛Ⅱ型（痉挛型为Ⅰ型）。

（7）分类不明显：少见，为不能明确分属为哪种类型的脑瘫。

2. 根据肢体障碍部位分类

（1）单瘫：一侧上肢或下肢出现运动障碍。

（2）截瘫：此型多为痉挛型，表现为双下肢痉挛型运动障碍、双上肢功能基本正常。

（3）偏瘫：约占20%~30%。一侧上下肢均受累，多为痉挛型，偶见手足徐动型。上肢多较下肢重。

（4）三肢瘫：多为双下肢和上肢瘫，痉挛型多见。

（5）双瘫：约占10%~15%。双下肢重于双上肢的四肢瘫，多为痉挛型，常合并髋关节脱位。

（6）四肢瘫：为四肢均受累，四肢运动障碍往往不对称。一般双上肢障碍较重，几乎所有不随意运动型患儿均为四肢瘫，部分痉挛型也属于四肢瘫。

1）双重瘫：双上肢重于双下肢的四肢瘫，躯干也常常同时受累。多为手足徐动型、混合型的重度身心障碍。

2）重复偏瘫：一侧上下肢重于另一侧下肢的四肢瘫。可见于痉挛型、手足徐动型及混合型。

3. 根据病情严重程度分类

（1）轻度：生活完全自理。

（2）中度：生活部分自理。

（3）重度：生活完全不能自理。

2岁以下脑瘫程度分度见表5-1。

表5-1　2岁以下脑瘫程度分度参考表

	粗大运动	精细动作	智力
轻度	会爬，能扶行，但姿势异常	不会拇示指捏，会拇指和其他指捏	MDI>70
中度	会坐，姿势异常，不会爬，不会扶站	能大把抓，不会拇指和其他指捏	MDI：50~70
重度	不会坐，不会爬	无主动抓握动作	MDI<50

注：MDI（mental development index）为智力发育指数。

（五）临床分级

国内目前多采用粗大运动功能分级系统（gross motor function classification system，GMFCS）。GMFCS是根据脑瘫儿童运动功能受限随年龄变化的规律所设计的一套分级系统，完整的GMFCS分级系统将脑瘫患儿分为5个年龄组（0~2岁；2~4岁；4~6岁；6~12岁；12~18岁），每个年龄组根据患儿运动功能从高至低分为5个级别（Ⅰ级、Ⅱ级、Ⅲ级、Ⅳ级、Ⅴ级）。

此外，欧洲小儿脑瘫监测组织（Surveillance of Cerebral Palsy in Europe，SCPE）树状分型法（决策树）现在也被广泛采用。

（六）临床表现

1. 早期表现　脑瘫的表现由于病因及分型不同而各异。

（1）出生后1~6个月内的异常表现

1）身体发软及自发运动减少，这是肌张力低下的症状，在一个月时即可见到。如果持续4个月以上，则可诊断为重症脑损伤、智力低下或肌肉系统疾病。

2）身体发硬，这是肌张力亢进的症状，在一个月时即可见到。如果持续4个月以上，可诊断为脑瘫。

3）反应迟钝及叫名无反应，这是智力低下的早期表现，一般认为4个月时叫名无反应，可诊断为反应迟钝，6个月时叫名无反应，可诊断为智力低下。

4）头围异常：头围是脑的形态发育的客观指标，脑损伤儿往往有头围异常。

5）体重增加不良、哺乳无力。

6）固定姿势：往往是由于脑损伤使肌张力异常所致，如角弓反张、蛙位、倒"U"字形姿势等。在出生后一个月就可见到。

7）不笑：如果2个月不能微笑、4个月不能大声笑，可诊断为智力低下。

8）手握拳：如果4个月还不能张开，或拇指内收，尤其是一侧上肢存在，有重要诊断意义。

9）身体扭转：3~4个月的婴儿如有身体扭转，往往提示锥体外系损伤。

10）头不稳定：如4个月俯卧不能抬头或坐位时头不能竖直，往往是脑损伤的重要标志。

11）斜视：3~4个月的婴儿有斜视及眼球运动不良时，可提示有脑损伤的存在。

12）不能伸手抓物：如4~5个月不能伸手抓物，可诊断为智力低下或脑瘫。

13）注视手：6个月以后仍然存在，可考虑为智力低下。有些脑损伤较轻微，在婴儿早期往往无明显症状，但在婴儿后半期（6~12个月）身体发硬，这是肌张力亢进的症状，在一个月时即可见到。如果持续4个月以上，可诊断为脑瘫。

（2）出生6个月后的异常表现：有些脑损伤较轻微，在婴儿早期往往无明显症状，但在婴儿后半期（6~12个月）则有一些其他症状表现。

1）不能翻身：6个月以后还不能翻身，有诊断意义。

2）不能使用下肢：6~7个月不能用下肢短暂地支持体重。

3）不能用单手：7~10个月的婴儿不用单手抓玩。

4）手笨：手的精细动作，如捏小东西、解扣、系腰带不灵活，不协调，在7~10个月出现有诊断意义。

5）不能独坐：7个月不能独坐。

6）不能抓站：10个月不能抓站。

7）使用脚尖站立：10个月还用脚尖站立。

8）不能迈步：13~15个月以后，还不会迈步。

9）流口水及"吃手"：12个月以后有诊断价值。

2. 主要障碍

（1）运动障碍

1）运动功能发育落后，严重者甚至部分运动功能终生不能发育。

2）肌张力异常：主要表现为肌张力增高、肌张力不稳定等，但也有少量患儿早期肌张力降低。

3）反射异常：原始反射延迟消失或终身存在、立直反射及平衡反应发育延迟出现或终生不发育。

4）姿势和运动模式的异常：由于患儿肌力不足、肌张力和反射异常等原因，造成姿势异常，并容易建立异常的运动模式。

痉挛型双瘫特点:①总体以全身屈曲模式为主,各大关节屈曲、内收内旋,运动范围变小,抗重力伸展不足(如重心后移,髋关节屈曲、内收、内旋,大腿内收,膝关节屈曲,行走时足尖着地,呈"剪刀"步态、足内、外翻等);②过多使用上肢,易出现联合反应,使上肢发育受到影响;③肌张力增高、动作发展速度慢、功能不充分,姿势异常导致对姿势变化有不快感,活动应变能力弱;④下肢分离运动受限,足底接触地面时下肢支持体重困难;⑤动作幅度小、方向固定、运动速率慢;⑥视觉的问题导致视觉发育速度缓慢、视觉体验效应不足、视觉功能发育不足,影响粗大和精细运动发育速度和质量。

不随意运动型特点:①难以用意志控制的有意识、有目的运动时的不自主、不协调和无效的运动增多,非对称性姿势,手足徐动、舞蹈动作,难以达到流畅和完整的动作技能;②主动肌、拮抗肌、固定肌、协同肌收缩顺序、方向、力的大小不能协调,婴儿期多肌张力低下;肌阵挛、肌强直(划分为强直型)等,安静时消失,多关节出现过度活动,使姿势难以保持,因而平衡能力差;③影响到语言、发音、吞咽、独特的面部表情等;④原始反射的残存,特别是非对称运动模式,身体远端通过骨骼固定来控制运动的速度和范围;头难以保持正中位,注视困难;手手、手眼协调困难,运动功能障碍多为上肢重于下肢、远端重于近端,由此可使躯干和下肢失去平衡,容易摔倒;头部控制差、与躯干分离动作不能,正中位不能;⑤很少发生挛缩和畸形。

(2) 姿势障碍:脑瘫儿童的姿势障碍多表现为身体的各种姿势异常,姿势的稳定性差,在运动时或静止时姿势别扭,左右两侧不对称。障碍严重的患儿甚至习惯于偏向一侧,或者左右前后摇晃。

(3) 智力障碍:有研究指出,脑瘫患儿智力完全正常的仅有 1/4;智力轻度、中度不足的约有 1/2;重度智力不足的约有 1/4。

(4) 语言障碍:大多数的脑瘫患儿都可能伴有不同程度的语言障碍,尤其是徐动型的脑瘫患儿。脑瘫患儿的语言障碍多表现为语言表达困难或构语困难、发音不清或口吃、失语症等。

(5) 癫痫:脑瘫患儿中,约有 39%~50% 由于大脑内的固定病灶而诱发癫痫,智力重度低下的孩子癫痫的发生率尤其突出。

(6) 视、听觉障碍:脑瘫患儿的视觉障碍多表现为近视或斜视,其中以内斜视为多见;听觉障碍则表现为对声音的节奏辨别困难。

(7) 其他伴随症状:脑瘫患儿伴随的障碍较多,除上述之外,还有牙齿异常,四肢感觉异常,性格、行动异常等。所要强调的是:脑性瘫痪的患儿,并不总是"肢体不自由儿",他是一个"复合障碍的患儿",作为治疗师和家长,必须认识到这一点。在对患儿进行治疗和训练的同时,不要忽视患儿的伴随症状。

(七) 诊断

脑性瘫痪的诊断主要依靠病史及体格检查、脑电图、CT 及 MRI 等。诊断脑瘫的五个要素:①运动发育落后或异常;②肌张力异常;③姿势异常;④反射异常;⑤辅助检查:头部影像学、神经电生理学检查。

1. 诊断依据 《中国脑性瘫痪康复指南(2015)》中关于脑瘫的诊断依据包括四项必备条件和两项参考条件。

(1) 必备条件

1) 中枢性运动障碍持续存在:婴幼儿脑发育早期(不成熟期)发生抬头、翻身、坐、爬、站和走等大运动功能和精细运动功能障碍,或显著发育落后。功能障碍是持久性、非进行性,但并非一成不变,轻症可逐渐缓解,重症可逐渐加重,最后可致肌肉、关节的继发性损伤。

2) 运动和姿势发育异常:包括动态和静态,以及俯卧位、仰卧位、坐位和立位时的姿势异常,应根据不同年龄段的姿势发育而判断。运动时出现运动模式的异常。

3) 反射发育异常:主要表现有原始反射延缓消失和立直反射(如保护性伸展反射)及平衡反应的延迟出现或不出现,可有病理反射阳性。

4) 肌张力及肌力异常:痉挛型脑瘫肌张力增高、不随意运动型脑瘫肌张力在兴奋或运动时增高,安静时减低。可通过检查腱反射、静止性肌张力、姿势性肌张力和运动性肌张力来判断。主要通过检查肌肉硬度、手掌屈角、双下肢股角、腘窝角、肢体运动幅度、关节伸展度、足背屈角、围巾征和跟耳试验等确定。

（2）参考条件

1）有引起脑瘫的病因学依据。

2）可有头颅影像学佐证。

2. 辅助检查　CT 及 MRI 能了解颅脑结构有无异常，是脑瘫诊断有力的支持，MRI 在病因学诊断上优于 CT，但只有 52%~92% 患儿头部影像学有异常改变。对探讨脑性瘫痪的病因及判断预后可能有所帮助，但不能据此肯定或否定诊断。

脑电图可以了解是否合并癫痫，对治疗有参考价值；区分肌源性或神经源性瘫痪可进行肌电图检查；疑有听觉损害者，可行脑干听觉诱发电位检查；疑有视觉损害者，可行脑干视觉诱发电位检查；有智力发育、语言、营养、生长和吞咽等障碍者进行智商 / 发育商及语言量表测试等相关检查；有脑畸形和不能确定某一特定的结构异常，或有面容异常高度怀疑遗传代谢病，应考虑遗传代谢方面的检查。

（八）鉴别诊断

1. 进行性肌萎缩症　本病于婴儿期起病，多于 3~6 个月后出现症状，少数患儿生后即有异常，表现为上下肢呈对称性无力，肌无力呈进行性加重，肌萎缩明显，腱反射减退或消失，常因呼吸肌功能不全而反复患呼吸道感染，患儿哭声低微，咳嗽无力，肌肉活组织检查可助确诊。本病不合并智力低下，面部表情机敏，眼球运动灵活。

2. 运动发育迟缓　有些小儿的运动发育稍比正常同龄儿落后，特别是早产儿。但其不伴异常的肌张力和姿势反射，无异常的运动模式，无其他神经系统异常反射。运动发育落后的症状随小儿年龄增长和着重运动训练后，症状可在短期内消失。

3. 先天性肌弛缓　患儿生后即有明显的肌张力低下、肌无力、深腱反射低下或消失。平时常易并发呼吸道感染。本病有时被误诊为肌张力低下型脑瘫，但后者腱反射一般能引出。

4. 智力低下　本病常有运动发育落后，动作不协调，原始反射、Vojta 姿势反射、调正反应和平衡反应异常，在婴儿早期易被误诊为脑瘫，但其智力落后的症状较为突出，肌张力基本正常，无姿势异常。

5. 孤独症　有些孤独症小儿行走时使用脚尖着地，有时误认为是脑瘫痉挛型。但体检可发现跟腱不挛缩、足背屈无障碍，腱反射不亢进，无病理反射，这些特点都可与脑瘫鉴别。

（九）治疗原则

1. 早期发现、早期治疗　婴幼儿运动系统处于发育阶段，早期发现运动异常，早期加以纠正，容易取得较好的疗效。从脑和神经系统的发育特点看，发现越早，脑和神经系统的可塑性越大，治疗效果越佳。研究表明：新生儿脑重 340~400g，出生后 6 个月达 800g；3 岁前脑和神经系统的发育达 60%；6 岁前脑和神经系统的发育达 90%。早治疗可避免不良姿势的形成、肢体畸形而造成的终生残疾。

2. 促进正常运动发育，抑制异常运动和姿势。按小儿运动发育规律进行功能训练，循序渐进地促使小儿产生正确运动。

3. 综合治疗　对患儿进行全面、多样化的综合治疗，除针对运动障碍进行治疗外，对合并的语言障碍、智力低下、癫痫、行为异常也需进行干预，还要培养面对日常生活及将来从事某种职业的能力。

4. 家庭训练和医生指导相结合　脑瘫的康复是个长期的过程，短期住院治疗不能取得良好的效果，许多治疗需要在家庭里完成，家长和医生密切配合，共同制订训练计划，评估训练效果，在医生指导下纠正不合理的训练方法。

二、康复评定

（一）康复评定的目的与原则

1. 康复评定目的　脑瘫儿童的功能障碍比较复杂，除有运动和姿势障碍之外，还有语言、智力、日常生活活动能力、社会适应能力等多方面的功能障碍，需进行全面的、综合性的、动态的评定，主要达到以下目的。

（1）对患儿的身体状况、家庭和社会环境相关信息进行收集，掌握患儿功能障碍的特点，为制订合理、个性化的康复治疗方案提供依据。

（2）了解患儿发育程度和发育障碍的状况以及发育障碍对患儿功能障碍的影响。

（3）分析功能障碍程度、性质和影响范围。

（4）对判定残疾等级提供依据。

（5）为享有平等权利、义务及参与社会提供客观依据。

2. 康复评定原则

（1）评定程序分为：收集资料、确定评定项目、分析研究、设定目标和制订治疗方案、再评定。贯穿以评定为开始、以评定为结束的原则。

（2）强调整体发育评定的重要性，要以正常儿童整体发育为对照，进行身心全面的评定。不仅要重视评定运动功能障碍情况，而且要评定患儿整体发育、智能、语言等方面的表现。

（3）重视脑瘫患儿异常发育特点，即重视脑发育的未成熟性和异常性，判断原发损伤和继发障碍。

（4）要结合患儿所处的家庭状况和社区情况，对患儿进行评定，因为社会环境因素对患儿各个方面起着重要作用。

（二）康复评定内容

1. 身体发育程度评定　患儿身体状况的评定应包括一般状况、心理与精神状态以及智力评定。一般状态的评定如：体重、身高、头围测量，与正常值相对照，有利于了解患儿的身体素质，患儿对康复治疗的承受能力。患儿常存在精神心理障碍，因此治疗前应对患儿的心理、精神状态进行评定，注意性格特点、情绪、行为、反应能力等。脑瘫患儿运动障碍与感觉、认知障碍有关，因此，应掌握婴幼儿的感觉、认知发育。部分脑瘫患儿合并智力低下，康复治疗效果缓慢，因此需进行智力评定。

2. 运动功能评定

（1）肌力评定：肌力是指肌肉收缩时所能产生的最大力量。临床上可通过一定的动作姿势，分别对各肌群的肌力做出评定。常用的肌力检查方法为徒手肌力检查（manual muscle testing，MMT），分级标准通常采用六级分级法（表 5-2）。

表 5-2　徒手肌力检查评定标准

分级	名称	评级标准
0	零	未触及或未观察到肌肉的收缩
1	微	可触及或观察到肌肉的收缩，但不能引起关节活动
2	差	解除重力的影响，能完成全关节活动范围的运动
3	好	能抗重力完成全关节活动范围的运动，但不能抗阻力
4	良	能抗重力及中等阻力，完成全关节活动范围的运动
5	正常	能抗重力及最大阻力，完成全关节活动范围的运动

（2）肌张力评定：肌张力是指安静休息状态下，肌肉所保持紧张状态的程度。它是维持身体各种姿势和正常运动的基础，主要表现形式有静止性肌张力、姿势性肌张力和运动性肌张力。三种肌张力相互结合、相互协调，才能维持和保持人的正常姿势与运动。肌张力的变化可以反映神经系统的成熟程度和损伤程度，脑瘫患儿均存在肌张力的异常。肌张力评定分类见表 5-3。

表 5-3　肌张力评定分类表

检查方法			评定	
			肌张力亢进	肌张力低下
安静时	肌肉形态	望：肌肉外观	丰满	平坦
	肌肉硬度	触：肌肉硬度	硬	软
	伸张性	过伸展检查、被动活动检查	活动受限	关节过伸展
	摆动度摆动	运动检查	抗阻力振幅减小	抗阻力振幅增大
活动时	姿势变化	姿势性肌张力检查	肌紧张	无肌紧张变化
	主动运动检查		过度抵抗	关节过度伸展

运动性肌张力评定多在身体运动时,观察主动肌与拮抗肌之间的肌张力变化。如主动或被动伸展四肢时,检查肌张力的变化。①锥体系损伤时,被动运动各关节,开始抵抗增强然后突然减弱,称为折刀现象;②锥体外系损伤时,被动运动时抵抗始终增强且均一,称为铅管样或齿轮样运动;③锥体系损伤时,肌张力增高有选择地分布于上肢,以内收肌、屈肌及旋前肌明显,下肢多以伸肌明显;④锥体外系损伤时,除上述表现外,可有活动时肌张力的突然增高。

肌张力低下时可有以下几种表现:蛙位姿势、"W"字姿势、对折姿势、倒"U"字姿势、外翻或内翻扁平足、站立时腰椎前弯、骨盆固定差而走路左右摇摆似鸭步、翼状肩、膝反张等。

肌张力增高时可有以下异常姿势:头背屈、角弓反张、下肢交叉、尖足、特殊的坐位姿势、非对称性姿势等。

目前,多采用改良 Ashworth 痉挛评定量表进行评定(表5-4)。

表 5-4 改良 Ashworth 痉挛评定量表

0级	无肌张力增高
1级	肌张力略微增加:受累部分被动屈伸时,在关节活动范围之末时呈现最小的阻力,或出现突然卡住或释放
1+级	肌张力轻度增加:在关节活动范围后 50% 范围内突然卡住,然后在关节活动范围后 50% 均呈现最小阻力
2级	肌张力较明显增加:通过关节活动范围的大部分时,肌张力较明显地增加,但受累部分仍能较容易地被移动
3级	肌张力严重增高:被动活动困难
4级	僵直:受累部分被动屈伸时呈现僵直状态,不能活动

(3)关节活动度评定:脑瘫患儿应在被动运动下进行关节活动范围评定。当关节活动受限时,还应测主动运动的关节活动范围,并与前者相比较。脑瘫易发生挛缩,患儿容易出现关节变形,进而造成肢体的形态变化,因此还要注意测量肢体的长度以及肢体的周径。临床通常采用的评定方法如下。

1)头部侧向转动试验:正常时下颌可达肩峰,左右对称,肌张力增高时阻力增大,下颌难以达肩峰。

2)臂弹回试验:使小儿上肢伸展后,突然松手,正常时在伸展上肢时有抵抗,松手后马上恢复原来的屈曲位置。

3)围巾征:将小儿手通过前胸拉向对侧肩部,使上臂围绕颈部,尽可能向后拉,观察肘关节是否过中线,新生儿不过中线,4~6 个月小儿过中线。肌张力低下时,手臂会像围巾一样紧紧围在脖子上,无间隙;肌张力增高时肘不过中线。

4)腘窝角:小儿仰卧位,屈曲大腿使其紧贴到胸腹部,然后伸直小腿,观察大腿与小腿之间的角度。肌张力增高时角度减小,降低时角度增大(图 5-2)。正常 4 月龄后应大于 90°(1~3 个月80°~100°、4~6 个月 90°~120°、7~9 个月 110°~160°、10~12 个月 150°~170°)。

5)足背屈角:小儿仰卧位,检查者一手固定小腿远端,另一手托住足底向背推,观察足从中立位开始背屈的角度。肌张力增高时足背屈角减小,降低时足背屈角增大(图 5-3)。正常 4~12 月龄为 0°~20°(1~3 个月 60°、3~6 个月 30°~45°、7~12 个月 0°~20°)

6)跟耳试验:小儿仰卧位,检查者牵拉足部尽量靠向同侧耳部,骨盆不离开床面,观察足跟与髋关节的连线与桌面的角度。正常 4 月龄后应大于 90°,或足跟可触及耳垂。

7)股角(又称内收肌角):小儿仰卧位,检查者握住小儿膝部使下肢伸直并缓缓拉向两侧,尽可能达到最大角度,观察两大腿之间的角度,左右两侧不对称时应分别记录。肌张力增高时角度减小,降低时角度增大(图 5-4)。正常 4 月龄后应大于 90°(1~3 个月 40°~80°、4~6 个月 70°~110°、7~9 个月 100°~140°、10~12 个月 130°~150°)。

8)牵拉试验:小儿呈仰卧位,检查者握住小儿双手向小儿前上方牵拉,正常小儿 5 个月时头不后

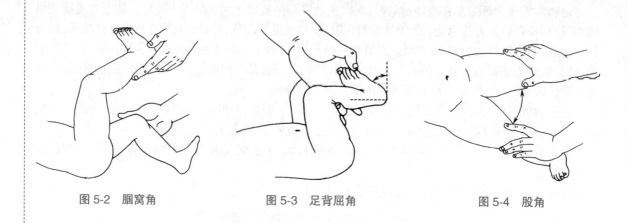

图 5-2　腘窝角　　　　　　　　　图 5-3　足背屈角　　　　　　　　图 5-4　股角

垂,上肢主动屈肘。肌张力低时头后垂,不能主动屈肘。

(4) 运动与姿势发育评定:评定患儿各阶段的运动功能发育主要观察全身的粗大运动和上肢的精细运动。发育延迟或不完善,可使小儿的原始运动模式表现时间延长,使主动运动的产生受到限制,因此可用于评价不同年龄段小儿运动功能发育状况。

运动功能发育异常主要表现为发育落后和发育分离。一般认为,运动功能发育落后的诊断标准是发育落后于正常发育阶段 3 个月以上。发育分离是指在发育相关的各个领域的发育阶段有明显异常,如脑瘫患儿运动功能发育与精神发育阶段并不均衡,出现两者的分离。

1) 粗大运动发育:又称为姿势发育,主要指小儿整体性动作行为的发育。婴幼儿粗大运动发育的顺序:抬头、翻身、坐、爬、站、走、跑、跳跃。3 个月:可保持头部立直,竖头稳定。4 个月:竖头时头部可自由转动。4~6 个月:会翻身。6 个月:可双手前撑坐。7 个月:可放手独坐。8 个月:可从俯卧位向坐位转换。9 个月:可完成腹爬,能扶物站立。10 个月:可手膝位四爬,可扶床栏行走。12 个月:可独自站立。14 个月:可独自行走,能不扶物弯腰拾物。15 个月:可退后行走。18 个月:牵单手可上楼梯。2 岁:可跑步,会踢球,可自己扶栏杆上楼梯。2 岁 6 个月:会独自上楼梯,会用脚尖行走。3 岁:可单足站立,可以蹬三轮车,能从高处向下跳。

小儿姿势随着年龄增长,神经发育也逐渐完善,在不同月龄及阶段可存在不同姿势,因此小儿脑瘫的姿势运动发育评定应在俯卧位、仰卧位、坐位、立位时进行,也应根据患儿的年龄及临床特点,进行体位转换、翻身、四爬、高爬、跪立位、立位以及行走等不同体位的评定。小儿姿势发育顺序见表 5-5。

表 5-5　小儿姿势发育顺序

时期	俯卧位	仰卧位	坐位	立位	手
新生儿	屈曲,头向一侧,臀比头高瞬间抬头	屈曲,下肢外旋,头向一侧,左右对称	不能坐,坐则头完全前倾	阳性支持反应,自动步行(+)	紧握拳,对分指有抵抗,尺侧更强
2 个月	下肢稍伸展,臀、头同高,头正中位,抬头 45°	下肢交替伸展,头常向一侧或正中位,ATNR 消失	头稳定,躯干前倾	头稍稳定,不能支持体重,自动步行(-)	有时半张开,紧张性把握残存
3 个月	屈曲减弱,与床面平行,两肘支撑,抬头 45°~90°	四肢屈曲,头接近正中位,ATNR 消失	头稳定,半前倾,下肢屈曲	短暂支持体重	手伸开,把握反射(-),尺侧握(+)
4 个月	下肢伸展,抬头 45°~90°,胸离床	四肢对称屈曲	托腰坐,前倾	足尖着地,趾屈曲,下肢伸展	可伸手抓物
5 个月	抬头 90°,翻身回旋	四肢随意运动,手口眼协调(+)	托腰坐	扶站跳跃	全手握

续表

时期	俯卧位	仰卧位	坐位	立位	手
6个月	两手或单手支撑支点向骨盆移动	四肢伸展	拱背坐	扶站跳跃	全手握
7个月	单手支撑坐起	四肢伸展	独坐	扶物站起,支持体重	桡侧握
8个月	腹爬	常翻身起	自由坐,侧方平衡(+)	扶物站起,扶走	捏
9个月	四爬	四肢自由伸展	扭身坐	扶站,一脚抬起	可打开瓶盖
10个月	高爬	四肢伸展,外旋伸展	伸腿坐稳定,后方平衡(+)	独站,牵手走	手指灵活
11个月	高爬	自由玩	自由玩	独站,牵手走	潦草地"写"
12个月	高爬稳定	自由玩	自由玩	独走	潦草地"写"

注:ATNR 为非对称性紧张性颈反射。

对粗大运动发育的评定,可选择脑瘫粗大运动功能分级系统(GMFCS)、脑瘫儿童粗大运动功能评估量表(GMFM-88)(表 2-3)和 Peabody 运动发育量表(PDEMS)。

2) 精细运动的发育:上肢的精细运动主要表现在手指方面的功能发育情况。上肢运动中主要的动作是把手伸向物体(reach)、抓住物体(grasp)和放开物体(release)。脑瘫儿童存在以下不同程度的精细运动功能障碍及应进行的评定内容:①手的精细运动功能(d440 精巧手的使用)评定用单手、手指和大拇指完成拾起(d4400)、抓住(d4401)、操纵(d4402)和释放(d4403)物体的协调动作能力。②上肢精细运动功能(d445 手和手臂的使用)评定拉起或推物体、伸、转动或旋转手或手臂,抛出、抓住等功能,包括拉(d4450)、推(d4451)、伸(d4452)、转动或旋转手或手臂(d4453)、抛出(d4454)和抓住(d4455)。③精巧脚的使用(d446)评定用脚和脚趾完成移动和操纵物体的协调动作。

常用的评定量表有:①Peabody 精细运动发育评定量表 PDMS 精细运动部分适用于评定 6~72 个月的所有儿童(包括各种原因导致的运动发育障碍儿童)的运动发育水平。可以用于评定相对于同龄正常儿童的运动技能水平,可对运动技能同时进行定量和定性分析。②脑瘫儿童手功能分级系统(manual ability classification system, MACS)是针对 4~18 岁脑瘫患儿在日常生活中双手操作物品的能力进行分级的系统。MACS 旨在描述哪一个级别能够很好地反映患儿在家庭、学校和社区中的日常表现(2 个Ⅱ级证据)。MACS 在康复医生、作业治疗师与脑瘫患儿家长的评定结果之间有良好的一致性,而且可较清晰地区别不同级别之间的能力,有利于专业人员、脑瘫患儿家长之间的信息沟通,可给专业人员制订手功能康复计划带来帮助(1 个Ⅰ级证据),MACS 分级法还可促进对脑瘫患儿手功能康复的重视。具体评级标准:Ⅰ级,能轻易成功地操作物品,最多只在手的操作速度和准确性(操作轻易性)上表现出能力受限,然而这些受限不会影响日常活动的独立性。Ⅱ级,能操作大多数物品,但在完成质量和(或)速度方面受到一定影响。在避免某些活动或完成某些活动时可能有一定难度;会采用另外的操作方式,但是手部能力通常不会限制日常生活的独立性。Ⅲ级,操作物品困难,需要帮助准备和(或)调整活动,操作速度慢,在质量或数量上能有限程度地成功完成;如果对活动进行准备或调整,仍能进行独立操作。Ⅳ级,在调整的情况下,可以操作有限的简单物品,通过努力可以完成部分活动,但是完成的成功度有限,部分活动需要持续的支持、帮助和(或)调整设备。Ⅴ级,不能操作物品,进行简单活动的能力严重受限。完全需要辅助。③精细运动功能评定量表(FMFM),属于等距量表,可以合理判断脑性瘫痪儿童的精细运动功能和水平。④上肢技能质量评定量表(QUEST),是一种具有参考标准的观察性量表,可以反映上肢运动功能质量的潜在特质,适用年龄为 18 个月 ~8 岁。

3. 反射发育评定　反射是神经系统的基本活动方式之一。小儿反射发育十分准确地反映中枢神经系统发育情况,是脑瘫诊断与评定的重要手段之一。可以通过相关反射来判断中枢神经系统的发育状况、中枢神经系统的损伤情况,为制订康复治疗方案提供依据。根据反射发育的水平,将反射分为脊髓水平的反射、脑干水平的反射、中脑水平及大脑皮层水平的反射。

(1) 脊髓水平反射:脊髓水平反射包括屈肌收缩反射、伸肌伸张反射、交叉性伸展反射、莫勒反射、抓握反射等。脊髓水平的反射多在妊娠28周时出现。出生后2个月以内反射存在,两个月消失为正常。如果2个月以后仍继续存在,提示中枢神经系统成熟迟滞、神经反射发育迟滞。

1) 有关哺乳、摄食的反射:觅食反射和吸吮反射,未成熟儿反射不完全、无力,新生儿期反射弱或消失应怀疑脑损伤,6个月后仍存在则为异常。脑瘫患儿若以上两种反射存在一年以上,则提示摄食障碍。

2) 屈肌收缩反射(flexor withdrawal):①检查体位,仰卧位,头中立位,双下肢伸展。②检查方法,刺激一侧足底。③反应,受到刺激的下肢出现失去控制的屈曲反射,足趾伸展,踝关节背屈。④出现时间,妊娠28周。⑤消失时间,出生后1~2个月。

3) 伸肌伸张反射(extensor thrust):①检查体位,仰卧位,头中立位,一侧下肢伸展,另一侧下肢屈曲。②检查方法,刺激屈曲位的足底。③反应,被刺激的下肢失去控制地呈伸展位。④出现时间,妊娠28周。⑤消失时间,出生后1~2个月。

4) 交叉性伸展反射(crossed extensional reflex):①检查体位,仰卧位,头中立位,一侧下肢伸展,另一侧下肢屈曲。②检查方法,将伸展位的下肢做屈曲动作。③阳性反应,伸展位的下肢屈曲,屈曲位的下肢立即伸展。④出现时间,妊娠28周。⑤消失时间,出生后2个月。

5) 莫勒反射(拥抱反射)(Moro reflex)(图5-5):①检查体位,半卧位,检查者一手置于患儿颈后部。②检查方法,将头部和躯干突然向后放下。③反应,上肢外展外旋,伸展(或屈曲),各手指伸展并外展,吓哭后双上肢屈曲,内收置于胸前交叉。④出现时间,妊娠28周。⑤消失时间,出生后4个月。

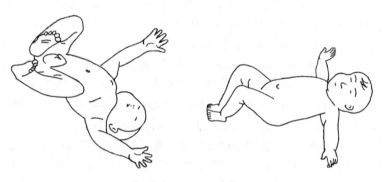

图5-5 莫勒反射

6) 抓握反射(grasp reflex):①检查体位,卧位。②检查方法,对手掌或脚掌持续加压。③反应,手指或足趾屈曲。④出现时间,手掌抓握,出生时;足趾跖屈,妊娠28周。⑤消失时间,手掌抓握,出生后4~6个月;足趾跖屈,出生后9个月。

7) 踏步反射(stepping reflex):从婴儿背后将手放在婴儿手臂下方,并以拇指扶住其头部背侧,使婴儿直立后,以其足部接触地面,小心不可使其足部向足底弯曲,婴儿的反应为髋与膝关节弯曲和受刺激的脚踩住地面。当轻缓地移动婴儿向前走时,以其一脚置于地面,另一脚会举步向前,产生了几个一连串步伐交换的运动。生后2个月消失,肌张力低下、屈肌占优势时难以引出。

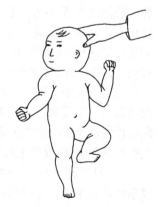

8) 游泳反射(swimming reflex):又名潜水反射,是新生儿无条件反射的一种。让新生儿俯卧在水里,就会用四肢做出协调很好的类似游泳的动作。6个月后,此反射逐渐消失。

(2) 脑干水平的反射:是静止的姿势反射,又称调整反射。大部分在出生时出现并维持到出生后4个月,包括非对称性紧张性颈反射、对称性紧张性颈反射、紧张性迷路反射、联合反应、阳性支持反射、阴性支持反射等。

1) 非对称性紧张性颈反射(asymmetrical tonic neck reflex,ATNR)(图5-6):①检查体位,仰卧位,头中立位,上、下肢伸展。②检查方法,将被检查者的头转向一侧。③反应,头部转向侧的上、下肢伸展,或伸肌张力增高;另一侧的上、下肢屈曲,或屈肌张力增高,如"拉弓射箭"或"击

图5-6 非对称性紧张性颈反射

剑"姿势。④出现时间,出生后。⑤消失时间,4~6个月。

2) 对称性紧张性颈反射(symmetrical tonic neck reflex,STNR)(图5-7):①检查体位,膝手卧位,或趴在检查者腿上。②检查方法,使患儿头部尽量后伸。③反应,两上肢伸展或伸肌的肌张力增高,两下肢屈曲或屈肌张力增高。④出现时间,4~6个月。⑤消失时间,8~12个月。

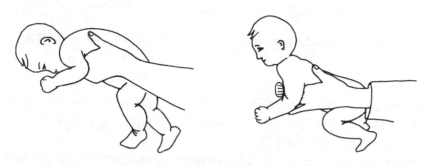

图5-7 对称性紧张性颈反射

3) 对称性紧张性迷路反射(symmetrical tonic labyrinthine reflex,STLR)(仰卧位):①检查体位,仰卧位,头中立位,双侧上、下肢伸展。②检查方法,保持仰卧位。③反应,四肢伸展,伸肌张力增高。④出现时间,出生时。⑤消失时间,4~6个月。

4) 对称性紧张性迷路反射(俯卧位)(图5-8):①检查体位,俯卧位,头中立位,双侧上、下肢伸展。②检查方法,保持俯卧位。③反应,四肢屈曲,屈肌张力增高;或不能完成头部后仰,肩后伸,躯干及上、下肢伸展动作。④出现时间,出生时。⑤消失时间,4~6个月。

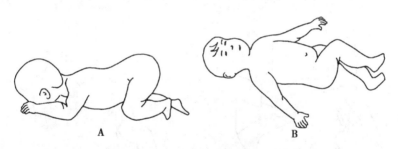

图5-8 紧张性迷路反射

5) 联合反应(associated response):是指当身体某一部分进行抗阻力运动或主动用力时,没有主动运动的患侧肌群所产生的反应。①检查体位,仰卧位。②检查方法,身体任何部位的抗阻力随意运动。检查脑瘫患儿时,令患儿一只手用力握拳。③反应,对侧的肢体出现同样的动作或身体的其他部位肌张力明显增高。④出现时间,出生时~3个月。⑤消失时间,8~9岁。

6) 阳性支持反射(positive supporting reflex):①检查体位,保持立位。②检查方法,让患儿前脚掌着地跳数次。③反应,下肢伸肌肌张力增高,僵硬伸展(拮抗收缩)甚至引起膝反张;踝关节跖屈。④出现时间,出生时。⑤消失时间,8个月。

7) 阴性支持反射(negative supporting reflex):①检查体位,站立位。②检查方法,以体重负荷作为刺激。③反应,阳性支持反射所产生的伸肌张力增高不能得到缓解。阳性支持反射仍存在。④出现时间,出生时。⑤消失时间,8个月。

(3) 中脑及大脑皮质水平的反射:中脑及大脑皮质水平的反射,临床上称为"反应",特指婴幼儿时期出现并终生存在的较高水平的反射。它们是正常姿势控制和运动的重要组成部分,包括调整反应、保护反应及平衡反应。大脑皮质水平反应的发育标志着平衡反应的发育成熟。

1) 调整反应

① 颈部调整反应。检查体位:仰卧位,头中立位,上、下肢伸展。检查方法:患儿头部主动或被动向一侧旋转(图5-9)。反应:整个身体随着头部的旋转而向相同的方向旋转。出现时间:出生后~6个月。

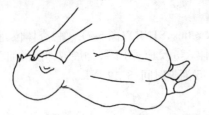

图 5-9　颈部调整反应

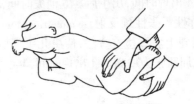

图 5-10　躯干旋转调整反应

消失时间:出生后 6 个月后。

　　② 躯干旋转调整反应。检查体位:仰卧位,头中立位,上、下肢伸展(图 5-10)。检查方法:将患儿的头部主动或被动地向一侧旋转反应:身体分节旋转,即头部先旋转,接着两肩,最后是骨盆旋转。出现时间:4~6 个月。消失时间:出生 18 个月。

　　③ 头部迷路性调整反应。检查体位:将患儿的眼睛蒙上,检查体位可以呈仰卧位、俯卧位、直立悬空位。检查方法:检查者用双手将患儿托起或将患儿向前、后、左、右侧各个方向倾斜。反应:主动地将头抬起至正常位,即面部与地面垂直,口呈水平位。出现时间:出生时~2 个月。消失时间:终生存在(图 5-11)。

　　④ 视觉调整反应。检查体位:可呈仰卧位、俯卧位、直立悬空位。检查方法:检查者用双手间被检者托起或将其向前、后、左、右各个方向倾斜。反应:主动地将头抬起至正常位,即面部与地面垂直,口呈水平位。出现时间:出生时至 2 个月。消失时间:终生存在。

　　2) 保护性伸展反应:又称降落伞反应(图 5-12)。检查体位:坐位、跪位、站立位、倒立位。检查方法:被检查者通过主动或被动地移动身体使身体重心超出支撑面。反应:双上肢或双下肢伸展并外展以支持和保护身体不摔倒。出现时间:上肢,出生后 4~6 个月;下肢,出生后 6~9 个月。消失时间:终生存在。

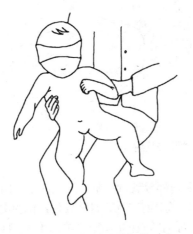

图 5-11　头部迷路性调整反应

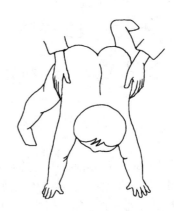

图 5-12　降落伞反应

　　3) 平衡反应

　　① 平衡反应—倾斜反应。检查体位:患儿于平衡板或体操球上呈仰卧位、俯卧位、坐位、膝手卧位或站立位。检查方法:通过倾斜平衡板或移动体操球来改变身体重心。反应:头部和躯干出现调整,即平衡板翘起的一侧躯干向上弯曲,同侧上下肢伸展并外展;对侧肢体出现保护性伸展反应。出现时间:俯卧位,出生后 6 个月;仰卧位和坐位,出生后 7~8 个月;膝手卧,出生后 9~12 个月;站立位,出生后 12~21 个月。消失时间:终生存在。

　　② 平衡反应—姿势固定。检查体位:坐位、跪位、膝手卧位、站立位。检查方法:通过外力或随意运动来改变重心与支持面的位置关系。反应:推被检查者时,头、躯干向受力侧屈曲,受力侧上、下肢伸展、外展;对侧可见保护性伸展反应。牵拉一侧上肢时,被牵拉肢体的对侧出现上述平衡反应即躯干侧弯,上下肢伸展、外展。出现时间:坐位,出生后 7~8 个月;膝手卧位,出生后 9~12 个月;跪位,出生后 15 个月;站立位,出生后 12~25 个月。消失时间:终生存在。

③ 平衡反应—迈步反应。检查体位：被检查者取立位，检查者握住其双上肢。检查方法：向左右前后方推动被检查者。反应：为了维持平衡，脚相应地向侧方、或前后方迈出一步，头部和躯干出现调整。出现时间：出生后 15~18 个月。消失时间：终生存在。

4. 特殊感觉障碍评定

（1）视觉障碍的评定：可以粗略的检查是否有斜视、弱视、散光、视神经萎缩等。

（2）听觉障碍的评定：可利用视听反射了解患儿听觉、听力等是否有问题。

5. 言语功能评定 脑瘫患儿的言语功能障碍有：①发音障碍，患儿头部变化多，有些不能控制呼吸，出现发声困难。②共鸣障碍，多由于发音器官痉挛及言语中枢受损引起。语言发音迟缓，主要为智力迟缓所致。

汉语沟通发展评定量表（Chinese communicative development inventory-mandarin, CCDI）共有两个量表，不仅可用于 8~30 个月儿童的语言发育评定，也可对语言发育落后的年长儿童进行评定。每个量表又分筛查量表（也叫短表）和诊断量表（也叫长表）。筛查量表测评时间需要 10~15min，诊断量表需要 30~40min。汉语沟通发展量表——词汇和手势，用于 8~16 月龄的婴儿；汉语沟通发展量表——词汇和句子，用于 16~30 月龄的幼儿。

文档：汉语沟通发展评定量表

6. 日常生活活动能力评定 日常生活活动（activities of daily living, ADL）指一个人为了满足日常生活的需要每天所进行的必要活动。儿童日常活动情况与成年人有别，国外采用儿童功能独立性评定量表（WeeFIM 量表），目前国内主要采用中国康复研究中心制订的脑瘫患儿日常生活活动（ADL）能力评定量表（表 5-6）。

表 5-6 脑瘫患儿日常生活活动（ADL）能力评定量表

项目	得分	项目	得分	项目	得分
个人卫生动作		**排便动作**		2. 仰卧位—坐位	
1. 洗脸，洗手		1. 能控制大小便		3. 坐位—膝立位	
2. 刷牙		2. 小便自我处理		4. 独立坐位	
3. 梳头		3. 大便自我处理		5. 爬	
4. 使用手绢		**器具使用**		6. 物品料理	
5. 洗脚		1. 电器插销使用		**转移移动**	
进食动作		2. 电器开关使用		1. 床—轮椅 / 步行器	
1. 奶瓶吸吮		3. 开关水龙头		2. 轮椅—椅子 / 便器	
2. 用手进食		4. 剪刀的使用		3. 操作轮椅手闸	
3. 用吸管吸吮		**认识交流**		4. 乘轮椅开关门	
4. 用勺叉进食		（7 岁以前）		5. 移动前进轮椅	
5. 端碗		1. 书写		6. 移动后退轮椅	
6. 用茶杯饮水		2. 与人交流		**步行动作（包括辅助器）**	
7. 水果剥皮		3. 能简单回答问题		1. 扶站	
更衣动作		4. 能表达意愿		2. 扶物或步行器行走	
1. 脱上衣		（7 岁后）		3. 独站	
2. 脱裤子		1. 书写		4. 单脚站	
3. 穿上衣		2. 与人交谈		5. 独行 5m	
4. 穿裤子		3. 翻书页		6. 蹲起	
5. 穿脱袜子		4. 注意力集中		7. 能上下台阶	
6. 穿脱鞋		**床上运动**		8. 独行 5m 以上	
7. 系鞋带、扣子、拉链		1. 翻身			

注：评分标准为 50 项，满分 100 分。能独立完成，每项 2 分；能独立完成，但时间较长，每项 1.5 分；能完成，但需他人辅助，每项 1 分；2 项中完成一项或即使辅助也很困难，每项 1 分；不能完成，每项 0 分。轻度障碍：75~100 分；中度障碍：50~74 分；重度障碍：0~49 分。

7. 功能独立性评定（FIM）　评定内容共有 18 个项目，分别评定患儿六个方面的能力。根据患儿是否需要他人帮助等情况，将患儿的功能分为独立和依赖两大类，各包括了两个和五个功能级别，共计七个级别。

8. 认知功能评定　一般以婴幼儿的认知心理与行为发育成熟理论为基础，通过长期大量的临床实践研制的研究和测量婴幼儿心理发展水平的量表。主要特点是借动作发育推断心理发育。包括：丹佛发育筛查测验（DDST）、0~6 岁发育筛查测试（DST）、格塞尔发育诊断量表（GDDS）、贝利婴幼儿发展量表（BSID）等。

(1) 丹佛发育筛查测验（DDST）：用于 2 个月 ~6 岁，属于筛查量表，包括个人 - 社会、精细动作 - 适应性、语言、大运动 4 个功能区共 104 项，筛查结果为正常、可疑、异常。

(2) 0~6 岁发育筛查测试（DST）：我国设计，采用运动、社会适应及智力三个功能区的模式共 120 项，结果以智力指数（MI）与发育商（DQ）表示。

(3) 贝利婴幼儿发展量表（Bayley scales of infant development，BSID）：是一种综合性量表，适用于 2~30 个月的婴幼儿，该量表包括运动量表、智力量表和行为记录三个部分，运动量表得分称"心理运动发展指数"，智力量表得分称"智力发展指数"。其得分相当于离差智商。也常被用做评定脑瘫治疗效果的指标。

(4) 格赛尔发育诊断量表（Gesell development diagnostic scale，GDDS）：适用于 0~6 岁儿童，可用于预测幼儿的发展水平，比其他量表更适用于伤残儿，是婴幼儿智能测试的经典方法。GDDS 以正常儿童的行为模式为标准，鉴定、评价观察到的行为模式，以发育年龄、发育商表示儿童的发育水平，作为判断小儿神经系统功能成熟度的手段。

9. 作业评定　作业评定侧重上肢活动能力的评定，介绍一些常用上肢、手作业活动能力的评定和分级（表 5-7）。

表 5-7　常用上肢作业评定

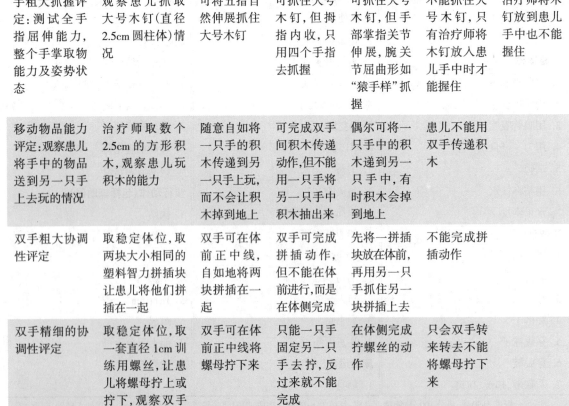

内容 / 意义	方法	分级				
		1	2	3	4	5
手粗大抓握评定：测试全手指屈伸能力，整个手掌取物能力及姿势状态	观察患儿抓取大号木钉（直径2.5cm 圆柱体）情况	可将五指自然伸展抓住大号木钉	可抓住大号木钉，但拇指内收，只用四个手指去抓握	可抓住大号木钉，但手部掌指关节伸展，腕关节屈曲形如"猿手样"抓握	不能抓住大号木钉，只有治疗师将木钉放入患儿手中时才能握住	治疗师将木钉放到患儿手中也不能握住
移动物品能力评定：观察患儿将手中的物品送到另一只手上去玩的情况	治疗师取数个2.5cm 的方形积木，观察患儿玩积木的能力	随意自如将一只手的积木传递到另一只手上玩，而不会让积木掉到地上	可完成双手间积木传递动作，但不能用一只手将另一只手中积木抽出来	偶尔可将一只手中的积木递到另一只手中，有时积木会掉到地上	患儿不能用双手传递积木	
双手粗大协调性评定	取稳定体位，取两块大小相同的塑料智力拼插块让患儿将他们拼插在一起	双手可在体前正中线自如地将两块拼插在一起	双手可完成拼插动作，但不能在体前进行，而是在体侧完成	先将一拼插块放在体前，再用另一只手抓住另一块拼插上去	不能完成拼插动作	
双手精细的协调性评定	取稳定体位，取一套直径 1cm 训练用螺丝，让患儿将螺母拧上或拧下，观察双手操作情况	双手可在体前正中线将螺母拧下来	只能一只手固定另一只手去拧，反过来就不能完成	在体侧完成拧螺丝的动作	只会双手转来转去不能将螺母拧下来	

笔记

内容/意义	方法	分级				
		1	2	3	4	5
手眼协调性评定:观察患儿手和眼的配合能力	让患儿将带孔的圆木块插到木棍上,观察患儿操作情况	可准确地将圆木块插到木棍上,头部始终保持身体正中直立位	可完成插木块动作,但头转向一侧,用眼余光视物	完成插木块动作,但头转向一侧,患儿用手触摸木棍的位置然后插上	无法完成这个动作	
指腹捏评定	用手指捏取较小物品的能力和姿势状态	观察患儿捏取中号木钉(直径 1cm 的圆柱体)的情况				
指尖捏评定	测试用手指捏取细小物品的能力	观察患儿捏取小号木钉(直径 0.5cm 的圆柱体)或小铁钉(直径 0.1cm 的细圆柱体)的情况				

10. 康复预后评定 近 90% 患儿可以成活到成年或者老年,但是据估计平均期望寿命在 30 岁左右,10% 左右的患儿,在婴儿期或儿童期发生死亡。受累肢体越多,预后越差;痉挛型双瘫和偏瘫预后好;舞蹈手足徐动症和痉挛型四肢瘫预后较差。

(1) 偏瘫患儿大都在 18~21 个月会行走。

(2) 24 个月前出现降落伞反应者 87% 可行走。行走能力在 7 岁达到一个平台。

(3) 4 岁仍不能独坐,或 6 岁仍不能独立跪位行走,是将来不能独立行走的可靠指征。

(4) 有以下七项,年龄在 12 个月或更大时进行检查来估计步行预后:①非对称性紧张性颈反射(ATNR);②调正反应;③拥抱反射;④对称性紧张性颈反射;⑤伸肌紧张反射;⑥紧张性迷路反射;⑦足放置反射。

上述七项中,每项有反应计 1 分,在 2 分或 2 分以上的步行预后不良。1 分的预后要慎重考虑。0 分的预后良好。

(5) 3 岁前如果还没有形成优势手或上肢仍不能超过躯干中线活动时,上肢功能预后不良。智力与上肢功能指数相平行。

(6) 年龄越小,预后越好,一般不要大于 9 岁。

(7) 智商 IQ 大于 70 为好。IQ 大于 80 预后更佳。

(8) 智力低下,视觉障碍也将影响步行能力。

三、康复治疗

(一)康复治疗目标及策略

采用各种有益的手段,对脑瘫患儿进行全面的康复治疗,减轻致残因素造成的后果,尽最大努力改善功能,提高运动能力、言语功能和生活自理能力,争取达到能够接受教育(正常教育或特殊教育)和生活自理,最大限度地回归社会。

1. 不同年龄段康复治疗目标

(1) 婴儿期策略:重点围绕婴儿身心发育的全面促进、正常运动功能的建立及异常运动模式的抑制开展康复。通过包括抑制原始反射残存、促进立直反射(矫正反射)及平衡反应的建立等方法,进行感觉 - 运动的正确引导,使其建立初级运动功能。

(2) 幼儿期策略:此期脑瘫诊断已经明确,运动发育未成熟,运动发育与精神发育、粗大运动与精细运动发育以及各种功能发育的不均衡性,各类异常姿势和运动模式,肌张力、肌力、反射等异常,运动障碍的多样性,以及发育向异常方向发展等趋势最强,也是儿童迅速形成自我运动模式的关键时期。这一阶段康复治疗的重点应围绕上述特点开展,同时注重心理及社会功能发育在康复中的作用和影响。

(3) 学龄前期策略:此期脑瘫儿童具备了一定程度的主动运动能力,活动范围和种类扩大,开始主动控制自身的运动和姿势以适应环境。因此应用生物力学原理,以非固定性支撑或辅助方法促进良好的运动模式与功能十分必要。康复治疗的重要目标是为入学做准备。诱导及主动运动训练、引导式教育都更为适用于这一年龄段的儿童。

(4) 学龄期策略:此阶段已经从初级运动学习为重点转向认知与文化的学习,应减少运动功能康复训练的频率或不进行连续的康复训练。康复治疗的重点应放在学会如何使用辅助用具,如何增强自理能力和学校学习能力等。精细运动、ADL 可能更为重要,设计和开展文娱体育训练,如游泳训练、自行车训练以及滑冰、球类、跳舞等训练十分有益。应采取多种措施,防止关节挛缩、脊柱侧弯等继发性损伤的发生和发展。

(5) 青春期策略:肌肉骨骼的继发性损伤(二次损伤)多于青春期表现,应根据具体情况采用辅助支具或手术治疗。根据脑瘫类型和病情严重程度及有无并发症,提高患儿 ADL 以及职业能力,逐渐扩大患儿的社会交往范围,使其将已获得的功能泛化至日常生活、社交及适当的工作中。

2. 各型脑瘫康复治疗目标

(1) 痉挛型脑性瘫痪的治疗目标:减轻痉挛,阻止异常的姿势和运动,促进总体模式的分离。尽量避免诱发 ATNR 等反射活动,特别是头持续地转向一侧。应用反射性抑制(reflex inhibiting pattern, RIP)技术,预防肢体变形。

(2) 手足徐动型脑性瘫痪的治疗目标:增强头、肩胛带、躯干和髋关节的稳定性,鼓励保持在不自主运动最少的位置上,促进分段运动,学会双手抓握以控制不随意运动。

(3) 共济失调型脑性瘫痪的治疗目标:提高膝立、站立和步行的平衡能力;学会稳定的站立和步行;控制不稳定地摇晃身体,尤其是双手。

(4) 肌张力低下型脑性瘫痪的治疗目标:促进自发运动出现;提高肌力、肌张力,增加肌容积。

(二) 基本原则

1. “三早原则”　早发现、早确诊和早治疗。早期发现异常,早期干预是取得最佳康复效果的关键。0~1 岁的婴幼儿脑生长发育快,代偿性和可塑性强,是学习及康复治疗效果最佳时期。早期治疗的同时进行早期康复训练确能使大部分脑损伤康复,也可减轻脑瘫儿童伤残程度。对高危新生儿进行早期干预和早期治疗是保证患儿潜在能力最大程度发挥的途径。

视频:任务
导向性训练

2. 综合治疗　脑瘫患儿临床表现复杂,单一治疗效果局限,必须以患儿为中心,各科医生、治疗师、护士、教师等共同参与制订全面系统的康复训练计划,采用各种方法综合治疗。

3. 与日常生活相结合　康复必须与日常生活动作紧密结合,除了正规的康复训练外,还要培训家长和看护者,开展家庭康复,巩固康复训练成果。

4. 促进适应　适应患儿病情变化情况和心理特点,提高患儿康复治疗积极性和参与度。

(三) 康复治疗方法

1. 基本康复治疗技术

(1) 关节活动度维持与改善:利用关节活动度的维持训练配合其他康复训练,改善痉挛型脑瘫患儿的肌张力,改善关节活动度,防止关节挛缩,疗效明显。更适合应用于痉挛型脑瘫儿童。

(2) 关节松动术:可以有效地改善痉挛型脑瘫患儿的关节活动范围,保持或增加其伸展性。减轻畸形所致疼痛。但要注意适应证,避免关节松动术过度造成肌肉拉伤,造成痉挛。更适用于痉挛型脑瘫儿童关节周围肌群痉挛导致的关节活动受限,痉挛所致肌肉疼痛。

(3) 头部控制训练:抬头和头部控制能力是正常儿童发育过程中最需要掌握的技能之一,如果患儿不会抬头和控制头部,便很难学会其他活动(图 5-13)。

1) 卧位时的训练:仰卧位时,可通过使用彩色且能发出声音的玩具吸引患儿抬头。

2) 坐位时的训练:当患儿在被拉起时不能控制头部的情况下,可让其坐于大人腿上,轻轻地使其稍后仰,并鼓励患儿保持抬头的姿势,随着其头部控制能力的增强,后仰的幅度可增大并可使其进行左右倾斜的练习或做一些游戏。

(4) 翻身活动训练:在患儿获得较好的头部控制后,应立即开始的训练活动。首先,让患儿俯卧,使用拨浪鼓或能发出声响的玩具,在其面前吸引他的注意力。慢慢将玩具移至侧方,鼓励患儿侧向伸

笔记

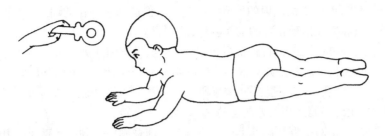

图 5-13 头部控制训练

手拿玩具,此时,再慢慢将玩具高度抬高,吸引患儿转身至侧卧甚至仰卧。如果患儿翻不过来,则可通过以手抬患儿的腿来帮助他。同样,也要做从仰卧位翻身至侧卧位的练习,可用玩具达到这一点。

(5) 坐位平衡训练:如果患儿不能保持坐位平衡。首先可训练他的上肢保护性反应能力。方法是:让患儿仰卧在圆桶状物体或球上,缓慢的侧向滚动圆桶,鼓励患儿伸手保护自己,也可让患儿仰卧于训练者的腿上,做此练习。

当患儿获得了较好的保护性反应能力后,可让其坐起,双手在髋以上扶着患儿,使之向两侧和前后摇晃,训练他的平衡能力。此外,还应训练患儿在坐位时伸手拿物体和抗外力干扰平衡的能力。

(6) 爬行训练:在患儿俯卧位能较好的控制头部时,应开始这项训练。其方法是:让患儿处于四肢跪位,将有趣的玩具置于前方较远处,鼓励患儿爬过去取该玩具。如果患儿不能向前挪动下肢爬行,则可通过抬高其髋部来帮助他。除了向前爬还应该训练侧向爬行、向后爬行,有下肢痉挛的患儿,还可制作一简单的爬行车,让其俯卧于上练习爬行。

(7) 站立训练:站立位训练刚开始时,以双手扶住患儿的髋部,让其双脚分开,以便有较大的支撑面而使儿站立。可侧向轻推患儿,使其学会重心的左右转移,也可前后轻推患儿锻炼他的站位平衡能力,随着患儿站位平衡能力的改善,可将双手移至患儿的肩部来给予支持或是仅让其抓住一根绳索或带子来给予支持。

(8) 转移:教会患儿床、轮椅和坐便器之间的转移,刚开始,在给予较多的帮助下完成,逐步减少帮助,最后使患儿能独立完成。

(9) 步行:行走训练可让患儿在简易平行杠中练习行走,也可提供学步车练习行走,当患儿行走能力改善但仍怕跌倒时,可用一宽带系在其胸部,由训练人员牵着跟在患儿后面练习行走。

上下台阶:刚开始牵手上台阶,自己扶着栏杆上下楼梯,两步一级过渡到一步一级上楼梯,最后能一步一级下楼梯。

(10) 抓握和伸手取物的训练:有些脑性瘫痪儿童的手常呈握拳状,可通过以手指叩击其手的外侧边缘使之松开,叩击的顺序是从小指到腕部,这样可使其手部张开并抓握。

1) 抓握能力训练:对于手可张开但抓握有困难者,可将物体放入其手中,帮助他屈曲手指抓握住,注意拇指与其余四指的位置是相对的。慢慢地让患儿自己抓握,并在患儿抓握时,侧向推拉物体以增强其抓握力量。两侧手都应反复做练习。

2) 伸手取物训练:在患儿能较好的抓握置于其手中的物体后,应鼓励他伸手抓握物体,可在其伸手可及的距离内悬挂有趣的玩具等,吸引患儿伸手去拿。

鼓励患儿用手指捏取物品,从直径大的一步一步减低到直径在 1cm 左右的物品。

2. 神经易化技术

(1) Bobath 疗法:Bobath 疗法的总目标就是通过一定手法抑制异常姿势,促进立直反射与平衡反射,形成自动反射,使患儿能不断地获得正常运动的感觉,逐步获得最基本的翻身、爬行、独坐、站立等运动功能。Bobath 疗法主要有:抑制异常姿势反射的反射性抑制姿势,诱发正常运动时做关键点调节,叩击法以增加特定肌群的肌张力。

对于小儿脑瘫,Bobath 疗法大致可按以下步骤分阶段治疗:第一阶段使肌张力恢复或接近正常状态,此时常采用抑制异常紧张性姿势反射,如非对称性紧张性颈反射和紧张性迷路反射等。第二阶段要进行促进立直反射与平衡反射发育的训练,这种训练多在站立时向各方向推动患儿,使其在失去平衡的情况下诱发出迈步,促进平衡反射的形成。第三阶段促进随意动作的训练,治疗时不给患儿规范动作,而是根据环境引导患儿出现正常的动作姿势,即随意动作。

1) 反射抑制模式(reflex-inhibiting pattern,RIP):躯干抗痉挛模式如患儿患侧躯干背阔肌、肩关节下降肌的痉挛和患侧躯干的感觉丧失常常导致患侧躯干的短缩,因此躯干的抗痉挛模式应是牵拉患侧躯干使之伸展。其方法是让患儿健侧卧,治疗师一手扶患儿肩后的上方,一手抵住患儿髋前的上方,一手拉肩,一手推髋,使肩和髋向相反方向运动,躯干也随之旋转。

上下肢抗痉挛模式:①对抗偏瘫患儿上肢内收、内旋、前臂旋前、屈肘、腕指屈的 RIP:被动外展、外旋上肢、伸肘、使前臂旋后、伸腕和张开各手指;②对抗下肢外展、外旋、伸膝、踝跖屈的 RIP:内收、内旋和屈髋、屈膝、背屈踝屈。

肩的抗痉挛模式:如偏瘫患儿患侧菱形肌、斜方肌、背阔肌、肩胛周围肌肉的痉挛,将导致肩胛带出现后撤、下沉等。抗痉挛模式应被动使肩部向前、向上方伸展。

对抗全身性屈肌痉挛的 RIP:让患儿俯伏于一楔形垫上,胸比腹高,脊柱处于伸展状态,双上肢伸直,外展外旋,高举过头。治疗师操纵其上肢或肩胛带,进一步伸展和放置躯干。

对抗全身性伸肌痉挛的 RIP:一种方法是让患儿采取坐位、膝屈向胸、双手环抱于胫前部、屈颈向膝,治疗师在侧方一手扶其背,一手扶其膝,使抱成一团的患儿做前后的滚动。另一方法是患儿仰卧在治疗垫上,治疗师在其足端两手分别持患儿左右踝上方,前推双下肢使膝髋向其胸部屈曲,治疗者以胸部抵住患儿双足,保持髋膝屈曲,膝向腹、胸接近位,治疗者腾出双手将患儿后伸的手向前屈。

手的抗痉挛模式:手常用的抗痉挛模式为患侧双手及上肢同时活动,以健手带动患手。如在偏瘫治疗过程中,手部常用的抗痉挛模式的方法:将腕关节、手指伸展,拇指外展,并使之处于负重位,牵拉手部的长屈肌群;Bobath 式握手;在训练时,出现患侧手指屈曲痉挛,治疗师要随时进行手指、腕关节的缓慢牵拉;将腕关节处于背伸位,再牵拉手指。

2) 控制关键点:是指治疗师在患儿身上的特定部位施以一定的手法以减轻痉挛,并促通正常姿势和运动的一种操作性技术。Bobath 把这特定部位称为关键点。人体关键点可影响身体其他部位的肌张力,关键点的控制主要包括中心控制点:即胸骨柄中下段,主要控制躯干的张力;近端控制点:即头部、骨盆、肩部等,分别控制全身、骨盆和肩胛带部位的张力;远端控制点:即手指、足,分别控制上肢、手部、下肢及足等部位的张力。治疗师可通过在关键点的手法操作来抑制异常的姿势反射和肢体的肌张力。

头部关键点调节操作:①头部前屈,抑制全身伸展状态,促进屈曲运动。②头部背屈,抑制全身屈曲状态,促进伸展运动。③头部回旋,抑制和破坏全身屈曲和伸展姿势,促进躯干回旋,四肌外展、外旋及内收、内旋姿势。如果痉挛明显,要避免直接在头部操作,改为在其他如肩、躯干等部位的关键点上操作。

肩胛带及上肢关键点的控制:①肩胛带外展:通过使患儿肩胛带外展,可以抑制头背屈肌全身的伸展模式,促进全身屈曲模式。②肩胛带内收:通过使患儿肩胛带内收,可以抑制因头部前屈而形成的全身性屈曲模式,促进抗重力伸展活动。实施手法时可直接操作肩胛带,也可以通过控制上肢使肩胛带内收。

躯干(脊柱)关键点调节操作:①躯干前屈,对全身性伸展姿势起到抑制作用,对屈曲姿势及屈曲运动起促进的作用。②躯干后伸,对全身性屈曲姿势起到抑制作用,对伸展姿势及伸展运动起促进作用。③躯干回旋:通过手法操作使躯干回旋,可以破坏全身性的伸展模式和全身性的屈曲模式,促通正常的体轴回旋运动和四肢的回旋活动。

骨盆关键点的控制:①骨盆带后倾:在坐位时通过手法操作使骨盆带后倾,可使上半身以屈曲占优势、下肢以伸展占优势。②骨盆带前倾:在坐位时通过手法操作使骨盆带前倾,可促通上半身以伸展占优势,下肢以屈曲占优势。

下肢关键点的控制:①屈曲下肢,促进髋关节外展、外旋,促进踝关节背屈。②下肢伸展并外旋,可促进下肢外展与踝关节背屈。③足趾背屈,可抑制下肢伸肌痉挛,促进踝关节背屈与下肢外展、外旋,抑制髋关节与膝关节的伸展。

　　对各关键点调节技术的使用应根据患儿的肌紧张情况,采用一种或多种手法。对重度脑瘫,多以抑制的目的采用关键点调节;对中度脑瘫,多采用抑制与促通同时作用的方法;对轻度脑瘫,多用促进的方法。随着治疗的深入,应根据患儿情况,逐渐减少治疗师的被动操作,并逐渐发挥诱导出患儿主动调节的能力,使其在训练中更多地体会正常运动的感觉。

　　3) 促通技术:通过促通技术引发患儿的潜在能力,获得主动的反应和动作技巧。如仰卧时,当头被旋转到一定程度时,身体会随之旋转直至达到侧卧或俯卧。通过仰卧位翻正反应的促进可诱发出侧卧位、俯卧位的活动,但不是以被动操作使之翻身,而是通过促进头翻正反应以诱发肌肉的主动收缩达到目的体位。用于痉挛型及间断性痉挛及轻度的手足徐动型脑性瘫痪,能促进患儿两手向正中位和对称性姿势的侧卧位。对以上臂支持的俯卧位患儿,一边诱发上肢伸展位支持,一边旋转躯干,诱导成为长坐位。继续来回转头,使两手支持体重;旋转躯干,使骨盆从床上抬起四点爬位(图5-14~图5-16)。

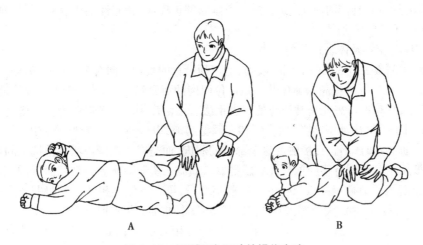

图 5-14　促通翻身运动的操作方法

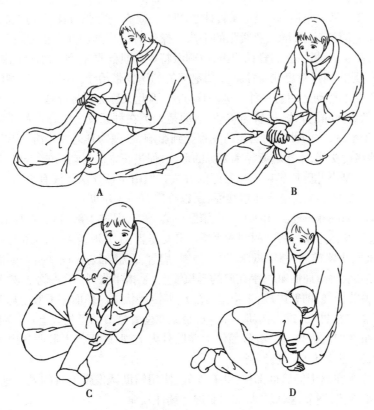

图 5-15　四点支撑位准备的操作方法

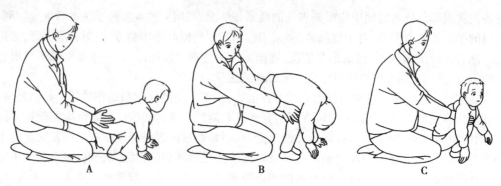

图 5-16 从四爬位至膝立位、立位的促通手法

还可以利用身体对身体的翻正反应、头对身体的翻正反应、迷路性翻正反应、上肢伸展反应以及平衡反应的方法促进自动反应。

4）刺激本体感受器及体表感受器手法

关节挤压：为刺激关节周围肌的同时收缩，治疗师沿骨的长轴方向对关节进行挤压。

叩击手法：是 Bobath 为提高脑瘫患儿一定部位肌肉的肌紧张，在四肢躯干上有规律地或任意地叩击后出现肌紧张，自动保持患儿正常姿势的促进手法。在治疗中若出现肌张力异常增高，要立刻终止叩击。此法多用于手足徐动型、弛缓型脑瘫和失调型脑瘫，以保持一定姿势，常分以下 4 种。①抑制性叩击法：局部肌紧张时，不是直接触及这个部位的肌肉，而是在小范围内激活拮抗肌的功能，称为抑制性叩击法，多用于刺激固有感受器与浅表感受器。如肱二头肌痉挛致上肢屈曲，可叩击拮抗肌使肱三头肌收缩，出现肘关节伸展的效果。下肢伸肌痉挛时，可在下肢小腿处给予叩击，使膝关节逐渐屈曲。②压迫性叩击：是指刺激关节感受器和激活主动肌、拮抗肌、共同肌同时作用，维持中间位的方法。如为使手足徐动型脑瘫患儿两手在前方支撑，治疗师可用双手向下压迫患儿肩部，然后再松开，一压一松，反复进行，可使肩关节肌肉同时收缩，维持对称的中间姿势。③交替性叩击：交替地叩击脑瘫患儿身体诱发立直反射、平衡反射出现的一种手法。操作时治疗师用手叩击患儿身体使其失去平衡，然后再用另一手叩击使之恢复平衡的状态。④轻抹（扫）叩击：是在一定肌肉及对应皮肤上给予强烈刺激，使主动肌与拮抗肌共同被激活，增强肌紧张的手法。操作时治疗师伸开手指，沿着引出运动的方向，在局部肌肉对应的皮肤上，做快速的轻抹叩击，以刺激特定的肌群收缩，激活肌肉的协同姿势。

（2）Vojta 疗法：是指通过对患儿身体某些特定部位的诱发带给予一定的压迫刺激，诱发出反射性翻身和反射性腹爬两个移动运动的一种促进治疗方法，因此又称为诱导疗法。它是由德国学者 Vojta 博士总结创造的，故称 Vojta 疗法，他认为移动、运动是人类在种系发生中存在的正常运动，是一切正常运动的基础，由于脑瘫，这两种运动功能的发育受到影响，表现为延迟或停滞，所以通过 Vojta 治疗，重新诱导出这两种移动功能，干扰脑瘫异常姿势的形成，促进正常的运动功能。该疗法应用范围广泛，手法简单，容易掌握，是小儿脑瘫早期治疗最好的方法。但由于该疗法还没有专门的治疗师的教育体系，又刺激性较强，开始时患儿及家属难以接受，所以推广有一定难度。

1）反射性腹爬（reflex-kriechen，R-K）：是在俯卧位姿势下，促进头部回旋，上身上抬、肘支撑、手支撑、膝支撑等功能，以及促进爬行移动的刺激手法。出发姿势：小儿取俯卧位，头颈躯干在一条直线上，颜面向一侧旋转 30°，头略前屈，前额抵床，颈部伸展，肩胛部、髋部与床面平行。颜面侧上肢：肩关节外旋上举 110°~135°，肘关节屈曲 40°，手在肩的延长线上，手指半张开。后头侧上肢：肩关节内收内旋，位于躯干一侧，肘关节伸展，前臂内旋，手指呈自然地半伸展状态。颜面侧下肢与后头侧下肢：髋关节外展、外旋 30°，膝关节屈曲 40°，踝关节取中间位，足跟在坐骨结节的延长线上（图 5-17）。

主诱发带：分布在四肢远位端。有颜面侧上肢肱骨内上髁、颜面侧下肢股骨内侧髁、后头侧上肢前臂桡骨茎突上 1cm 处、后头侧下肢跟骨。

辅助诱发带：分布在躯干伸肌群部位，共有 5 处，使用辅助诱发带的目的是促进肌肉收缩活动增加，对移动运动给予抵抗，调节运动方向，加强肌肉持续性收缩。

在利用主诱发带刺激后出现反应时，才可以使用辅助诱发带。辅助诱发带有肩胛骨内缘下 1/3 处、

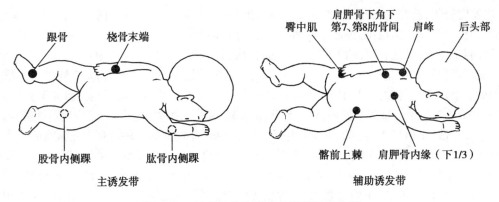

图 5-17 反射性腹爬的出发姿势及诱发带

颜面侧髂前上棘、后头侧臀中肌处、后头侧肩峰、后头侧肩胛骨下角下 7~8 肋间。

反射性腹爬移动运动标准反应模式:在主诱发带与辅助诱发带上的压迫抵抗刺激,出现的反应是典型的爬行动作,见图 5-18,由出发姿势开始,颜面侧的上肢,由于肩胛内收,肩关节向后移位,因而肩关节后伸并抬高。后头侧的上肢,因斜方肌上部、三角肌与前锯肌作用,肩胛在水平位出现上举,使后头侧上肢向前、小指伸展、拇指外展,形成向前的移动运动。后头侧上肢伸展,使头向另一侧旋转,颜面侧下肢屈髋、屈膝 90°,骨盆抬高,下肢向前移动。这种颜面侧上肢向后,后头侧上肢向前,头向对侧旋转。颜面侧下肢屈曲,后头侧下肢伸展的移动运动反复、规律出现,这就是反射性腹爬移动运动标准的反应模式。通过主诱发带与辅助诱发带的反复刺激,最终的目的就是要诱导出这种反应,实现人类早就存在的移动潜能。

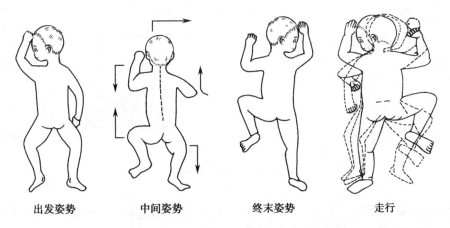

图 5-18 反射性腹爬运动的过程与走行

2)反射性翻身(reflex-umdrechen,R-U)出发姿势:患儿仰卧,头部正中或向一侧旋转 30°,颈部伸展、头部略前屈,颜面侧上肢伸展、后头侧上肢屈曲,或者两侧上肢呈自由伸展姿势。两侧下肢轻度外展、外旋、髋关节与膝关节呈轻度屈曲状态,头部、颈部、躯干成一条直线。

主诱发带:在颜面侧胸部、乳线(锁骨中线)上,膈肌附着处附近,也就是从乳线划一直线,与第 7、8 肋间(相当于剑突水平)画一横线的交点,约相当于在小儿乳头下两横指与乳头外侧一横指交点处。可以上下左右移动 1cm。向对侧肩峰方向压迫。

辅助诱发带:后头侧肩峰、后头侧下颌骨、后头部、后头侧肩胛骨下角,向颜面方向给予压迫刺激(图 5-19)。

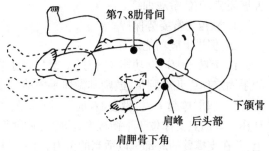

图 5-19 反射性翻身的出发姿势、诱发带、反应过程

在出发姿势下,选择主诱发带和辅助诱发带,给予一定方向、力度和时间的刺激,观察并诱导出反射性翻身的移动运动。实现:①头部向对侧回旋,眼球也向对侧转动;②颈部及上部躯干伸展,肩胛带内收,下部躯干屈曲,骨盆后倾,两下肢屈曲向腹部,腹肌明显收缩,骨盆向对侧回旋;③颜面侧肩关节外展、外旋,前臂旋前、手指伸展、躯干向对侧回旋;④后头侧肘关节稍伸展,腕关节桡背屈,肩胛带抬起;⑤颜面侧下肢伴随骨盆向对侧回旋而屈曲、内收;⑥后头侧髋关节外旋、伸展,回旋至侧卧位时用后头侧骨盆带支撑躯干。膝关节伸展,踝关节背屈,足趾伸展。通过以上运动,实现反射性翻身。

(3) 上田正法:是由日本的小儿外科医生上田正于1988年创立的一种治疗小儿脑瘫的手法,后传入我国。该法是在长期临床实践中产生的疗法,对缓解重度脑性瘫痪痉挛效果特别明显,其机制有待进一步研究。上田正对"中枢是末梢的奴隶"的观点赞同,认为可能是末梢(手足)的过分紧张造成了异常姿势,认为解除四肢、躯干的过紧张,异常姿势便会消失。此法由5种基本手技和4种辅助手技组成。其中,5种基本手技包括颈部法、肩-骨盆法、肩胛带法、上肢法、下肢法。4种辅助手技包括颈部第一法、骨盆带法,下肢第二法,上、下对角线法。此法尤其适用于痉挛型较重患儿,可上下肢同时治疗,减少治疗时间,减轻患儿因治疗时间过长而产生的恐惧感和不合作。

3. 作业治疗　作业治疗的目的是增大患儿关节活动范围,掌握实用性动作,促进运动功能发育(主要是促进上肢功能发育)。改善及促进感知觉及认知功能的发育,提高ADL能力,改善患儿的精神心理状态,促进情绪、社会性的发育。

(1) 保持正常姿势(图5-20)

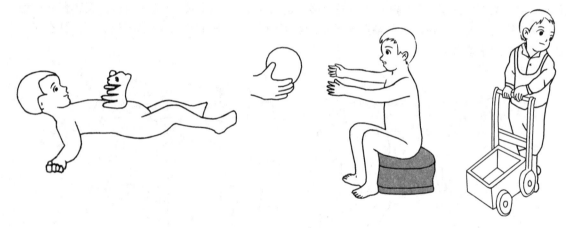

图5-20　保持正常姿势

1) 俯卧位正常姿势的保持:抬头,双手和双侧肘关节支持体重,可利用三角垫、治疗师或母亲的身体等。前臂支持体重。双手支持体重:抬头、抗重力肌伸展。

2) 仰卧位正常姿势保持:两侧上肢伸展向上并固定在中间位,促进正中功能位,双下肢也可上举,促进平衡功能。双手空间抓物作业,固定肩胛带。必要时,作业治疗师也可以用双手固定患儿双足以保持骨盆屈曲姿势。也可以在卧位设计抬头动作。

3) 坐位正常姿势保持:促进头部直立调节;促进侧、后方平衡反射的发育。诱导动作,坐位保护性伸展姿势;坐位游戏训练。

4) 立位正常姿势保持。

(2) 促进上肢功能发育

1) 上肢粗大运动功能:①促进手臂与肩胛带的动作分离。让脑瘫儿俯卧于治疗师的膝上,治疗师的手固定住患儿肩胛带,鼓励其做伸手向前的动作。②增加肩胛带的自主控制,提高上肢的稳定性。俯卧位,双肘撑起上身,做左右、前后的重心转移。俯卧在滚筒上,双手交替支撑,做向前向后爬行的动作。呈四点支撑位于平衡板上,治疗师控制平衡板并做缓慢晃动。俯卧于滚筒上,一手支撑于地面上,并在支撑臂的肩部施以适当的压力,另一手从事某作业活动。坐位/立位,患儿双手与治疗师的双手共持一根木棒,做对抗性推的动作。③诱发肘关节伸直。肩胛带前伸,伸肘碰物,或手握一硬的圆锥状物体去碰前方某一目标;手握一端带有磁铁的柱状物,去吸放在桌面上的金属物,动作过程中要求涉及肘关节的伸直。④训练坐位平衡,诱发保护性伸展反应。坐于半圆形晃板上,治疗师位于其身后保护患儿安全,鼓励患儿当身体向左侧晃动时伸手向左够物,向右晃动时伸手向右够物;骑坐于半圆形晃板上,治疗师于一侧保护患儿安全,鼓励患儿身体向前晃动时伸手向前够物。⑤诱发手到口的动作。双手交叉互握,让患儿做双手能摸口部的动作;鼓励患儿手抓食物,或将一些食物涂在手指上,做手到口的动作。⑥诱发双手在中线上的活动。侧卧位,肩前伸,用手玩物。

训练原则:先训练患儿获得良好的坐位平衡与保持良好坐位姿势的能力,或在训练时,提供患儿适当的坐椅和桌子。从事单侧手活动时,要将另一侧手摆放在恰当的位置上,以帮助患儿维持正常的姿势与肌张力。考虑操作物件的大小、质地、重量与形状,因为手运动的控制开始于感觉输入,不同的感觉输入有利于促进手功能的发育。鼓励采用双手性活动。动作难度应设置在患儿通过努力就能完成的范围。

2) 促进手的精细运动功能:①手的把握:拇指内收 - 尺侧握,手指过度屈曲时。②使整个上肢有更好控制的感觉性活动:手、膝爬;双手走路;拍手、拍大腿等。③使手和手指有更好控制的感觉性活动:可用油粗布、丝以及刷子刷患儿手、手指及手臂;患儿双手伸入土、温水、冰水等;捏橡皮泥,手指撑开橡皮筋、捏衣夹等。④拿起东西的训练:将其大拇指桡外展,其余四指就容易伸展了;用一只手把患儿掌心握住,然后将腕关节背屈并施加一定压力,保持数秒。待患儿手伸展后,治疗师可把小玩具放到他手中,并稍用力握患儿的手,这样可促进其拿住玩具(图 5-21)。⑤放下东西的训练:轻轻敲击其手臂指伸肌腱,再由腕部向手指方向轻擦,同时配合“手打开,手打开”的语言提示;将患儿的手抬高至头上,并使肘关节伸展,腕关节掌屈,也可使手伸展;语言提示。⑥促进手抓放物体及手眼协调的活动:捏皮球、堆积木、插球、插棍、插方块 / 圆盘、套圈 / 投掷沙包、串珠子 / 走迷宫。⑦用于手指分离性运动控制的活动:捡拾小玩具、珠子或豆子,并将其放入狭小开口容器内。镊子夹持小块海绵。剪纸、玩橡皮泥、拧螺丝、拧瓶盖等。

(3) 日常生活活动训练

1) 进食训练:基本原则为抑制躯干和肢体张力增高;避免或抑制原始反射和不自主运动出现;头居中、躯干对称。

进食的必备条件:头、躯干、上肢的协调动作与坐位平衡;手、口、眼协调;手的伸展、抓握、放开功能;咀嚼、舔、吸吮、咽下时的口唇、舌及下颌的动作。

同时应保持患儿正确的姿势,即头和肩向前,髋关节屈曲。食物来自身体的前方。幼儿或少年坐在椅子上时,头、躯干端正,下肢髋、膝、踝关节均保持屈曲 90°(图 5-22)。

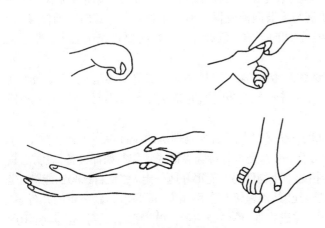

图 5-21　拿起东西的训练

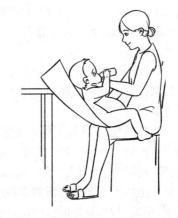

图 5-22　用奶瓶喂食时的正确姿势

口部控制法(下颌控制技术):利用大拇指压在患儿耳前下颌关节,示指压在下嘴唇与下颏之间,中指放在下颏后面改善患儿吸吮 - 吞咽反射,吃手中或勺中的食物,或从杯中饮水的能力。位于患儿的右侧,用右手大拇指放在耳前下颌关节处,示指在下唇及下颌之间,中指置于下颌后面,给予稳定持续

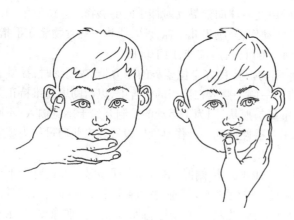

图 5-23　下颌控制技术

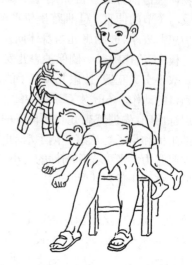

图 5-24　更衣训练

的压力。或者面对患儿控制其下颌(图 5-23)。

纠正流涎,增加唇、舌的力量,增加咀嚼能力,控制伸舌、饮水以及自我进食的训练。

2)更衣训练:①穿衣时的体位(避免引起或加重痉挛):需卧位穿衣时应采取俯卧位,可趴在护理者的双腿上,双髋/膝关节屈曲并分开;需在仰位穿衣时应在患儿枕部垫一个枕头,将髋/膝关节保持在屈曲位;坐位穿衣时,应保持坐位平衡,髋关节屈曲,躯干前倾。②痉挛型脑瘫患儿开始学习自己穿衣服时,为避免身体出现僵直,通常采取侧卧位,使颈、髋、膝关节保持屈曲状态。将患儿的躯干上部回旋,保持髋关节屈曲,头颈竖直,使患儿伸展上肢支持自己体重的同时,脱下患儿的衣服(图 5-24)。

穿衣动作:重要前提是理解身体的各部位、服装的结构及身体在空间的位置(可使用玩具娃娃);对于穿衣/鞋不分左右的患儿,可在衣服/鞋上做些醒目的标志。

建议:具体情况具体对待;偏瘫患儿,先穿患侧;衣服宜宽松、肥大,易于穿脱;松紧带/尼龙扣;从最后一个动作做起,逐渐增加动作。

更衣训练注意事项:①一般先穿功能障碍重的一侧,先伸直上肢后再进入衣袖内。②穿衣服之前一定要注意患儿左右是否对称,尤其是在仰卧位时,若存在不对称性颈强直反射应采取坐位穿衣。③如患儿的肩向后,设法屈曲患儿的髋关节,会使肩与上肢向前变得容易。④若患儿坐位时有前倾倾向,在为其穿衣服之前必须设法阻止头的前屈及上肢伸向下方。⑤在穿鞋与袜时要首先让患儿屈曲膝关节及髋关节。

3)如厕训练:适于 2 岁以上的患儿。因训练的年龄、地区、习惯、穿着衣服的类型、家庭帮助程度等因素的影响而各不相同。使患儿知道什么时候需要大便/小便,并学会控制大小便;在需要大小便时能够及时告诉他人。

具备膀胱、直肠控制能力是如厕训练成功的先决条件。具备如厕训练的条件包括①膀胱控制:小便时一次尿是不是很多?能否保持衣裤干燥几个小时?是否有特殊表情或动作?如都具备,表明已具备膀胱控制能力和排尿意识。②身体条件:能拾起细小物件吗?能很好地行走/移动自己吗?能蹲/坐在凳子上吗?③合作方面的准备:为了测试是否已具备理解与合作能力,可要求其做简单的几件事:躺下、坐起、指出身体的部位,将玩具放入盒中,递送物件,模仿鼓掌等,如能完成,说明其已具备用厕的智力条件。

具体训练方法举例:坐便盆时应保持的体位是髋关节的屈曲位,两下肢分开,肩与上肢尽量向前。具有稳定性的便盆,便盆的坐面与臀部紧密接触,后面有支持物,患儿坐于上面两足正好着地。将大凳子倒放,置便盆于其中,椅子横木可以抓握,可避免患儿在其中跌倒。

训练独立排泄时,让患儿用一只手抓握栏杆,另一只手脱下裤子,身体慢慢下移,坐于便盆上,完成排

130

泄动作。站立困难的患儿可以应用膝立位独立完成排便动作(图 5-25)。

(4) 促进感知觉认知功能的发育

1) 对身体、方向、距离、位置关系的认识:通过叩击、敲打及触摸、轻按开关等,也可用刷子刷擦患处,玩黏土做泥人、玩布娃娃、画人脸和身体等游戏,改善障碍部位的功能;通过钢琴、电子琴、电脑、游戏机来增强浅感觉及深感觉输入等。

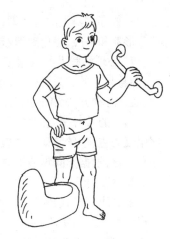

图 5-25 独立排便

2) 视觉、听觉、触觉等刺激:①视觉刺激,可以使用不同颜色标记左右袖口,做照镜子训练,让其模仿动作,如拉动睡床等。可用玩具诱导患儿用双眼注视并跟随。在透明塑料管中装入水及彩球,来回移动,训练患儿用双眼跟踪塑料管中的小球。认颜色:配对、分类、挑选、说出名称、与其他概念配合。②听觉刺激,听各种声响,让患儿寻找发声的方向等。反复更换声音的方向、远近和强度,以不断提高患儿对声响的敏感性,以及寻找声源的反应速度。③触觉刺激,可以使患儿身体接触物体、床面。取不同质地的物品,如毛巾或较硬的木块等让患儿触摸,让患儿分辨软硬、轻重、大小。使用冰袋、水浴等让患儿分辨冷热。魔袋游戏:准备几个患儿熟悉的物品装到一只布袋中,让患儿把手伸进布袋抓住一件,然后反复抚摸,通过物品的开关和质地,猜猜抓到的是什么。

3) 注意力训练:可用视跟踪、形状辨别、删除字母、听认字母、重复数字、词辨认、听跟踪等方法进行注意力的训练。

4) 记忆力训练:通过视觉、听觉反复练习,形成暂时联系,从而提高记忆速度。训练短时记忆能力,要求患儿根据训练者的口头指令立即执行;训练长时记忆能力,多采用反复再认和回忆的方式,让患儿牢记。视觉:认物认图;取物品;快速看图说物品名称;识字等。听觉:背儿歌;玩传话游戏等。

5) 其他提高智力水平的训练:模仿画线、搭积木、拼图,玩橡皮泥、珠子画,进行大小识别、形状识别等。

4. 言语治疗 ①最大程度地降低导致障碍的原因,确定目标,制订系统训练方案。②采用多种训练方法,强调正确发音,使用规范语言。③语言训练结合实际,具有实用性。④采用简捷方法进行训练。⑤个别训练与集体训练相结合,家庭成员参与。⑥早期治疗,辅助或替代语言交流工具的使用。

言语治疗主要包括:抑制异常姿势,构音器官运动训练(呼吸训练、舌的训练、吸吮训练和咀嚼训练),发音训练和语言沟通训练。

构音障碍治疗主要从三个方面下手:直接对障碍的说话功能进行训练;强化和补助残留能力的训练;对儿童、家长进行指导及改善周围环境。语言发育迟缓治疗以改善交流态度和沟通技巧、提高主动交流意识、促进发音、开发智力为主。可借助于非口语沟通的方式,如沟通辅具、图片、照片、字卡等来协助脑瘫儿童进行沟通表达,增强患儿的沟通、语言和识字能力。通过神经肌肉电刺激治疗、口腔周围穴位按摩、口肌训练技术、进食训练提高儿童的咀嚼与吞咽功能,改善身体的营养状况,增加进食安全,减少食物误咽、误吸入肺的机会,减少吸入性肺炎等并发症的机会。

5. 物理因子疗法 常用水疗法来改善患儿感觉功能、平衡功能、协调性,减低肌张力,扩大关节活动度,提高肌力等。蜡疗、红外线疗法、泥疗等温热疗法可降低肌张力、缓解痉挛。还可以配合生物反馈疗法、功能性电刺激和痉挛肌电刺激等治疗。

6. 矫形器及辅助器具 脑瘫儿童矫形器及辅助器具治疗的目的:①预防畸形、矫正畸形。②支撑、保持功能。③抑制肌肉反射性痉挛。④促进运动功能发育。⑤保护功能。⑥改善整体活动能力。

临床上常用于治疗脑瘫的矫形器有以下几种:①髋内收外展矫形器,适用于痉挛性脑瘫。②扭转式髋膝踝矫形器,适用于脑瘫患儿在步行、站立时造成下肢内旋的矫正。③矫形器加助行器,该系统是由下肢矫形器和四轮助行器组成,适用于脑瘫患儿室内活动,锻炼肌力。④矫形器加轮椅,该系统是由脊柱矫形器加轮椅组成,适用于双下肢脑瘫无法坐立的患儿。⑤固定式踝塑料矫形器,该矫形器主要是减轻脑瘫患儿在站立、步行中等前足承重时引起的小腿三头肌的痉挛。⑥矫正性矫形器,根据患儿的畸形症状选择合适的矫形器,以防止和矫正畸形。

辅助器具包括坐位、立位、步行、移动、日常生活等不同用途的器具。辅助器具和矫形器的配备要根据不同类型、年龄、瘫痪部位、目的等进行配备。

一般穿在身上的矫形器，重量要尽量轻，以塑料原料制作为好；穿戴时间不宜过长，并坚持每天清洗矫形器和患肢，避免矫形器发臭和患肢患皮肤病。

7. 心理治疗及教育康复　通过日常的接触及各种教育训练活动，减少或消除脑瘫患儿的心理障碍，调整与人的关系，恢复和形成学前脑瘫患儿正常的心态和人格。脑瘫患儿的心理康复提倡早期进行，通过各种方法，纠正患儿的异常心理发育，促进正常的心理发育。

脑瘫的教育康复同样提倡早期进行。必要时特殊教育和普通教育同时进行。学前脑瘫患儿以医疗康复为主，学龄脑瘫儿以教育为主。对脑瘫患儿的教育要个体化与生活化相结合，学习活动要有趣味和变化，根据不同年龄组的特点制订相应的学习计划。

8. 家庭康复　脑瘫的特点决定患儿康复训练的长期性和综合性。家庭康复的形式包括患儿出院后的家庭康复模式，家长参与住院患儿的康复模式，上门指导家长的康复模式。家庭康复的方法包括家庭粗大运动训练法，家庭日常生活活动作训练法，家庭按摩法，可改善脑瘫患儿的粗大运动、日常生活活动。对脑瘫患儿进行功能训练的目的：一是改善坐、立平衡能力，改善对身体姿势的控制；二是改善步行能力，鼓励多活动；三是通过日常生活活动的训练，提高生活自理能力；四是训练说话交流能力，改善与家中各人的相互沟通；五是通过心理辅导和行为训练，增强信心，克服畏难情绪。

9. 其他治疗

（1）药物治疗：小儿脑瘫的药物治疗目前仍属辅助性治疗，主要针对原发病的治疗以及改善脑循环、促进脑功能药物的使用。主要目的是针对脑瘫患儿的伴随症状和并发症。A 型肉毒素肌内注射可有效缓解痉挛肌肉的张力，防止挛缩畸形，但需要掌握适应证及用药剂量。

（2）手术治疗：严重痉挛型患儿，可采用选择性脊髓后根切除术进行治疗，有严重肌腱挛缩患儿，可视需要采用肌腱切开延长术等治疗。

（3）传统康复治疗方法：传统医学认为，脑性瘫痪属于"五迟""五硬""五软"范畴，且是儿科难治之症。根据辨证论治的原则，治疗方法主要有针刺疗法的头针、体针、耳针，按摩疗法的各种手法，中药疗法，穴位注射、经络导平等，临床上多采用头针和按摩疗法。推拿疗法可用于解除痉挛、减轻疼痛。

（4）音乐疗法：以音乐的形式对患儿进行感知、认知、交流等能力的促进，发展社会功能，也可通过音乐的节律辅助运动功能的训练。尤其针对合并有心理行为异常的患儿，进行音乐疗法效果更佳。

10. 社区康复与社会康复　社区康复使脑瘫患儿可利用简单、通俗易懂的康复技术，低资金投入，充分发挥患儿自己的积极性，家庭成员参与等多项便利条件，使患儿得到连续不断、持久的康复训练，达到理想的康复效果。

小儿脑瘫的社会康复是其全面康复的一部分，是指从社会的角度采取各种措施，为脑瘫患儿创造一种适合其生存、创造、发展、实现自身价值的环境，享受同等权利，达到积极参与社会生活的目的。

（李　渤　王丽婷）

第二节　小儿颅脑损伤

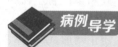

患儿，女，6 岁，以"车祸后意识丧失 1h"为主诉入院，根据患儿病史、症状、体征、辅助检查等确诊为颅骨凹陷性骨折、硬膜下血肿（术中发现在硬膜外）、前颅窝底骨折。

问题：

1. 假如你是第一发现者，请问你怎样对其进行正确的急救？

2. 当患儿生命体征稳定时，你将给予哪些康复治疗措施？

一、概述

颅脑损伤（traumatic brain injury，TBI）是由各种原因所致的脑部伤害。小儿颅脑损伤是引起小儿死亡和致残的主要原因之一。

（一）主要原因

1. 儿童及婴幼儿　儿童及婴幼儿颅脑损伤的主要原因是高处坠落、楼梯滑跌、锐器伤、钝器伤、撞击、交通事故、自然灾害等。

2. 新生儿　新生儿颅脑损伤主要由产伤引起。

（二）分类

根据病因将小儿颅脑损伤分为原发性颅脑损伤和继发性颅脑损伤两类。

1. 原发性颅脑损伤　包括头皮损伤、颅骨骨折、脑损伤。按外伤后脑组织是否与外界相通，临床上将原发性颅脑损伤又分为闭合性颅脑损伤和开放性颅脑损伤两类。新生儿颅脑损伤由于发病因素的特殊性（主要为产伤），其颅脑损伤主要以闭合性颅脑损伤为主。

（1）头皮损伤的类型：临床上常见的新生儿头皮损伤有胎头水肿、头皮挫伤、帽状腱膜下血肿、头皮撕裂伤等。而临床上常见的儿童头皮损伤有擦伤、挫裂伤、血肿（皮下血肿、帽状腱膜下血肿、膜下血肿）、撕脱伤。

（2）颅骨骨折：临床上常见的儿童颅骨骨折有线样骨折、凹陷骨折、颅底骨折。而临床上常见的新生儿颅骨骨折有颅骨缝重叠骨折、枕骨线性骨折、凹陷性骨折。

（3）脑损伤：常见的儿童脑损伤有脑震荡、脑挫裂伤、硬膜外血肿、硬膜下血肿、颅内血肿、多发血肿或混合性血肿、蛛网膜下腔出血等。而常见的新生儿脑损伤有颅内出血（硬脑膜下出血、脑室出血、脑实质出血等）、脑挫裂伤等。

2. 继发性脑损伤　包括脑移位或脑疝引起的压迫性损伤、弥散性脑肿胀和脑梗死等。

（三）分型

1. 根据哥拉斯格昏迷量表（Glasgow coma scale，GCS）评分分型 可将颅脑损伤分为 4 型：轻型（13~15 分）、中型（9~12 分）、重型（6~8 分）、特重型（3~5 分）。

2. 根据创伤后遗忘（post traumatic amnesia，PTA）时间的长短，按颅脑损伤的严重性分为以下四级　轻度（PTA<1h）、中度（PTA 1~24h）、重度（PTA 1~7d）、极重度（PTA>7d）。

二、评定

（一）严重程度评定

颅脑损伤的严重程度主要是根据昏迷的程度与持续时间、创伤后遗忘持续的时间来确定。临床上常采用格拉斯哥昏迷量表（表 5-8）、盖尔维斯顿定向遗忘试验（Galveston orientation and amnesia test，GOAT）（表 5-9）等方法来确定颅脑损伤的严重程度。目前认为 GOAT 是评定 PTA 客观可靠的方法。该项检查满分为 100 分，75~100 分为正常；66~74 分为边缘；少于 66 分为异常。一般认为达到 75 分才可以认为脱离了 PTA。

表 5-8　格拉斯哥昏迷量表（GCS）

项目	试验	患者反应	评分
睁眼反应	自发	自己睁眼	4
	言语刺激	大声向患者提问时患者睁眼	3
	疼痛刺激	捏患者时能睁眼	2
	疼痛刺激	捏患者时不能睁眼	1
运动反应	口令	能执行简单的命令	6
	疼痛刺激	捏痛时患者拨开医生的手	5
	疼痛刺激	捏痛时患者撤出被捏的手	4
	疼痛刺激	捏痛时患者呈去皮质强直（上肢屈曲、内收内旋；下肢伸直、内收内旋，踝跖屈）	3
	疼痛刺激	捏痛时患者呈去大脑强直（上肢伸直、内收内旋；腕指屈曲、下肢与去皮质强直相同）	2
	疼痛刺激	捏痛时患者毫无反应	1

续表

项目	试验	患者反应	评分
言语反应	言语	能正确会话,并回答医生他在哪儿,他是谁及年和月	5
	言语	言语错乱,定向障碍	4
	言语	说话能被理解,但不恰当	3
	言语	发出声音但不能被理解	2
	言语	不发声	1

表 5-9　Galveston 定向遗忘试验(GOAT)检查表项目

姓名		性别：　男　女		出生日期：　　年　月　日	

诊断：

检查时间：　　　　　　　　　　　　　　　受伤时间：

1. 你叫什么名字(姓和名)? (2分)
   你什么时候出生? (4分)
   你现在住在哪里? (4分)

2. 你现在在什么地方? 城市名(5分)
   医院(不必陈述医院名称)(5分)

3. 你哪一天入住这家医院的? (5分)
   你怎么被送到这家医院的? (5分)

4. 受伤后你记得的第一件事是什么(如苏醒过来等)?
   你能详细描述一下你受伤后记得的第一件事吗? (5分)(如时间、地点、伴随情况等)

5. 受伤前你记得的最后一件事是什么? (5分)
   你能详细描述一下你受伤前记得的最后一件事吗? (如时间、地点、伴随情况等)

6. 现在是什么时间? (最高分5分,与当时时间相差半小时扣1分,以此类推,直到5分扣完为止)

7. 今天是星期几? (与正确的相差一天扣1分,直到5分扣完为止)

8. 现在是几号? (与正确的相差一天扣1分,直到5分扣完为止)

9. 现在是几月份? (与正确月份相差1个月扣5分,最多可扣15分)

10. 今年是公元多少年? (与正确的年份相差一年扣10分,最多可扣30分)

(二)康复评定

在对患儿颅脑损伤严重程度评定的同时,还要对精神、言语、吞咽、躯体等功能进行评定。

1. 精神心理功能评定　存在相关问题者进行认知功能评价。可先用认知筛查、成套认知评价表、知觉障碍筛查表等进行评价,然后针对患儿的具体情况进行情绪评定、人格评定、认知障碍(注意力、定向、记忆、思维)的评定等。存在行为障碍者进行专门行为障碍评定。

2. 躯体功能评定　包括身体形态的评定(姿势评定、人体测量)、关节活动范围测定、痉挛与肌张力评定、肢体功能评定、感觉与知觉的评定、平衡功能评定、运动协调能力评定、步态分析、辅助器具适配性评定、神经电生理评定、日常生活活动的评定、生存质量评定等。

3. 言语、吞咽功能的评定　首先应进行失语症、构音障碍和吞咽障碍的筛查,对存在或可疑存在失语症、构音障碍和吞咽障碍的患儿需进一步进行失语症、构音障碍和吞咽障碍的详细检查,部分患儿需进行言语失用评定、言语错乱评定、听力测定和发音功能的评定等。

(三)预后评定

颅脑损伤的预后与诸多因素有关,常用于预后评测的有:颅脑损伤康复预后的神经学预测(表5-10)、格拉斯哥预后量表等。

表 5-10　颅脑损伤康复预后的神经学预测

康复潜力与预后良好的因素	康复潜力与预后均差的因素
昏迷 <6h	昏迷 >30d
PTA<24h	PTA>30d
GCS>7 分	GCS<5 分
颅内压正常	颅内压增高
局部脑损伤,无颅内出血	弥漫脑损伤,有颅内出血
脑室正常	脑室扩大
无脑水肿	有脑水肿
无伤后癫痫	有伤后癫痫
无颅内感染	有颅内感染
无须用抗惊厥药	离不开抗惊厥药
功能恢复快	功能恢复慢
诱发电位正常	诱发电位异常
脑电正常	脑电异常

三、小儿颅脑损伤康复治疗

(一) 急性期的处理

小儿颅脑损伤后常迅速出现严重的神经系统体征,有时哪怕是较轻的颅脑损伤,也会在伤后数分钟或数小时内出现明显的颅内压增高,产生严重后果。所以,迅速对小儿颅脑损伤的严重程度做出科学的判定和对原发颅脑损伤进行及时、有效的处理是非常必要的。

1. 急救　对于提高小儿颅脑损伤后的生存率,减少并发症和后遗症是非常必要的。急救主要包括:①当孩子出现或可能出现颅脑损伤时,首先应该及时拨打 120 急救电话。②减少继续损伤的因素,避免脑损伤进一步加重,同时应大声呼救,以便取得他人的帮助。③解除呼吸道阻塞,保持呼吸道通畅。④控制头部出血,避免失血性休克。⑤应让伤者平卧,尽量减少不必要的活动,不要让其坐起和行走。⑥需要运送时,不要搬动颈部,避免有颈椎骨折错位而产生高位脊髓损伤,正确的方法应是一人抱头、一人托腰、一人抬起臀部平稳地放在担架或木板上。⑦伤口内异物(如木片、碎石子、金属等物),不能随便去除。⑧防止创口继续被污染。⑨患儿出现呕吐,不宜口服药物。⑩表面皮肤破损出血,可用压迫法止血。⑪意识不清或昏迷者绝对不要强制唤醒。

2. 常规治疗　小儿颅脑损伤后急性期患儿采取的是综合性治疗措施。无论手术与否,非手术治疗不可缺少。非手术治疗一般包括:①止血。②保持呼吸道通畅。③维持正常循环。④降低高颅压。⑤控制高热、烦躁、癫痫等。⑥预防感染。⑦预防应激性溃疡。⑧维持必要的营养,保持水和电解质平衡。⑨应用神经营养药物。

3. 康复治疗　颅脑损伤患儿的生命体征稳定、神经系统症状不再进展后 48h,特别是颅内压持续 24h 稳定在 2.7kPa(20mmHg)以内即可进行康复治疗。颅脑损伤患儿急性期的任何康复措施都必须以不影响临床抢救、不造成病情恶化为前提。此期的康复治疗主要是防治各种并发症、综合促醒治疗、促进功能康复等。具体措施包括:

(1) 体位的变换:2h 更换一次体位,预防压疮。

(2) 拍背:每日拍背 2~3 次,每次 15~20min 为宜,餐前进行,预防肺部感染。方法为五指并拢,掌心微弯曲,呈空心掌,腕部放松,迅速而规律地从下到上、从外侧到内侧轻拍背部。对于急性期颅脑损伤的患儿,拍背时要严密观察病情变化,切勿造成病情恶化。

(3) 良肢位的摆放

1) 患侧卧位:患侧在下,患侧上肢、肩向前伸,前臂往后旋,使肘和腕伸展,掌心向上,手指伸开。

健侧上肢置于体上或稍后,不能放在身前。下肢健肢在前,下垫一软枕,患肢在后,患侧髋、膝关节均微屈,用足托板(注意间歇使用)被动背屈踝关节,使踝关节背屈呈 90°。此卧位可增加患儿患侧的本体感觉和皮肤触压觉。

2)健侧卧位:健侧在下,可以自然放置。患侧上肢和肩(肩关节屈曲 90°~130°)向前伸,肘保持伸展,腕微背伸,前臂旋前,手指自然伸展,下垫一软枕。患侧下肢在前,屈髋、屈膝置于软枕上,用足托板(注意间歇使用)被动背屈踝关节,使踝关节背屈呈 90°。健侧下肢在后。

3)仰卧位:患侧上肢,肩胛骨尽量向前伸、往上提,在肩胛骨下面垫个软垫;肩关节外展与身体成45°角;肘关节、腕关节伸展,掌心向上;手指伸展略分开,拇指外展。患侧下肢,在腰和髋部下面垫个软垫,髋关节稍向内旋;膝关节稍弯曲,膝下可垫一小枕;用足托板(注意间歇使用)被动背屈踝关节,使踝关节背屈呈 90°。

(4)气压治疗:是通过多腔气囊由远心端向近心端进行反复均匀有序的挤压,形成对肢体和组织的循环压力,促进血液和淋巴的流动,改善微循环,加速肢体组织液的回流。从而对急性期颅脑损伤患儿的肢体,尤其是下肢进行气压治疗,有助于预防血栓的形成,预防肢体水肿。

1)治疗时间:一般患儿治疗时间为 20~30min。

2)治疗压力:对于意识不清的患儿可用常规治疗压力;对于意识清楚但无法沟通的患儿,治疗压力可从低值开始,待其适应后逐渐增加至所需的治疗压力,切勿因治疗不适引起患儿哭闹而致病情恶化;对于清醒的患儿可询问其感觉,以肢体有明显压力感且无中、重度不适为宜。

3)禁忌证:①肢体重度感染未得到有效控制者。②近期下肢深静脉血栓形成者。③大面积溃疡性皮疹者。④有出血倾向者。

(5)维持关节活动度:颅脑损伤所造成的去大脑强直及去皮层强直可以导致异常的肌张力增高,再加上昏迷造成关节不能活动,很容易发生肌痉挛、关节挛缩。因此,对患儿肢体或关节进行被动活动以及对肢体和躯体进行按摩治疗是维持关节活动范围、降低肌痉挛的非常重要的方法。一般每次可被动活动肢体各关节 3~5 次,每日 1~2 次。活动时注意手法轻柔,避免疼痛和损伤。

(6)综合促醒治疗:严重颅脑损伤患儿会出现不同程度的昏迷、昏睡或嗜睡等,为了加速这种功能恢复的进程,除临床上运用药物促进脑细胞代谢、改善脑的血液循环,必要时施行手术降低颅内压力以外,还可以进行各种感觉刺激,以帮助患儿苏醒。以下是一些常用的促进患儿意识恢复的感觉刺激方法,下面的刺激可在一次训练中运用 1~2 种,一次 15~30min。刺激时应密切注意观察患儿的反应,如心率、血压、呼吸等的变化,以及是否出现眼球运动、面部的奇怪表情、头部的转动等。

1)听觉刺激:①反复播放患儿受伤前喜欢的儿歌、动画片、广告或声音。②亲属经常呼唤患儿的名字。③与患儿谈话,谈患儿受伤前最喜欢的玩具、食品、动物、游戏,或给患儿讲受伤前最爱听的故事。使用听觉刺激时要注意防止噪声或多种声音混杂。通过患儿面部及身体其他方面的变化,观察患儿对听觉刺激的反应。

2)视觉刺激:患儿头上放置不断变换颜色和强度的光,通过不断变换的光刺激视网膜、大脑皮层。应注意要在全视野范围内进行系统的刺激。

3)嗅刺激:用患儿伤前喜欢吃的带有明显气味的食品或水果放在患儿鼻子前,让患儿随呼吸吸入,以刺激患儿的嗅觉,每次 10~15s。

4)味觉刺激:用棉球蘸调味汁涂在患儿的口唇或舌上,或用带有调味汁的冰块放在患儿的口内,但应注意有吞咽障碍的患儿不宜进行,因为这样有可能会发生窒息。

5)触觉刺激:①每天对患儿的四肢关节进行被动活动。②利用毛巾、毛刷等从肢体远端至近端进行皮肤刺激。③通过给患儿翻身、穿衣服、梳头、洗脸、擦汗等对身体的各个部位进行触觉刺激。用针灸或脉冲电对患儿一些特定的穴位进行刺激等。

6)高压氧治疗:目前高压氧治疗颅脑损伤患儿的疗效已被国内外的临床研究所证实,因为高压氧能够升高血氧浓度,增加脑组织的含氧量,提高氧分压,改善脑缺氧所致的脑功能障碍,促进损伤脑组织的修复,促进神经功能恢复。特别是高压氧下颈动脉系统血管收缩,血流量减少,但椎动脉血流量反而增加。因此,网状激活系统和脑干部位的血流量和氧分压相对增加,刺激网状结构上行激活系统的兴奋性,有利于颅脑损伤昏迷患儿的觉醒和生命活动的维持。如病情允许,高压氧治疗可尽早介入。

（7）病情许可时，尽早开始床上活动、坐位和站位的练习。

（8）其他，如理疗、按摩等康复治疗方法均可综合应用。

（二）恢复期的康复治疗

经急性期临床药物或手术治疗一段时间（轻型颅脑损伤 2~4 周；中型颅脑损伤 4~6 周；重型或特重型颅脑损伤 6~8 周）后，生命体征相对稳定，仍有持续性神经功能障碍或并发症，影响生活自理及回归家庭、社会，并符合下列条件的患儿可转入康复科继续行康复治疗：①神经学症状不继续加重，脑水肿、颅内高压等已消除。②未出现新的需手术处理的病情变化。③脑脊液外引流管已拔除或脑室 - 腹腔引流管通畅，无脑脊液漏。④无其他重要脏器严重功能障碍。⑤CT 等影像学检查未见病变进行性发展。

1. 临床常规治疗　恢复期的患儿临床常用的常规治疗有：

（1）延续性临床治疗：调节血压、颅压，改善脑供血、脑神经营养及对症支持治疗等。

（2）改善精神、言语、认知、吞咽、运动、膀胱和肠道功能障碍的药物治疗和相关临床技术的应用。

（3）高压氧治疗：受伤时间在两年以内者可酌情选用。

（4）中医治疗：根据病情，给予相应的推拿、电针、艾灸、头皮针、穴位注射、中药治疗等。

2. 常见并发症的处理

（1）脑水肿、脑积水：运用临床常规药物、手术等治疗方法。

（2）脑外伤后综合征：除行心理、行为等治疗外，适当应用镇静、镇痛等对症药物治疗。

（3）继发性癫痫：选用与病情相应的抗癫痫药物治疗。

（4）低颅压综合征：补液、吸氧、鞘内注射，使用缩血管药物、激素等。

（5）痉挛：去除诱因的基础上运用抗痉挛手法、水疗、蜡疗、各类抗痉挛药物、神经阻滞、矫形器应用或手术等治疗方法。

（6）精神障碍：精神药物治疗、心理治疗等。

（7）压疮：体位转换、换药，必要时手术治疗。

（8）深静脉血栓：溶栓、抗凝药物应用等。

（9）肩痛、肩关节半脱位、肩手综合征：使用消炎镇痛药物，配戴矫形器等。

（10）感染：包括呼吸系统、泌尿系统等感染的防治。

（11）畸形：各种影响躯体功能的畸形的矫正、整形修复和防治。

（12）其他合并症：如眩晕、视力障碍等的处理可根据需要请专科会诊治疗，必要时转院行专科诊疗。

3. 康复治疗

（1）物理治疗

1）运动治疗：恢复期继续进行关节主动运动、被动运动、牵伸训练、呼吸训练、体位变换训练等，并运用神经促通技术 [Bobath 疗法、PNF 治疗技术——本体感觉神经肌肉促进技术（proprioceptive neuromuscular facilitation，PNF）、Rood 技术及 Brunnstrom 技术等] 进行患侧肢体的运动控制、诱发训练，以及各种体位间的变换及转移训练，同时进行站立床治疗及坐、跪、站立位的平衡训练、步行训练等。后期在继续加强前期治疗的基础上，根据患儿运动控制能力、肌力、平衡功能等情况，循序渐进地进行减重步行、辅助步行、独立步行及步态训练等。

2）物理因子治疗：根据功能情况选用短波疗法、超短波疗法、传导热疗法、超声波疗法、电磁波治疗、神经肌肉电刺激、经皮神经电刺激、功能性电刺激、肌电生物反馈疗法等。

3）水疗：根据患儿具体情况可进行水中运动治疗等。

（2）作业治疗：通过有选择的作业活动来提高手的协调、控制和精细活动能力，维持和改善上肢关节活动度，降低肌张力，减轻疼痛，提高手灵活性和实用性功能。

（3）认知功能训练：对有认知功能障碍的患儿应根据认知评价结果进行定向力、记忆力、注意力、思维能力、计算能力等训练。

1）记忆训练：①PQRST 法：常用于较长文字的理解和记忆，P（preview）表示预览要记住的内容；Q（question）表示提问与记忆内容有关的问题；R（read）表示认真地阅读需要记忆的资料；S（state）表示叙述所记忆的内容;T(test)表示通过自我检测来强化记忆。②首词记忆法:帮助患儿将要记住内容的词头编成容易记忆和联想的"顺口溜"等。③编故事法:帮助患儿或指导患儿将要记住的信息编成一个容易记忆的小故事。④提示递减法。⑤环境辅助记忆法:在周围环境中设立醒目的记忆辅助标识辅助记忆。

视频:注意力的训练

2) 注意力训练:出现注意力障碍可以用以下方法进行训练:①猜测游戏训练:在患儿面前放一个红球,在患儿的注视下,把红球握在一只手中,同时伸出另一个拳头,让患儿指出哪个手里有球。反复数次的练习,随着患儿的进步不断增加游戏难度,如换手握球等。②找朋友游戏训练:给患儿一苹果,然后让患儿在放苹果和香蕉的果盘中找出和自己手中一样的苹果,成功后改变果盘中苹果和香蕉的位置,然后再让患儿找,逐渐增加游戏难度。

视频:思维能力训练

3) 思维训练:思维是大脑的高级功能,包括推理、分析、比较、综合、抽象等过程。下面介绍几种思维障碍的训练方法:①提起信息的训练,让患儿、患儿家属、治疗师一起做"排排座"游戏,然后让患儿说出参加游戏的人、游戏名称等,如果正确,再让其说出做"排排座"游戏时,需要准备什么东西。反复训练,逐渐增加难度。②排列训练,让患儿把三个大小不等的苹果从大到小或从小到大的排列。如果正确,再给患儿一个苹果,让他按照排列规律插入三个苹果之间。反复训练,逐渐增加训练难度。③分类训练,给患儿一盆装有几类品种的玩具,让患儿按治疗师的要求分类(如:将水果找出)。全部分类正确后,再把所有的玩具放回盆里,然后让患儿自行分类。

4) 计算能力训练:让患儿参与一个与其年龄适宜的简单、有趣的游戏,从游戏中引导患儿完成计算任务。如治疗师和患儿一起玩拍手游戏,治疗师伸出一双手:"你有一双手,我有一双手,总共几双手?"治疗师伸出一只手问:"一只手上有几根指头?"然后再伸出一只手问:"这只手上有几根指头?"再问:"5+5,老师一共有几个手指头?"正确后增加难度,如问:"你有一双手,我有一双手,总共有几只手?"

5) 情景训练法:不是针对某一种认知障碍进行治疗,而是综合地考虑患儿的性格、情绪、生活和能力等诸多因素对患儿的记忆力、注意力、思维能力、计算能力等综合的进行训练。如:吃饭的时候问患儿"餐桌上哪些是餐具?""你和我一人一套餐具,总共几套餐具?"吃完饭后可以再问患儿"你刚才吃了什么?"

6) 计算机认知功能训练:目前计算机在认知康复中有广泛的应用,它可以用于训练患儿的注意力、手眼协调、分辨等多方面的能力。

(4) 知觉障碍治疗:提供必要的辅助训练标志或器具,结合实际生活场景进行颜色、图形、空间结构、位置关系等训练。

(5) 日常生活活动训练:在患儿实际生活环境中或尽量模拟真实生活环境进行平衡、进食、穿衣、转移等日常生活活动训练。

(6) 功能训练指导:包括日常生活活动指导、辅助器具使用训练和指导、对有需要的患儿进行环境改造指导和环境适应训练。

(7) 语言、吞咽障碍的治疗:对有构音障碍者进行构音训练、发音训练、交流能力训练等。对存在失语症的患儿需进行听、说、读、写、计算、交流能力等内容的训练。对存在吞咽障碍的患儿需进行摄食 - 吞咽训练。

(8) 行为心理治疗:存在心理、行为障碍者需进行心理疏导和行为训练,以改善其心理状态和治疗的积极性。

(9) 中医康复治疗:推拿、电针、艾灸、头皮针、穴位注射、中药治疗等。

(10) 辅助技术:酌情配戴适宜的矫形器和使用辅助器具。

(三) 后遗症期的康复

当患儿生命体征平稳、各种功能障碍经康复治疗后改善或恢复,无严重并发症或并发症已控制时可准备让患儿回归家庭或社会。针对后遗症期的患儿,康复内容主要包括应付功能不全状况,学会用新的方法来代偿功能不全,增强患儿在各种环境中的独立和适应能力。

1. 继续加强日常生活能力的训练。

2. 继续维持运动、言语、吞咽、认知、情绪、行为等障碍的康复治疗。

笔记

3. 教患儿使用矫形支具或辅助具,学习操纵手动或电动的轮椅等。

4. 入学或重返学校前的训练。可模拟学校的实际情况加以反复练习(如练习写字、如厕、上下楼梯、寻求他人帮助等)。

5. 对有需要的患儿进行环境改造。

1)家庭环境改造:为了使家庭环境适宜患儿生活,应针对患儿的实际情况进行家庭环境改造,尽量使家庭环境达到无障碍化。

2)社会环境改造:为了让患儿尽量多的参加各种社会活动,应根据患儿自身的障碍情况以及患儿需参加的社会活动进行力所能及的环境改造,尽可能地为患儿创造有利条件。

第三节　小儿脊髓损伤

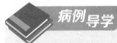

患儿,男,9岁,以"左侧颈部刀刺伤20d"为主诉于2016年3月由当地医院转入。查体:神志清楚,气管切开,人工呼吸机维持呼吸,颅神经正常。左侧上、下肢肌力0级,肌张力减低,右侧上肢近端肌力0级,但可以轻握拳、屈肘,下肢肌力0级。左上、下肢肌张力减低,右侧上肢肌张力略高,右下肢肌张力减低。左侧上、下肢腱反射消失,右侧肱二头肌、肱三头肌反射存在,下肢腱反射消失。左侧巴宾斯基征可疑阳性,右侧巴宾斯基征阳性。双侧颈4节段以下痛觉消失。大小便功能障碍,持续保留导尿。左侧耳后颈部有一纵行刀伤伤痕,愈合尚好。

问题:

1. 根据体征,请问该患儿的定位诊断是什么?

2. 目前影响患儿的主要危险有哪些?

3. 目前应对其采取哪些治疗措施?

一、概述

(一) 定义

脊髓损伤(spinal cord injury,SCI)是由外界直接或间接的原因引起的脊髓神经节的损伤。儿童期引起脊髓损伤最常见的原因是坠落伤、车祸伤等。

(二) 分类

1. 根据脊髓损伤的严重程度,临床上将其分为以下类型:

(1)脊髓震荡:是最轻微的脊髓损伤,损伤后立即发生的、暂时性的功能抑制。表现为弛缓性瘫痪,损伤平面以下的感觉、运动、反射及括约肌功能丧失,一般于伤后数小时或数日内逐渐恢复,多不遗留后遗症。

(2)脊髓出血或血肿:指脊髓损伤后脊髓实质内出血,有血管畸形者更易发生。其程度可从细微的点状出血到血肿形成不等。少量出血者,血肿吸收后其脊髓功能有可能得到部分或大部分恢复;严重的血肿易因瘢痕形成而预后不佳。

(3)脊髓受压:骨折片、内陷的韧带、脱出的髓核、血肿及后期的骨刺、骨痂、瘢痕等可造成对脊髓组织的直接压迫,导致脊髓局部的缺血、缺氧、水肿及淤血等,从加重了脊髓的受损程度。如及时解除压迫,脊髓功能可部分或全部恢复。

(4)脊髓挫裂伤:脊髓部分或完全断裂常伴有较严重的脊椎骨折和脱位。临床上根据脊髓断裂的程度可分为:

1)不完全性脊髓损伤:脊髓部分断裂,早期也呈弛缓性瘫痪,损伤平面以下肢体的感觉、运动和反射完全或部分丧失。随着脊髓休克期的消失,脊髓损伤平面以下出现不同程度的感觉、运动、括约肌功能的恢复。脊髓横断面不同部位的损伤,临床表现亦不同:①脊髓半横断损伤综合征,表现为损伤同侧的运动和深感觉障碍，对侧的痛温觉障碍。②脊髓中央性损伤，出现受损节段神经分布区痛温觉缺失而触觉和深感觉存在，肌肉呈下运动神经元瘫痪。③脊髓前部损伤，损伤平面以下的完全瘫痪及浅感觉迟钝或消失，而后索深感觉保存，同时伴有括约肌功能障碍。④脊髓后部损伤，表现为损伤平面以下深感觉（定位觉、震动觉）的缺失，痛温觉的保存，并且肌肉瘫痪不完全。

2) 完全性脊髓损伤：脊髓完全横断，脊髓损伤平面以下感觉、运动、括约肌功能全部丧失，脊髓大部分坏死。

2. 根据脊髓损伤的部位不同，临床上将其分为以下类型：

(1) 高颈段（C_1~C_4）损伤：C_1~C_2 的损伤严重者多立即死亡。C_2~C_4 的损伤可使膈肌和呼吸肌瘫痪，出现呼吸困难，损伤平面以下肢体呈痉挛性瘫痪，括约肌功能和性功能障碍。当自主神经受损时，可出现排汗异常、持续性高热等症状。

(2) 颈膨大（C_5~T_1）的损伤：可出现呼吸困难（肋间神经麻痹时），上肢呈松弛性软瘫，下肢呈痉挛性瘫痪，损伤平面以下的感觉丧失，可有自主神经功能和括约肌功能障碍。

(3) 胸部中下段（T_3~T_{12}）损伤：可出现呼吸轻度困难（肋间神经麻痹时），损伤平面以下的感觉和运动消失，脊髓休克期后可有集合反射出现，胸段损伤时，可有交感神经功能障碍。

(4) 腰膨大（L_2~S_2）损伤：可出现下肢弛缓性瘫痪，提睾、膝腱反射消失，腹壁反射存在。

(5) 脊髓圆锥损伤：脊髓圆锥内有脊髓排尿中枢，损伤后出现自律膀胱，排尿、排便失禁，有阳痿和直肠括约肌松弛，会阴部马鞍形感觉消失，肛门反射消失，膝腱和跟腱反射存在。

(6) 马尾神经的损伤：第 2 腰椎以下骨折脱位可能引起马尾损伤。马尾神经完全断裂者少见，多为不完全性损伤。表现为下肢软瘫、腱反射消失、感觉障碍不规则、括约肌障碍明显。若马尾未完全断裂或断裂后进行缝合，经过神经再生，可完全或大部分恢复功能。

二、脊髓损伤的康复评定

脊髓损伤的患儿在进行康复训练前，需要对患儿进行康复评定。以确定损伤的运动平面、感觉平面和神经平面。根据评定结果，制订科学的个体化康复治疗措施。

(一) 脊髓休克的评定

急性的脊髓横贯性损害立即引起受损水平以下松弛性瘫痪以及所有感觉功能与反射活动（包括自主神经功能活动）的丧失。球海绵体反射是判断脊髓休克是否结束的指征之一，此反射的消失为休克期，反射的再出现表示脊髓休克结束。但需注意的是正常人有 15%~30% 不出现该反射，圆锥损伤也不出现该反射。脊髓休克结束的另一指征是损伤水平以下出现任何感觉、运动或肌肉张力升高和痉挛。

(二) 运动功能评定

1. 肌力的评定　临床上常采用徒手肌力评定法来测定脊髓损伤者的肌力。徒手肌力评定法不同于单块肌肉，需要综合进行。徒手肌力评定选取 10 块关键性肌肉，评定时分左、右两侧进行。评分标准：每一条肌肉所得分与测得的肌力级别相同，从 1~5 分不等，如测得肌力为 1 级则评 1 分，肌力为 5 级则评 5 分。最高分左侧 50 分，右侧 50 分，共 100 分。评分越高肌肉功能越佳，据此可确定运动损伤平面，确定运动损伤平面时该平面关键性的肌肉的肌力必须≥3 级，该平面以上关键性的肌肉肌力必须≥4 级。由于身体两侧的损伤水平可能不一致，评定时需同时检查身体两侧的运动损伤平面，并分别记录。

2. 痉挛评定　目前临床上多采用改良的 Ashworth 量表来评定肢体的痉挛情况。评定时检查者徒手牵伸痉挛肌进行全关节活动范围内的被动运动，通过检查者感受到的阻力及阻力变化把痉挛分为 6 级（0、1、1+、2、3、4）。

(三) 感觉功能评定

目前临床上多采用美国脊髓损伤学会的感觉指数评分（sensory index score，SIS）来评定感觉功能。

(四) 损伤程度评定

神经损伤水平是指保留双侧正常运动和感觉功能的最尾端的脊髓节段水平。脊髓损伤水平主要以运动损伤平面为依据，但 T_2~L_2 节段，运动损伤平面难以确定，故主要以感觉损伤平面来确定。根据美国脊髓损伤学会（American Spinal Injury Association，ASIA）的损伤分级，损伤是否完全性的评定以最低骶节（S_4~S_5）有无功能为准。残留感觉功能时刺激肛门皮肤与黏膜交界处有反应或刺激肛门深部时有反应。残留运动功能时，肛门指检时肛门外括约肌有随意收缩。完全性脊髓损伤：S_4~S_5既无感觉也无运动功能，可有部分保留区，但不超过 3 个阶段。不完全性脊髓损伤：S_4~S_5有感觉或运动功能，部分保留区超过 3 个节段。

（五）日常生活能力评定

截瘫的患儿可用 Barthel 指数或改良的 Barthel 指数，四肢瘫的患儿用四肢瘫功能指数（quadriplegic index of function，QIF）来评定。

三、脊髓损伤的康复治疗

（一）急性期的康复

患儿生命体征平稳、脊柱稳定即可开始康复训练。急性期主要采取床边训练方法。

1. 做好二级预防

（1）预防压疮：2h 更换一次体位。

（2）预防肺部感染：每日拍背 2~3 次，每次 15~20min 为宜，餐前进行，同时还要进行适量的呼吸（深呼吸、大声唱歌及大声说话等）、咳嗽、排痰训练。

（3）预防血栓的形成：①对患儿损伤平面以下的肢体进行主动、被动活动及按摩治疗，每日最少 1~2 次，每次 20~30min。②气压治疗，一般 20~30min 左右。③可促进血液和淋巴回流的物理因子治疗。

（4）预防泌尿系统感染：①留置导尿者应定时开放尿管，白天可每 3~4h 开放尿管一次，夜间每 6h 一次，直至膀胱功能恢复或形成自动反射性膀胱。②引流袋每周更换 1~2 次，固定留置导尿管时应避免引起尿液反流。③床头抬高 20~30cm，防止尿液逆流。定时翻身，防止尿液沉淀形成结石。④鼓励患儿多饮水。⑤留置导尿管应定期更换。⑥保持会阴部清洁。⑦必要时进行膀胱冲洗。

（5）预防关节挛缩和肌肉萎缩：①保持患儿损伤平面以下的肢体处于良好的功能位置。②对患儿损伤平面以下的肢体进行主动、被动活动及按摩治疗，每日最少 1~2 次，每次 20~30min。③可预防关节挛缩和肌肉萎缩的物理因子治疗。

2. 维持关节活动度　脊髓损伤后造成关节不能活动，很容易发生肌痉挛、关节挛缩。因此对患儿损伤平面以下的肢体或关节进行被动活动以及按摩治疗是维持关节活动范围的非常重要的方法。一般每次可被动活动损伤平面以下的肢体各关节 3~5 次，每日 1~2 次。

3. 早期坐起训练　脊髓损伤后脊柱稳定性良好者应早期（伤后或术后 1 周左右）开始进行坐位练习，每天 2 次，每次 30min~2h。开始时将床头抬高或摇起 30°，如无不良反应，则每天将床头提高 15°，一直到 90°，并继续持续训练，避免引起体位性低血压。

4. 站立训练　患儿经过坐起训练后无直立性低血压等不良反应即可考虑进行站立训练。站立训练时应保持脊椎的稳定性，需要时佩戴腰围后再训练起立和站立活动。患儿站起立床时，一般从倾斜 30°开始，角度渐增至 90°，如有不良反应发生，应及时降低起立床高度。

5. 高压氧治疗　高压氧治疗能改善脊髓缺氧、缺血。如病情许可，酌情给予患儿高压氧治疗。

（二）恢复期的康复训练

脊髓损伤的患儿经过治疗后，骨折部位已稳定，神经损害或压迫症状已解除，待患儿病情稳定后即可进入恢复期的康复治疗。恢复期的患儿除延续急性期的康复治疗措施外，还应加强下面的康复训练：

1. 肌力训练　根据患儿的临床表现不同，训练的重点也应有所不同：①完全性脊髓损伤患儿的肌力训练的重点是上肢肌肉，而不完全性脊髓损伤患儿的残留肌肉要一并训练。②肌力 3 级的肌肉可以采用主动运动，肌力 2 级时可以采用减重下主动运动，肌力 1 级和 0 级时只有采用功能性电刺激的方式进行训练。③脊髓损伤患儿为了应用轮椅、拐或助行器，在卧床、坐位时均要重视锻炼肩带肌力，包括上肢支撑力训练，肱三头肌、肱二头肌训练和握力训练。

2. 耐力训练　脊髓损伤患儿的耐力训练包括心、肺系统的耐力训练和残留肌力的耐力训练两个方面。对心、肺耐力的训练必须达到最大摄氧量的 75% 以上水平才有效。对四肢瘫的患儿一般粗略估计心率应达 110~120 次 /min，且达此心率的时间不宜小于 10min，一般每次训练时间 10~60min。

　　3. 垫上训练

　　(1) 翻身训练：在保证脊柱稳定性的前提下，进行翻身训练。

　　(2) 牵伸训练：主要训练下肢的腘绳肌、内收肌和跟腱。

　　(3) 垫上移动训练：主要训练患儿利用残存的肌力完成俯卧位翻身、滚动、爬行和坐位抗重力移动。

　　(4) 手膝位负重及移动训练：手膝位负重及移动训练的主要作用是训练患儿利用残存肌力完成室内移动，在训练过程中应尽量选取日常生活活动环境，使患儿适应环境的变化。

　　4. 平衡训练　坐位平衡训练可在垫上或床上进行。进行坐位平衡训练前患儿的躯干需有一定的控制能力或肌力，双侧下肢各关节活动范围，特别是双侧髋关节活动范围需接近正常。可分别在长坐位（膝关节伸直）和端坐位（膝关节屈曲 90°）两种姿势下进行静态和动态的两种坐位平衡训练。

　　5. 转移训练　转移是脊髓损伤患儿必须具备的技能，包括帮助转移和独立转移。转移训练包括床与轮椅之间的转移、轮椅与坐便器之间的转移以及轮椅与汽车之间的转移等。在转移训练时可以借助一些辅助器具（如滑板）。

　　6. 步行训练　可进行减重支持系统装置下的步行训练、平行杠内步行训练和持辅助器步行训练等。先在平行杠内练习站立，逐步过渡到站位平衡训练和行走训练。行走训练时要求上体正直、步伐稳定、步速均匀。耐力增强之后可以练习跨越障碍、上下台阶、摔倒后起立等训练。

　　根据患儿脊髓损伤平面的不同，选择适宜的步行训练：

　　(1) 治疗性步行：一般适合于 T_6~T_{12} 平面损伤患儿。

　　(2) 家庭功能性步行：可在室内行走，但步行距离不能达到 900m，一般见于 L_1~L_3 平面损伤患儿。

　　(3) 社区功能性行走：L_4 以下平面损伤患儿穿戴踝足矫形器，能上下楼，能独立进行日常生活活动，能连续行走 900m。

　　7. 轮椅训练　在患儿脊柱稳定性良好和上肢力量及耐力良好后，坐位训练已完成，即患儿可独立坐 15min 以上时，开始进行轮椅训练。轮椅训练包括向前驱动、向后驱动、左右转训练、前轮翘起行走、旋转训练、上斜坡训练、跨越障碍训练、上楼梯训练、下楼梯训练、越过马路镶边石训练、过狭窄门廊训练及安全跌倒和重新坐直的训练。

　　8. 减压动作训练　坐位或轮椅上每隔 0.5~1h 用上肢撑起身体一次或侧倾躯干，使臀部离开椅面减轻压力，每次 15s，以防止坐骨结节发生压疮。

　　9. 日常生活活动能力的训练　酌情积极训练患儿在不需要依赖他人的帮助下来完成床上活动、穿脱衣服、个人卫生、如厕、阅读、书写、使用电话、使用钱币、操纵电器开关、使用普通的轮椅及穿脱下肢矫形器等。特别是对于四肢瘫患儿，训练日常生活活动能力尤其重要。环境控制系统及护理机器人可极大地帮助四肢瘫患儿生活自理。

　　10. 功能性电刺激　可克服肢体不动的危害，使肢体产生功能性活动。脊髓损伤后下肢易发生深静脉血栓，电刺激小腿肌肉，可促进小腿肌肉收缩，促进小腿血液回流，进而可减少血栓的发生。功能性电刺激可产生下肢功能性活动，除了使肌肉收缩、防止肌肉萎缩的作用外，还可以促进骨生长，避免产生骨质疏松和关节脱位、关节半脱位。应用超短波、紫外线等物理因子治疗可减轻损伤部位的炎症反应，改善神经功能。

　　11. 心理治疗　脊髓损伤给患儿的精神心理带来了巨大的痛苦。因此，心理治疗也是康复治疗中必不可少的一部分。心理治疗能帮助患儿勇敢地面对现实，使患儿重新尽可能正常地回到生活中去。

　　12. 辅助器具与矫形器的使用　为患儿配备适当的下肢矫形器，是很多截瘫患儿站立、步行所必需的。常见的矫形器有踝足矫形器、膝踝足矫形器、髋膝踝矫形器等。

　　(1) 辅助器具：对于脊髓损伤的患儿应根据损伤平面及残存功能，尽早使用辅助器具，训练患儿使用轮椅、电动轮椅、腋杖、手杖等辅助支具完成维持姿势、移动、进食、清洁等各种日常生活活动的能力。

（2）矫形器：脊髓损伤的患儿存在肌张力异常，导致关节变形和肌肉萎缩。应使用矫形器以抑制异常肌张力，防止关节变形和肌肉萎缩。根据患儿脊髓损伤水平和残存功能的不同，可在综合评定的基础上给患儿使用踝足矫形器、膝踝足矫形器、髋膝踝足矫形器，以支撑患儿完成抗重力姿势的维持及抗重力运动。

（三）后遗症期的康复

当患儿生命体征平稳，各项功能障碍经康复治疗后已改善或恢复，无严重并发症或并发症已控制时可准备让患儿回归家庭或社会。针对后遗症期的患儿，康复内容主要包括应付功能不全状况，学会用新的方法来代偿功能不全，增强患儿在各种环境中的独立和适应能力。

1. 继续加强日常生活能力的训练。

2. 继续维持运动、感觉、心理等障碍的康复治疗。

3. 教患儿使用矫形支具或辅助具，学习操纵手动或电动的轮椅等。

4. 入学或重返学校前的训练。可模拟学校的实际情况加以反复练习（如练习写字、如厕、上下楼梯、寻求他人帮助等）。

5. 环境改造

（1）为了使家庭环境适宜患儿生活，应针对患儿的实际情况进行家庭环境改造，尽量使家庭环境达到无障碍化。

（2）为了让患儿尽量多的参加各种社会活动，应根据患儿自身的障碍情况以及患儿需参加的社会活动进行力所能及的环境改造。尽可能地为患儿创造有利条件。

四、合并症的处理

脊髓损伤后两种最主要的致死并发症是压疮并发败血症、尿路感染与呼吸系统及心脏并发症。痉挛、深静脉血栓、异位骨化也并不少见，因此对合并症的处理很重要。

1. 深静脉血栓　临床上脊髓损伤的患儿，深静脉血栓的发生率很高。因为深静脉血栓脱落后有导致致死性肺栓塞的风险，因此，应积极做好早期预防、早期诊断（临床常用 B 超检测），一旦发生，必须立即采取治疗措施。目前最基本的治疗是抗凝治疗（先选用低分子肝素，急性期过后改用口服华法林），也可酌情放置下腔静脉滤器，如果血栓发生时间较短，症状较重还可以选择切开取栓治疗。

2. 异位骨化　异位骨化通常指在骨骼组织以外发生的钙盐沉积。目前其病因及发病机制尚不清楚。骨骼的肌腱附着处、韧带、血管壁、骨筋膜等处是异位骨化的好发部位。异位骨化的局部多有炎症反应，可伴全身低热。临床上多酌情采用消炎止痛药、冷敷、手术等治疗方法。

3. 压疮　脊髓损伤的患儿因运动障碍，压疮的发生率也很高。骶尾部、髋部、枕部、肩胛部、肘部、足跟等处是压疮的好发部位。应积极做好早期预防，一旦发生，必须立即采取治疗措施。临床上多采用以下治疗方法：①压疮局部减压。②保持床铺及压疮处的清洁和干燥。③补充营养，保持高蛋白饮食。④局部换药。⑤局部红外线照射。

五、预防及预后

（一）预防

1. 应对小儿进行健康安全教育，告知小儿判断并躲避危险环境，积极防止各年龄段儿童的外伤和意外事故。

2. 应对损伤后的患儿开展正确的、及时的康复治疗，在恰当的康复时机教会患儿使用矫形器和辅助器具，最大限度地恢复患儿的功能。

3. 应使患儿适应家庭、学校和社会，预防残损导致的残障，达到残而不废。

（二）预后

脊髓损伤的预后与损伤程度和部位有关。轻度的损害会对患儿的运动功能和智力产生较小的影响，不会影响患儿的日常生活。中度的损伤会使患儿丧失某些功能，产生一定的异常姿势与异常运动模式，但大部分日常生活活动可通过康复训练及使用辅助器具、环境改造获得。重度损伤的患儿会丧失大部分功能，即使经过康复治疗也无法独立完成日常生活活动。

第四节 癫 痫

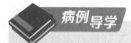

患儿,男,5岁,以"抽搐2次"为主诉入院。6个月前在午睡时发生抽搐,后经MRI检查示:颅内无异常。24h录像脑电图示:左中颞区尖慢波频繁发放。未服抗癫痫药。2d前午睡时再次发生抽搐,24h录像脑电图示:左中颞区尖慢波多次单发。

问题:

1. 该患儿是否可诊断为癫痫?

2. 目前是否可使用抗癫痫药?

癫痫(epilepsy)是由于一组脑部神经元异常的超同步化放电引起的突发性、暂时性、发作性脑功能障碍综合征。癫痫是神经系统常见疾病之一。一次神经元的突然异常放电所致的脑部神经功能障碍的过程称为癫痫发作。癫痫发作有自然缓解的特点。

(一)癫痫的病因

癫痫的发病原因主要分为先天因素和非先天因素两大类。

1. 先天因素 中枢神经系统的先天性异常、一些染色体病、其他一些先天因素(如脑叶萎缩)等可能与癫痫发作有关。

2. 非先天因素

(1)脑部获得性疾病:如颅脑外伤、脑肿瘤、脑血管疾病、各种颅内感染等。

(2)中毒性疾病:如酒精中毒、药物中毒、金属中毒、有机磷农药中毒等。

(3)其他因素:如疲劳、情绪激动、惊吓等。

(二)癫痫的临床表现

由于神经元异常放电的部位和扩散范围的不同,癫痫发作时的临床表现也各不相同,最常见的是意识障碍、局限性或全身肌肉的强直性或阵挛性抽搐、感觉异常、自主神经功能障碍等。

(三)癫痫的分类

1. 根据病因的分类 按病因将小儿癫痫分为原发性癫痫、继发性癫痫、隐源性癫痫三类。迄今为止原发性癫痫和隐源性癫痫的病因还不十分清楚。目前一般认为原发性癫痫可能与遗传有关。隐源性癫痫也随着基因和分子医学的广泛应用和快速发展而日趋减少。继发性癫痫可由任何局灶性或弥漫性脑部疾病,以及某些全身性疾病或系统性疾病引起。

2. 根据发作类型的分类 按发作类型将小儿癫痫分为全身性癫痫发作、部分性癫痫发作、不能分类的癫痫发作三大类。

(1)全身性癫痫发作:最突出的特点是患儿发作时有意识丧失,发作为双侧性,发作后不能回忆发作的全过程,脑电图异常为双侧性。根据发作的表现不同可以分为6类。

1)全身性强直 - 阵挛发作:主要临床特征为突然意识丧失并全身抽搐。按症状经过分为3期:①先兆期,部分继发性发作的患儿在发作前瞬间可出现一些短暂症状,如上腹部不适、身体局部抽动等。原发性发作的患儿常无先兆症状。②抽搐期,突然意识丧失、跌倒,随后进入强直性抽搐期,强直性抽搐期的患儿表现为全身肌肉强直收缩、肢体僵硬、双眼上翻、呼吸暂停、全身发绀,持续约20s后进入阵挛性抽搐期,阵挛性抽搐期的患儿表现为四肢及躯干肌肉呈阵挛性抽动,持续数秒钟或数分钟不等,多伴口吐白沫。③发作后期或昏睡期,此期历时数分钟或数小时不等,表现为抽搐停止、神智转清或昏睡,醒后患儿常感头晕、头痛、疲乏、全身酸痛、嗜睡等症状。部分患儿还伴有历时不等的精神异常,此时强行约束患儿可能发生伤人和自伤。

2)强直性发作:突然发生意识丧失,全身肌肉强直收缩,固定于某种姿势数秒,小儿常见到角弓反张姿势,有时表现为抱球状强直发作。

3) 阵挛性发作:表现为肢体或面部肌肉阵挛性抽动。

4) 失神发作:典型失神发作表现为突然的、短暂的意识丧失,呈呆若木鸡状,一般不摔倒,发作持续数秒(一般不超过 30s),恢复后不能回忆发作经过。非典型失神发作肌张力的改变比典型失神发作明显,发作和停止均不十分突然。

5) 肌阵挛性发作:肌肉节律性、阵挛性抽动。患儿常表现为突然点头,躯干前倾或后仰,双上肢快速抬起等。

6) 失张力性发作:表现为意识和肌张力突然丧失,可致患儿跌倒,发作结束后意识及肌张力很快恢复。

(2) 部分性癫痫发作:又称局灶性发作,包括单纯部分性癫痫发作、复杂部分性癫痫发作、部分继发全身性癫痫发作三类。一般均不伴有意识丧失(但有时因发作迅速而泛化为全面性发作,可很快出现意识丧失)。

1) 单纯部分性癫痫发作:主要特征是发作时意识清楚,发作后能回忆发作过程。

2) 复杂部分性癫痫发作:主要特征是有意识障碍和精神症状,发作时患儿表现为对外界刺激没有反应,伴发一些无意识动作(称自动症),如反复咀嚼、磨牙、搓手、穿衣、游走、奔跑、开门、关门、自言自语、叫喊、唱歌或机械重复原来的动作等,发作后意识模糊、头昏,不能或部分不能回忆发作过程。

3) 部分继发全身性发作:先出现上述部分性发作,随之出现全身性发作。

(3) 不能分类的癫痫发作:包括迄今不能分类的各种癫痫发作,如节律性眼动、咀嚼及游泳样运动等。

(四) 癫痫的诊断方法

临床上一般是通过下面的方法来诊断癫痫:

1. 详细询问病史,尤其是了解患儿癫痫发作时的症状。

2. 仔细的神经系统体格检查。

3. 脑电图检查　被认为是迄今为止最重要的检查方法。癫痫是发作性疾病,常规脑电图记录对癫痫样波的阳性检出率低,因此对症状不典型、常规脑电图做不出者,可做录像脑电图检查(临床常用12h 或 24h 录像脑电图检查)。

4. 常规脑部影像学检查　影像检查(头颅 CT、磁共振)本身并不能诊断癫痫,但可帮助明确病因。

(五) 康复治疗

1. 药物治疗　是绝大多数癫痫患儿的首选治疗。

(1) 抗癫痫药物治疗的原则:①确诊后应尽早治疗。②用药前应给患儿的监护人讲解用药的相关知识,以获得他们的配合。③遵循个体化治疗方案,合理选择抗癫痫药物。④尽量单药治疗,无效时才考虑联合用药,联合用药一般不超过 3 种。⑤一般来说,癫痫患儿的用药从小剂量开始,逐渐调整至控制发作为限。⑥有规律服用抗癫痫药物,不宜随便换药、停药或滥用药物,必须换药时,应逐渐减少原用药物剂量的同时逐渐增加新用药的剂量,停药时坚持逐渐减量的原则。⑦用药期间应注意不良反应,定期检查血、尿常规及肝功能。⑧定期监测血药浓度,根据结果调整用药剂量。⑨坚持长期治疗,可减少复发,一般多在 1~2 年内逐渐减量直至停药。⑩停药后如复发,应在医生的指导下按新疗程重新治疗,不可随意滥用药物。

(2) 抗癫痫药物的选择

1) 临床常用的抗癫痫药物见表5-11。

表 5-11　临床常用的抗癫痫病药物

传统抗癫痫药物	新型抗癫痫药物	传统抗癫痫药物	新型抗癫痫药物
卡马西平	非氨脂	丙戊酸钠	替加宾
氯硝西泮	加巴喷丁		托吡酯
苯巴比妥	拉莫三嗪		氨己烯酸
乙琥胺	左乙拉西坦		唑尼沙胺
扑痫酮	奥卡西平		

2）根据发作类型选择抗癫痫药物（表5-12）。

表5-12　根据发作类型的选药原则

发作类型	一线药物	二线药物	可考虑药物	可能加重发作的药物
强直-阵挛发作	丙戊酸钠	左乙拉西坦,托吡酯	苯妥英钠,苯巴比妥	—
失神发作	托吡酯丙戊酸钠,拉莫三嗪	托吡酯	—	氯巴占,奥卡西平,苯巴比妥,加巴喷丁
肌阵挛发作	丙戊酸钠,托吡酯	左乙拉西坦,氯硝西泮,拉莫三嗪		氯巴占,奥卡西平,苯妥英钠
强直性发作	丙戊酸钠	左乙拉西坦,氯硝西泮,拉莫三嗪,托吡酯	苯妥英钠,苯巴比妥	氯巴占,奥卡西平
失张力发作	丙戊酸钠,拉莫三嗪	左乙拉西坦,托吡酯,氯硝西泮	苯巴比妥	氯巴占,奥卡西平
部分性发作(伴或不伴全身发作)	氯巴占,丙戊酸钠,奥卡西平,拉莫三嗪	左乙拉西坦,加巴喷丁,托吡酯,唑尼沙胺	苯妥英钠,苯巴比妥	

（3）一些抗癫痫药物常见的副作用见表5-13。

表5-13　一些抗癫痫药物常见的副作用

药名	副作用
卡马西平	共济失调、皮疹、中性粒细胞减少,抗利尿激素分泌异常
常奥卡西平	共济失调、头痛、皮疹、低钠血症
丙戊酸钠	震颤、肥胖、脱发、月经改变、血小板减少症
苯妥英钠	齿龈增生、痤疮、多毛症、面部粗糙、共济失调
氨己烯酸	情绪改变,精神异常、视野缺损
拉莫三嗪	皮疹、多系统变态反应
乙琥胺	胃肠道不适、共济失调
巴比妥	认知功能减慢,情绪和行为改变,成瘾
氯巴占	镇静、去抑制(出现在儿童和学习障碍的人)
氯硝西泮	镇静、去抑制(出现在儿童和学习障碍的人)
加巴喷丁	共济失调、梦魔
托吡酯	体重减轻、缓慢、言语国难、感觉异常
硫加宾	焦虑、震颤、讲话困难
左乙拉西坦	无力、易激怒、疲劳、情绪改变

注：任何药物均可以引起头痛、视物模糊或复视、不稳、恶心、嗜睡、镇静、头晕、困倦或不可预知的反应;与其他抗癫痫药物以及其他药物间相互作用很多。

2. 外科手术治疗　临床上在遇到下列情况时可以考虑外科手术治疗：①药物难以控制者。②对生活质量和生长发育有明显影响者。③存在明确的癫痫病灶者。④外科手术的风险较低时。

临床上在遇到下述情况时不宜手术：①良性局灶性儿童癫痫。②神经变性和代谢异常病。③有精神症状者。④伴有智力障碍或其他伤残者。

3. 其他治疗

(1) 生酮饮食(ketogenic-diet, KD):是一种通过高脂肪、低碳水化合物、蛋白质和其他营养素的合适的配方饮食来治疗儿童癫痫的方法。这一疗法应用于难治性癫痫的治疗已有数十年的历史。

1) 治疗前的评估:在使用生酮饮食治疗之前必须对患儿进行全面的评估。评估的内容包括发作类型的判断、营养状态的评估(如基础身高、体重、基础饮食水平等)、禁忌证、相应的检查(如血常规、电解质、血糖、血脂、尿常规、脑电图、头部影像学检查、腰穿脑脊液检查等)以及预计在治疗过程中可能出现的并发症(如肾结石、血脂异常、生长发育迟滞、胃食管反流等)。

2) 生酮饮食治疗的疗程:如果使用生酮饮食正规治疗 3 个月仍无明显效果或者出现一些严重的副作用时,可以停止生酮饮食治疗,如果疗效较好,应正规生酮饮食治疗 2~3 年。

3) 生酮饮食治疗的副作用:副作用分为早期副作用和远期副作用。常见的早期副作用为:恶心、呕吐、脱水、腹泻、便秘、其他代谢紊乱等。远期副作用主要有:肾结石、便秘、脂肪增高、生长障碍、骨代谢异常和骨折等。治疗过程中针对这些副作用,应给予相应的有效处理。

(2) 经颅磁刺激:研究表明,经颅磁刺激也可用于癫痫病的治疗。低频重复经颅磁刺激,可引起皮层的抑制,使肌阵挛临床发作及痫样放电明显减少。

(3) 康复训练:对于一些有运动、语言、认知等功能障碍的患儿应尽早加强相应的康复训练,以提高患儿的生存质量。

(4) 心理治疗:癫痫患儿的家长往往因担心患儿的病情而导致心情非常焦虑,因此除了要善于疏导患儿的心理不适外,还应积极消除家长的心理障碍,使其对癫痫有一个正确的认识,主动配合医生积极治疗患儿。

(六) 预后及预防

1. 预后　只要积极接受正规的治疗,80% 癫痫患儿是可以得到控制或治愈的。特别是小儿良性癫痫,治愈是完全有可能的。但临床上确实有约 20% 的癫痫患儿病情反复发作,难以控制或治愈,甚至发生严重的毒副作用。随着学者们在癫痫的诊断、治疗以及基础科学、神经学、药理学等方面的深入研究,儿童癫痫发作的控制率会不断提高。

2. 预防　①避免各种诱因,防止癫痫发作。②当患儿出现癫痫的先兆症状时应立即给予平卧,解开衣领和裤带并将其头偏向一侧、下颌托起、口中塞入牙垫,预防发作时舌后坠引起窒息、舌及口被咬伤,并且避免用强力阻止患儿抽动,以免发生骨折和其他意外。③指导家长合理安排患儿的生活、学习,保证充足的睡眠,生活要有规律,饮食要以清淡为主,避免过饱或饥饿,禁食辛辣刺激性食物,切忌一次进食大量甜食或饮用大量兴奋性饮料(如可乐、咖啡等),饮水勿过多(因为水钠潴留可诱发癫痫发作)。④避免睡眠不足及情绪波动,避免受凉。⑤要鼓励家长带患儿适当地参加力所能及的各种活动。⑥尽量避免患儿单独外出活动,尤其禁止单独游泳及攀高,防止癫痫突然发作而导致溺水、摔伤等意外情况的发生。

第五节　小儿脑积水

病例导学

患儿,男,4 岁,早晨起床后呕吐,站立不稳,走路时常向后跌倒,检查时发现:患儿站立时双脚叉开,眼底镜检查发现两眼视盘严重水肿,表明颅压过高。可能有颅内肿物存在。上下肢肌张力有些下降,无眼球震颤和感觉缺陷。患儿行走时,未发现向侧方倾跌。

问题:

1. 写出患儿的主要诊断。

2. 试分析患儿的病变位置。

3. 根据患儿的情况应首选什么治疗?

4. 患儿可以采取什么康复治疗措施?

一、定义

脑积水是各种原因导致的脑脊液生成过多或循环吸收障碍,使脑脊液在脑室系统或蛛网膜下腔内积聚,致脑室或蛛网膜下腔扩大,导致头颅扩大、颅内压增高和脑功能障碍。

二、分类

(一)病因学分类

1. 先天性脑积水　包括中脑导水管狭窄、第四脑室中孔和侧孔闭锁等先天畸形所致的脑积水。在婴幼儿,肿瘤导致的脑积水较为少见。约有 1/4 的脑积水病因不明。

2. 后天性脑积水

(1) 创伤性脑积水:颅脑外伤后,颅内异物和蛛网膜下腔出血阻塞了脑脊液的循环通路或蛛网膜下腔受损引起的脑积水。

(2) 感染性脑积水:常见的有颅内结核感染、病毒性脑炎和寄生虫感染引起的脑积水。

(3) 占位性脑积水:由于颅内占位瘤造成脑脊液分泌过多或循环障碍而形成的脑积水。

(4) 耳源性脑积水:指耳部疾患引起的脑积水,多发生于 6~14 岁儿童。

(5) 出血性脑积水:颅内出血造成脑脊液循环和吸收障碍而形成的脑积水。

(二)病理性分类

1. 非交通性脑积水　又称梗阻性脑积水,是指在脑室系统内,脑脊液循环通路发生堵塞而引起的脑积水。梗阻部位多见于室间孔、导水管或第四脑室出口处等脑室系统狭窄处,梗阻以上的脑室系统可显著扩大。

2. 交通性脑积水　指脑室系统与蛛网膜下腔相通,在蛛网膜下腔脑脊液循环障碍或脑脊液吸收障碍而引起的脑积水。梗阻部位大多在基底部位,而脑室和蛛网膜下腔之间并无梗阻,脑脊液不能到达大脑半球表面,从而阻碍了脑脊液被蛛网膜颗粒吸收。

此外,还有一些少见原因引起的脑积水,如脑脊液分泌过度造成的脑积水,多见于脉络丛乳头状瘤。更少见的原因是上矢状窦阻塞引起脑脊液吸收障碍。

三、临床表现

由于年龄的不同,脑积水的临床表现也有差异。

(一)婴幼儿脑积水的临床表现

1. 头围增大　因婴幼儿颅缝未闭,脑积水导致颅压增高而引起婴儿出生后数周或数月内头颅代偿性、进行性增大,前囟也随之扩大和膨隆。头颅的外形与脑积液循环的阻塞部位紧密相关。如中脑导水管阻塞时,头颅的穹隆扩张而颅后窝窄小,蛛网膜下腔阻塞时整个头颅对称性增大,第四脑室的出口阻塞,常引起颅后窝的选择性扩大。头颅与躯干的生长比例失调,颅缝增宽,头顶扁平,头发稀少,面颅明显小于头颅,额部向前突出,下颌尖细,颅骨变薄,同时还伴有头皮浅静脉怒张,头皮因过度伸展而发亮等症状。

2. 前囟扩大、前囟张力增高　患儿在安静状态下被竖起时,前囟门仍呈膨隆状而不凹陷,也看不到正常搏动,则表示颅内压力增高。随着脑积水的进行性发展,颅内压力增高的症状亦逐渐出现,婴儿期颅内压力增高的患儿在临床上常表现为抓头、摇头、哭闹、喷射状呕吐(最典型的症状)等,病情严重时可出现嗜睡或昏睡。

3. 破罐音或瓜熟音　对脑积水患儿进行头部叩诊时(额颞顶叶交界处),可听到类似叩破罐的"破罐音"或叩熟西瓜的"瓜熟音"。

4. 落日目现象　脑积水的进一步发展(晚期),可使第三脑室后部的松果体隐窝显著扩张,压迫中脑顶盖部或由于脑干的轴性移位,产生类似 Parinaud 眼肌麻痹综合征,即出现眶顶受压变薄和下移,使眼球受压下旋以致上部巩膜外露,呈"落日状"目。

5. 头颅照透性　重度脑积水的婴幼儿,其脑组织(皮质、白质)厚度不足 1cm 时,用强光手电筒直接接触头皮,可照透对侧,如照透有亮度则为阳性,如正常脑组织则为阴性(无透亮度)。本方法用于鉴别蛛网膜囊肿和硬膜下积液。

6. 视盘萎缩　婴幼儿脑积水以原发性视盘萎缩多见，即使有颅内压增高，也看不到视盘水肿。

7. 神经功能失调　第Ⅵ对脑神经的麻痹常使婴儿的眼球不能外展。由于脑室系统的进行性扩大，使多数病例出现明显的脑萎缩。在早期尚能保持完善的神经功能，到了晚期则可出现锥形束征、痉挛性瘫痪、去大脑僵直等。智力发育已明显低于正常的同龄儿童。

8. 其他　脑积水患儿常伴有其他的畸形，如脊柱隐裂、脊柱裂、眼球内斜（展神经麻痹所致）、肢体肌张力增高、腱反射亢进、发育迟缓或伴有较严重的营养不良。

（二）年长儿童脑积水的临床表现

由于年长儿童的骨缝已闭合，因此年长儿童脑积水与婴幼儿脑积水的临床表现有所不同。

1. 急性脑积水　临床一般表现为头痛、恶心、呕吐、视力障碍等。

2. 慢性脑积水　临床表现以慢性颅内压增高为主要特征，可出现双侧颞部或全头颅的疼痛、恶心、呕吐、视盘水肿或视神经萎缩、智力发育、肢体功能障碍。

3. 正常颅压脑积水　属于慢性脑积水的一种状态。主要表现有：①运动障碍程度不一，从走路缓慢、步态不稳、平衡失调到不能行走，最终卧床不起。②精神障碍及认知功能障碍为较早出现的症状之一，初期记忆减退、迟钝、失神，重者出现痴呆等，个别还可出现大小便失禁。

4. 静止性脑积水　临床表现类似于正常颅压脑积水，脑室容积保持稳定或缩小，未再出现新的神经功能损害，精神、运动、智力发育随着年龄的增长而不断改善。

四、诊断与鉴别诊断

（一）诊断依据

1. 病史采集　十分重要，主要包括：①患儿父母是否为近亲结婚。②家族有无类似患儿。③患儿母亲怀孕及分娩史。④患儿的生长发育史等。

2. 体格检查　对患儿进行全面系统的查体。主要包括患儿的生命体征及体格发育指标的变化。若一周岁内任何一个月内，头围增长超过2cm，应高度怀疑脑积水。眼球外凸或眼部明显的静脉曲张，提示颅内压增高，落日目现象是脑积水的特有体征。

3. 神经系统检查　主要包括肌肉有无萎缩或肥大，肌力和肌张力的变化，同时观察有无舞蹈样动作、震颤等。

4. 辅助检查　项目较多，目前临床上常用的确诊脑积水的辅助检查有：①头颅计算机断层扫描，可显出脑室的扩大程度和脑皮质厚度，推断梗阻部位，同时可显示有无肿瘤等病变。还可用于复查或追踪脑积水的病情发展。②头颅磁共振，能准确地显示脑室和蛛网膜下腔各部分的形态、大小和存在的狭窄，显示有无脑畸形或肿瘤存在，有助于判断脑积水的病因，区别交通性和非交通性脑积水，成为脑积水最常用的辅助检查手段。

（二）鉴别诊断

临床上小儿脑积水应注意与小儿巨脑症、婴儿硬脑膜下血肿或积液等疾病相鉴别。

1. 小儿巨脑症　是一种罕见的儿童先天性脑发育异常，新生儿期即有身体发育显著增长，骨骼发育生长过快，头颅巨大，智力发育迟滞、特异面容和四肢形态异常等。临床上可根据小儿巨脑症的超声波检查（脑室波不宽，无脑积水）及眼落日目现象阴性等与小儿脑积水相鉴别，必要时可行CT脑扫描鉴别。

2. 婴儿硬脑膜下血肿或积液　多见于产伤，生后也可由其他原因引起。血肿多为两侧性且反复出现积液并逐渐增大而引起颅内压增高。临床可根据婴儿体重不增、易激惹或嗜睡、双顶部膨隆、头颅进行性增大、前囟张力高和硬脑膜下穿刺、脑CT扫描等帮助诊断和鉴别诊断。

五、治疗方法

（一）外科手术治疗

小儿脑积水的手术方式常采用的有三种：解除梗阻手术、建立旁路引流手术和分流术。应根据患儿具体情况而采用相应的手术方法。过去临床上最常采用的手术方式是脑室－腹腔分流手术

（ventriculo-peritoneal shunt，VPS）。传统的脑室腹腔分流手术不仅并发症较多，而且随着儿童年龄的增长，其身高亦不断增高，这就决定了需要多次手术更换引流管以适应患儿不断生长的需要。随着医学技术的快速发展，可调压引流管、抗感染引流管、多腔引流管及抗磁性引流管等的应用，使脑室腹腔分流手术的效果得到了很大的提高且减少了并发症的发生，因此 VPS 仍是目前临床上常见的治疗小儿脑积水的手术方式之一。除 VPS 外，目前临床上常见的治疗小儿脑积水的手术方式还有神经内镜技术下的脑室内脉络丛电灼凝固术和脑室镜第三脑室底造瘘术。

（二）内科治疗

内科治疗主要为减少脑脊液生成的药物治疗，如碳酸酐酶抑制剂、利尿剂、脱水剂、激素和中药等治疗，此外还有各种营养神经药物的治疗。

（三）康复治疗

根据患儿的功能障碍类型制订适合的康复治疗方案。

1. 运动功能障碍　运动训练，每次 30~40min，每天 1~2 次。如果患儿清醒并能配合治疗，应以主动运动为主。小于 3 个月的患儿以耳闻目睹、鼻嗅体触、抚触训练为主。大于 3 个月的患儿按照神经发育规律训练，主要有抬头、翻身、坐位、爬行、站立、行走训练。兼顾精细动作、语言、智力、日常生活、社交训练等。还可根据患儿的实际情况选择等速肌力训练（每日 1~2 次，每次上下肢各 20min）和电动起立床训练（每日 1~2 次，每次 20~30min）。除了运动训练外，还应注意观察肌张力的情况，如肌张力增高，应进行抗痉挛肢位的摆放，严格防止肌肉和关节挛缩的出现。如肌张力低下，应通过各种方法如针灸、按摩、电刺激等疗法来提高肌张力。

2. 传统医学疗法　采用上下肢、躯干穴位经络导平刺激、针灸治疗及按摩推拿等传统医学疗法。

3. 家庭训练　无临床表现或临床表现轻者以家庭训练为主。

4. 吞咽功能训练　应及时评估吞咽和咀嚼功能，如存在吞咽功能障碍应及时予以适当的康复训练。早期主动吞咽功能的诱发可用适当喂冰水的方法来练习。主动吞咽的刺激，对患儿的意识觉醒也有帮助，并有利于早日拔除胃管。吞咽功能的训练应循序渐进，防止过早给予患儿流质或半流质饮食而引起误吸，造成患儿的肺部感染，甚至窒息。

5. 言语和认知功能障碍的训练　早期即应对患儿进行言语和认知功能的筛查，如存在言语和认知功能障碍，应尽早开始言语和认知功能的训练。

六、预防与预后

（一）预防

控制小儿脑积水发生的关键是消除胎儿形成前的危险因素和胎儿期、围产期的构成因素，这对预防脑积水的发生有其重要意义。主要包括以下几个方面：

1. 消除和改善遗传因素与环境因素。

2. 加强产前早期诊断，尽早终止妊娠，预防脑积水患儿的出生。

3. 宣传优生知识，减少胎次。

4. 提倡适当年龄生育。

5. 加强优生教育，提高人口文化素质。

6. 安全生产，谨防窒息、产伤等。

（二）预后

小儿脑积水的预后与脑积水的病因直接相关。大部分脑室内大量出血的患儿发展成需要手术治疗的永久性脑积水。儿童后颅窝肿瘤切除后的脑积水总体预后与肿瘤切除术的手术方式、部位和范围有关，其中一部分患儿发展成需要进行手术治疗的永久性脑积水。

第六节 瑞氏综合征

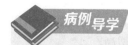

患儿,男,6岁,因发热 1d、抽搐 1 次入院。入院时神志清楚,入院后频繁出现抽搐、昏迷,四肢肌张力增高,阵挛强直。入院检查脑电图、脑 CT、肝功能、心肌酶谱明显异常。血清病毒学检查阳性。诊断为:瑞氏综合征。给予抗感染、降颅压、止惊、营养脑细胞、护肝等治疗后,患儿苏醒,生命体征平稳,但出现智力低下、言语障碍、右侧肢体瘫痪。

问题:

1. 如何对该患儿进行康复评定?
2. 如何为其制订康复治疗方案?

一、概述

瑞氏综合征(Reye syndrome,RS)是由脏器脂肪浸润所引起的以脑水肿和肝功能障碍为特征的一组症候群,又称脑病合并内脏脂肪变性综合征。1963 年由澳大利亚病理学家 Reye 等人首先报道。该病多发生在 6 个月 ~15 岁的幼儿或儿童,平均年龄 6 岁,罕见于成年人。该病是儿科的一种危重疾患,常在前驱病毒感染后出现急性颅内压增高、意识障碍和惊厥等脑病症状。常伴有严重脑水肿,并出现肝功能异常和代谢紊乱。多数病例因严重颅内压增高及脑疝致死或遗留严重的神经系统后遗症。

二、病因病理

该病病因迄今未明。研究发现该病病人存在线粒体形态异常,肝脏线粒体内酶活性降低,而线粒体外酶活性保持正常,血清中线粒体型谷草转氨酶增加,尿中二羧酸增加,提示存在急性脂肪酸 β 氧化紊乱。临床观察也发现该病的症状类似于伴有线粒体异常的遗传代谢疾病,而线粒体抑制剂或毒素(如柳酸盐、棘皮油等)可引起类似的临床病理改变。因此,多数学者认为本病与病毒感染有关,如流感病毒、柯萨奇病毒、疱疹病毒、EB 病毒等,也可能与黄曲霉素、水杨酸制剂或环境、遗传因素有关。国外证实本病的发生与 B 型流感和水痘等病毒感染的流行有关。该病的病理改变主要表现在大脑和肝脏,脑的病理改变主要是脑水肿,脑外观肿胀,脑重量增加,脑回变平,脑沟变浅、变窄,可见枕骨大孔或小脑幕切迹疝,光镜下可见神经元损伤,可能为脑水肿和脑缺血的继发性病变。电镜下可见弥漫性神经元线粒体肿胀,星形胶质细胞水肿,颗粒减少,并有空泡。肝脏外观呈浅黄至白色,提示脂肪含量增加,光镜下可见肝细胞脂肪变性,电镜检查可见线粒体肿胀和变形,线粒体嵴可消失,基质伸展呈小条状,颗粒变粗,糖原减少,肝细胞质中可见许多细小的脂肪滴,肝活检发现上述典型的线粒体改变是确定诊断的重要病理依据。此外在肾小管、心肌、胰腺、胃肠道、肺、脾和淋巴结等器官也有脂肪浸润现象。

三、临床表现

本病起病迅速,其主要临床表现为:①在病前 2 周内常有上呼吸道和消化道病毒感染的前驱症状。②脑部损害,为本病最为突出的表现。当前驱症状好转时,可突然出现频繁呕吐和剧烈的头痛,开始时兴奋烦躁、精神错乱、嗜睡,随后转为惊厥、昏迷,乃至大脑强直状态,可因呼吸衰竭而死亡。③肝脏损害,表现肝大,伴有肝功能障碍,多无黄疸和出血倾向。④多数伴有低血糖,少数出现脱水和代谢性酸中毒等。

四、诊断与鉴别诊断

(一)诊断

小儿病前有轻微的上呼吸道和消化道感染病史,继之出现进行性加剧的精神神经症状、肝脏体征和低血糖表现,应考虑本病。本病的确诊依赖于肝脏的活体组织检查,可见肝细胞内有大量脂肪滴,电镜下观察线粒体膨大以及致密体的减少或消失等特征性改变。

（二）辅助检查

1. 肝功能　血清谷草转氨酶、谷丙转氨酶、肌酸磷酸激酶、血氨在病后明显上升,多于1周内恢复正常,而凝血酶原降低。

2. 其他代谢紊乱　血清游离脂酸浓度上升。尿及血清中出现二羧酸,婴幼儿常出现低血糖,可出现低肉碱血症、低胆固醇血症、低脂蛋白血症和二羧酸血（尿）症,血乳酸、丙酮酸增高。

3. 脑脊液　压力多明显增高,脑脊液常规检查大多正常,低血糖明显者糖含量相应降低。

4. 肝活检　可发现典型的RS肝脏改变,即肝脏脂肪含量增加。

5. 脑电图检查呈中、重度弥漫性异常。

6. CT或MRI检查有助于排除脑部占位性病变。

（三）鉴别诊断

应注意与流行性脑脊髓膜炎、乙型脑炎、化脓性脑膜炎和败血症相鉴别。

五、康复评定

由于本病会遗留严重的神经系统后遗症,我们可以用儿童综合功能评定量表对患儿进行评定,包括认知功能、言语功能、运动功能、自理动作和社会适应五个部分（表5-14）。

表5-14　儿童综合功能评定表

项目	分数			项目	分数		
	月 日	月 日	月 日		月 日	月 日	月 日
一、认知功能				8. 能遵从简单指令			
1. 认识常见形状				9. 能简单复述			
2. 分辨常见概念				10. 能看图说简单的话			
3. 认识基本空间概念				合计			
4. 认识四种颜色				三、运动能力			
5. 认识画上的东西				1. 头部控制			
6. 能画圆、竖、横、斜线				2. 翻身			
7. 注意力可集中瞬间				3. 坐			
8. 对经过事情的记忆				4. 爬			
9. 寻求帮助,表达意愿				5. 跪			
10. 能数数和做加减法				6. 站			
合计				7. 走			
二、言语功能				8. 上、下楼梯			
1. 理解如冷、热、饿				9. 伸手取物			
2. 有沟通的愿望				10. 拇、示指取物			
3. 能理解别人的表情动作				合计			
4. 能表达自己的需求				四、自理动作			
5. 能说2~3个字的句子				1. 开水龙头			
6. 能模仿口部动作				2. 洗脸、洗手			
7. 能发b、p、a、o、ao等音				3. 刷牙			

续表

项目	分数			项目	分数		
	月　日	月　日	月　日		月　日	月　日	月　日
4. 端碗				2. 尊敬别人,见人打招呼			
5. 用手或勺进食				3. 参与集体性游戏			
6. 脱穿上衣				4. 能自我称谓和表达所有关系			
7. 脱穿裤子				5. 能与母亲离开			
8. 脱穿鞋袜				6. 知道注意安全,不动电、火			
9. 解系扣子				7. 认识所在环境			
10. 便前、便后处理				8. 能与家人亲近			
合计				9. 懂得健康和生病			
五、社会适应				10. 能简单回答社会性问题			
1. 认识家庭成员				合计			

总分:(1)　　　　　　　(2)　　　　　　　(3)

功能状态总评:

评分标准(采用百分制):
(1)每项完成:2 分。总分:100 分。(2)每项大部分完成:1.5 分。总分:75 分。(3)每项完成一半:1 分。总分:50 分。(4)每项小部分完成:0.5 分。总分 25 分。(5)未能完成:0 分。总分:0 分。

六、治疗

(一) 临床治疗

迄今对该病尚无特效疗法。消除脑水肿、降低颅内压是治疗本病的重点,是改善预后的关键。以病情监护以及维持内环境稳定、降低颅内压、止惊、控制低血糖和凝血障碍等对症治疗为主。有人采用换血疗法,以去除毒素、降低血氨、纠正凝血障碍,取得了一定疗效。

(二) 康复治疗

1. 患儿危险期后,生命体征逐渐平稳,但仍处于昏迷状态时的康复　此阶段的康复治疗目的就是维持关节活动度,防止关节挛缩,预防压疮、呼吸系统和泌尿系统感染等并发症。

(1) 良肢位的摆放:为了预防压疮的发生,定时翻身,仰卧位和侧卧位交替进行,一般仰卧位保持不超过 30min,侧卧位保持不超过 2h。

(2) 肢体的被动活动:每天 1~2 次被动活动四肢的各个关节,尽量使各个关节达到最大活动范围,活动量视患儿的病情而定。被动活动时手法要缓慢轻柔、有节奏,先从近端关节开始,逐渐至远端关节。休息时,保持手的五指伸开,足背屈。为了避免诱发握持反射,加重痉挛,禁止在手中和足底放置任何物品。

(3) 物理因子治疗:功能性电刺激治疗、痉挛肌治疗、蜡疗可提高患儿肌力,缓解痉挛。经颅磁刺激、脑电治疗可改善脑循环,促进患儿意识恢复。

(4) 针灸治疗:通过针刺相关穴位可促进患儿苏醒。

(5) 高压氧治疗:高压氧可以提高血氧含量,改善脑细胞缺氧状态,减轻脑水肿,降低颅内压,使脑细胞功能恢复。高压氧还可以增加椎基底动脉血流量,提高脑干的供氧量,有利于网状结构功能的恢复,从而促进患儿苏醒。

（6）声音刺激：让患儿熟悉的人经常呼唤患儿的名字，多和患儿交流、讲故事，播放患儿喜欢的音乐、动画片等。

（7）视觉刺激：当患儿无意识睁眼时，让患儿观看颜色鲜艳的图片、玩具和患儿喜欢的动画片。

（8）触觉刺激：多抚摸患儿。

（9）冷热刺激：用冰块和热水袋交替在患儿的手掌、足底、面部快速摩擦。

（10）味觉刺激：用酸、甜、苦、辣分别刺激患儿的味觉。

2. 患儿苏醒后，能听懂指令时的康复 此阶段采用综合康复治疗措施。

（1）运动训练：运用 Bobath 技术结合其他运动疗法抑制患儿痉挛，降低患儿肌张力，提高患儿肢体功能。训练内容包括：上肢功能训练、翻身、坐起训练、坐位平衡训练、站起和坐下训练、站位平衡、行走训练等。训练内容由少到多，由简单到复杂。

（2）作业疗法和日常生活能力的训练：上肢和手的精细功能的训练；穿衣、进食、如厕等日常生活能力的训练。

（3）言语和认知功能的训练：①言语训练包括口语表达能力的康复训练，听、理解障碍的康复训练，文字理解力的康复训练。②认知训练包括时间、人物和空间定向力训练，记忆训练，思维训练等。

（4）针灸治疗。

（5）高压氧治疗。

（6）物理因子治疗。

第七节　先天性脊髓畸形

患儿，男，1d。患儿出生后，该医院的产科医师发现患儿腰骶部有肿块，约乒乓球大小，周围皮肤正常，中央溃疡渗液，无色清亮，双下肢无自主活动，遂转入我院就诊，入院时：患儿呈侧卧位，精神反应可，面色红润，前囟饱满，张力不高，心电监护：体温 36.9℃，呼吸 38 次 /min，心率 136 次 /min。腰骶部正中可见肿物，周围皮肤正常，中央为一溃疡面，少量清亮渗液，已覆盖无菌纱布，双下肢肌张力高，肌力 1 级，肛门松弛外凸，头颅、腰椎 CR 示：双侧侧脑室扩张、脑积水征像、腰骶部脊膜膨出、腰骶椎椎板未闭、尿潴留。

问题：

1. 请问该患儿的初步诊断是什么？

2. 为了确诊应完善哪些相关检查？

3. 确诊后应采取哪些治疗措施？

一、概述

（一）定义

先天性脊髓畸形是由于胚胎期至出生前各种致病因素所造成的脊髓发育缺陷和脊髓功能障碍。由于出生时畸形已存在，此症状可在出生后或出生不久出现，少数可在成年出现。几乎所有的脊髓畸形都伴有脊柱裂。

（二）病因

引起先天性脊髓畸形的病因和发病机制尚未完全明确。目前的研究结果倾向于先天性脊髓畸形与遗传因素、胎儿期的病毒感染、代谢障碍、叶酸缺乏、各种化学物质及孕妇受辐射等多种因素的影响相关。这些影响因素均会导致胚胎时期神经管和中胚层发育异常。先天性脊髓畸形的发生多在胎儿前 3 个月内形成。

（三）病理及临床特点

脊髓先天性畸形包括神经管闭合不全及脊髓血管畸形。

1. 神经管闭合不全　是由于胚胎背侧的间充质、骨和神经组织不能在中线闭合所致。根据脊髓神经组织是否外露，分为开放性神经管闭合不全和隐性神经管闭合不全两种。

（1）开放性神经管闭合不全：又称开放性脊椎裂。开放性神经管闭合不全根据膨出的内容物分为脊髓膨出和脊髓脊膜膨出两种。一般发生于腰骶部，局部椎管开裂，椎管内容物从裂开处向后方膨出，膨出的神经组织未形成神经管，而是停留在神经板阶段，称为基板。基板外露与空气接触，皮肤终止于基板的边缘，神经根从基板的腹侧面发出，脊髓脊膜膨出时膨出部分除基板外，还有基板腹侧的蛛网膜下腔，这种开放性神经管闭合不全应在生后 24h 内手术治疗。

（2）隐性神经管闭合不全：是腰骶部背面神经管闭合不全，但是有皮肤覆盖，神经组织不暴露于空气中，表现形式有多种。

1）脊膜膨出：蛛网膜下腔从腰骶部后方椎弓开裂处疝出于背侧皮下，膨出内容不含神经组织。

2）脊髓囊肿膨出：患儿合并脊髓空洞积水症，有室管膜上皮内衬的脊髓空洞囊肿通过脊椎裂骨缺损进入皮下组织。此种囊肿因含有神经组织，不能简单手术治疗。

3）腰背部皮肤窦道：是由于胚胎时期表浅的外胚层（皮肤组织）和形成神经组织的外胚层没有完全分离，遗留局部粘连带而引起。在日后的发育过程中，脊髓被间充质组织包绕，并在以后形成的骨性椎管中向上移位，而粘连带持续存在，形成一条长的管状结构，管壁内衬上皮一头连接脊髓，一头连接皮肤，皮肤表面可见凹陷或小孔，合并有毛发、血管瘤或色素沉着，多位于腰骶部，其次是枕区，窦道终止于皮下组织、硬膜、蛛网膜下腔、脊髓或神经根。大约 50% 的病例腰背部皮肤窦道终止于皮样囊肿或表皮样囊肿内，皮肤窦道常常容易继发感染，引起脑膜炎或皮下脓肿。

4）脊髓脂肪瘤：分为三种类型，硬膜内脂肪瘤、脂肪脊髓脊膜膨出和终丝纤维脂肪瘤。硬膜内脂肪瘤可位于脊柱的任何阶段，硬膜是完整的，位于脊髓软膜下和脊髓之间的脂肪瘤充满中央管与软膜之间的后正中裂，比较低位的脊髓脂肪瘤可以栓系脊髓圆锥。脂肪脊髓脊膜膨出表现为有皮肤覆盖的、脂性的、稍硬的腰背肿块，脊髓常被栓系到大的脂肪瘤上，后者从皮下经脊椎裂进入椎管。

5）脊髓圆锥固定综合征：也称栓系脊髓。正常胚胎第三个月末，脊髓占据椎管全长。但因脊椎生长相对较快，故引起脊髓圆锥相对上移。出生时脊髓圆锥位于第二和第三腰椎水平，生后 3 个月位于第一和第二腰椎水平，与成人相似。如果圆锥上移遭到阻碍，圆锥位置在腰椎 1~2 以下，即所谓的脊髓圆锥低位。原因一般是有一根短而粗（粗 2mm 以上）的终丝将脊髓圆锥栓系在比较低的位置上。患儿最初无症状，随着年龄增大，椎管生长较快，而脊髓圆锥因受粗大终丝的栓系，不能上移，则产生症状。常合并轻的隐性脊椎裂，1/3 的病例终丝附近有脂肪病。

6）脊髓纵裂：在矢状面上脊髓中间隔以骨性或纤维软骨，与经硬脊膜构成的间隔将脊髓分为两个各有软膜包裹的半脊髓。完全性分裂者，形成两个硬膜囊，有的也可以在同一个硬膜囊内。与此相似的是重复畸形，有两个脊髓及其各自的神经根，分位于两个椎管中。脊髓纵裂几乎总伴有显著的脊柱畸形，如半椎体、蝴蝶椎、大块融合椎等，一般都有脊椎裂，皮肤表面可有血管痣，常合并脊髓圆锥低位、脊髓积水等。患儿多出现背痛，一侧或两侧下肢无力，反射降低或消失，病情重者可出现痉挛性截瘫，常有排尿、排便障碍。

2. 脊髓血管畸形　脊髓动静脉畸形可分为硬膜型和髓内型。硬膜型动静脉瘘最常见，病变位于硬膜表面或沿神经根分布，常发生于胸椎或腰椎。引流静脉经脊髓静脉回流，由于脊髓静脉压升高而引起慢性进行性脊髓病。脊髓内动静脉畸形一般因脊髓内出血发生急性症状而被发现。常规脊髓造影可以发现硬膜型动静脉畸形，表现蛛网膜下腔内有扩张扭曲的血管，类似食管静脉曲张钡餐造影的表现。MRI 可以显示脊髓内的动静脉畸形，为无信号的粗大扭曲的血管影像，包括供血血管和引流血管，但是血流伪影可以类似血管影像，需注意鉴别。确诊必须做血管造影（脊髓动静脉造影）。

二、康复评定

为了了解先天性脊髓畸形患儿的病情严重程度和功能障碍程度，了解各种影响患儿康复的因素，康复治疗前首先应对患儿的运动功能、感觉功能、知觉功能、脊柱侧弯的情况以及日常生活活动能力等进行康复评定,以便更好地对患儿进行全面康复。运动功能的评估主要包括肌张力、肌力、关节活动度、反射、步态分析、平衡功能等;感觉和知觉功能主要表现为痛觉的改变,大小便知觉的减退或消失,其中疼痛的评定可采用视觉模拟评分法来进行。脊柱侧弯的评定包括 Cobb 角、脊柱的旋转程度和骨成熟度。根据 X 线片确定侧弯的范围、位置、原发弧度、代偿弧度、椎体旋转情况和骨成熟度。日常生活活动能力评定目前临床上最常用的评定方法是改良版 Barthel 指数分级法和儿童功能独立性测量。

三、康复治疗

大部分患儿在经过早期的手术或药物治疗后,病情稳定即可进行脊髓神经功能的康复治疗。系统的、科学的康复治疗可促进患儿的恢复,减少并发症的发生。

(一) 康复治疗

1. 维持关节活动度的训练　为了维持患儿瘫痪肢体关节的活动范围,应早期对瘫痪的肢体进行全关节活动范围的被动活动,每天 1~2 次,每次每个关节的每种运动均应被动活动 3~5 次。

2. 增强肌力训练　增强肌力训练时应根据患儿肢体的瘫痪状况,采用相应的综合运动训练方法对患儿未完全瘫痪的肌肉加强残存肌力的训练,对完全瘫痪的肌肉采用被动运动训练时应遵循先近端后远端的训练原则。训练内容包括:翻身、坐起训练、坐位平衡训练、站起和坐下训练、站位平衡、行走训练等。具体方法参见相关章节。

3. 作业疗法　作业疗法主要训练包括精细功能训练、日常生活能力训练等。

4. 物理因子治疗　物理因子治疗主要包括石蜡疗法、中频脉冲电治疗、低频脉冲电治疗、偏振光治疗、微波治疗、痉挛治疗仪治疗等。

5. 其他治疗　针灸治疗、推拿按摩治疗、高压氧治疗等。

(二) 常见合并症的处理

1. 关节挛缩畸形　先天性脊髓畸形的患儿因肌肉痉挛且长期缺乏活动等因素,常导致关节挛缩、畸形,严重影响了患儿的生活质量。纠正挛缩畸形可用矫形器、牵张训练、理疗、手法治疗等方法。

2. 肌张力增高　先天性脊髓畸形往往合并脊髓中枢兴奋性失控,导致肌肉张力过高、活动过度活跃或痉挛。降肌张力可用矫形器、牵张训练、理疗、水疗、手法治疗、药物治疗等方法。

3. 压疮　是先天性脊髓畸形患儿最常见的合并症之一,与感觉障碍、身体活动障碍、血液循环障碍、营养障碍等有密切关系。对骨突明显的部位应放置气圈,每 2h 翻身 1 次,并经常按摩易患部位,防止压疮的产生。压疮发生后应给予积极治疗。

4. 疼痛　先天性脊髓畸形患儿常出现腰背部疼痛,可用药物、理疗、运动、作业治疗、心理治疗等方法来缓解。

5. 神经源性膀胱　可用下腹部按压法、间歇性导尿法、留置尿管、神经电刺激和生物反馈等方法治疗。

6. 脊柱侧弯　是先天性脊髓畸形的一种并发症。脊柱侧弯的康复治疗包括姿势体位训练、运动训练、侧方电刺激、牵引治疗、脊柱侧弯矫形器治疗和手术治疗等多种治疗方法。

四、预后及预防

(一) 预后

先天性脊髓畸形的预后与病情轻重、进展速度以及治疗早晚有关。对轻症患儿手术治疗效果良好,重症患儿如呈全瘫(伴大小便失禁,进行性脑积水和脊髓功能严重障碍者),术后多不能完全恢复,不宜行手术治疗。因此,在疾病早期开始有计划的综合康复治疗,是减少神经发育缺陷、减轻功能损害、降低致残率的重要手段。

(二) 预防

1. 出生前检查　能及早诊断且能尽早采取预防措施,近年来国外已在基因水平利用限制性内切酶及分子杂交等方法进行出生前诊断。

2. 加强孕期保健　神经系统除脑沟形成及髓鞘发育始于孕期 5~6 个月以外,其余部分神经形成均在孕期头 3 个月,因此早孕阶段的保健至关重要,要防止一切有害因素对孕母的侵袭。

3. 孕母尽早增补叶酸 孕妇尽早增补叶酸可有效地预防胎儿先天性脊髓畸形,方法是从孕前 1 个月至怀孕 3 个月每天服用一粒叶酸增补剂,可减少 70% 的神经管畸形。

第八节 小 头 畸 形

患儿,男,11 个月,以"发现头颅发育异常一个月"为主诉于 2017 年 6 月入院,查体:神志清楚,头围小,颅穹隆小,枕部平坦,前后囟门闭合,双眼球活动自如,视物正常,双侧瞳孔等大等圆,直径 3.0mm,对光反射灵敏。四肢肌力、肌张力正常,生理反射存在,双侧病理征未引出,脑膜刺激征阴性。

问题:

1. 请问该患儿的初步诊断是什么?

2. 为了确诊应完善哪些相关检查?

3. 确诊后应采取哪些治疗措施?

一、概述

(一) 定义

头围可以表示头颅的大小和脑的发育程度,是婴幼儿生长发育的重要指标。小头畸形 (microcephaly)是指头围低于同龄、同性别正常小儿头围平均值的 3 个标准差的一种神经系统发育障碍性疾病。我国小头畸形发生率为 0.63/ 万,女性高于男性,城乡发生率差异不显著。

(二) 分类

小头畸形根据病因可分为:

1. 原发性小头畸形 指妊娠期间,脑组织发育明显小于孕周的正常值。目前的研究认为原发性小头畸形是因为神经元产生时分裂减少致数目减少。多发生在孕 32 周前(神经元发生主要在胎龄 21 周时),表现为神经细胞的减少。

2. 继发性小头畸形 指脑组织在孕期发育正常,而出生后发育受限导致小于正常。继发性小头畸形是在神经元分化过程中其足突连接和树突数目的减少所致。发生在出生后(突触连接和髓鞘的形成发生在出生后),表现为神经元突触连接减少或神经元数目正常而其活性降低。

另外小头畸形与其他三种或以上的畸形联合出现时,称为综合征。临床最常见的综合征是微小综合征(小头畸形、小眼、小体格和智力发育障碍)。

(三) 病因

小头畸形的病因包括环境因素、遗传因素和感染因素等。原发性小头畸形的病因主要是非遗传因素,其中早孕感染尤其是弓形虫感染为主要的影响因素,新生儿缺氧缺血性脑病、新生儿颅内出血、早产、脑膜炎脑病等也是常见的影响因素。此外,意外的脑外伤、感染梅毒以及孕妇摄入大量酒精等也跟小头畸形的发生有关系。小头畸形与遗传也有一定的关系,遗传方式是常染色体隐性遗传,父母头围往往是正常的。

(四) 临床表现

一般来说,小头畸形是脑发育不良的结果,可以只是小头而不伴有其他结构畸形,也可以是多发畸形或某综合征的一种畸形。小头畸形的患儿脑部和颅骨的发育均有障碍,体格发育与智力发育一般也落后于正常的同龄、同性别小儿。常表现为:头围小、顶部小而尖、前额狭而后倾、颅穹隆小、枕部平坦等。也可伴有身体矮小,身高和体重低于同龄、同性别小儿正常值的下限。偶见头皮变厚,有褶皱如同脑回,称回状头皮。头颅 X 线表现为头颅各径线小于同龄、同性别正常儿,颅缝尚存或部分闭合。头颅 CT 或 MRI 检查可以观测到患儿脑萎缩、脑室及蛛网膜下腔增宽、脑白质发育不良、脑体积小(一般小于 1 000g)。小头畸形的患儿最大颅周径一般不超过 47cm。还有可能伴有语言及行为发育障碍,亦有惊厥、肌张力增高,甚至有痉挛性瘫痪等表现。约有 7.5% 的小儿头围虽低于正常 2~3 个标准差,但智力仍正常。

(五) 诊断

根据超声诊断标准,当胎儿头围测量数值低于正常同龄同性别胎儿三倍标准差以上,则可判断为小头畸形,这是诊断原发性小头畸形最可靠的指标之一。诊断继发性小头畸形仍以头围减小为主要指标,当小儿头围测量数值低于正常同龄同性别小儿三倍标准差或以上,而股骨长度在正常值的 2 个标准差之内,常伴有智力低下,影像学表现为脑室系统扩大、脑萎缩等,临床上可诊断为小头畸形。需与狭颅症、假性小头畸形等疾病相鉴别。

二、评定

(一) 体格发育评定

1. 头围的测量　头围是反映脑的发育、脑容量的大小、体格发育的一项重要指标。婴儿出生后头两年大脑的发育迅速,头围增长也很快。两岁以后头围的长速逐渐减慢。出生时头围平均 34cm,出生头三个月头围平均每月增加 1.5cm。测量方法:用软尺取右侧眉弓上缘固定,以枕骨粗隆突出处绕头 1圈,软尺需紧贴皮肤,最小读数精确到 0.1cm。

2. 测量身高、体重、胸围、肢体长度和围度等,因为这些数值是表示小儿体格发育水平的重要指标。

(二) 原始反射评定

临床上常检查患儿的脊柱侧弯反射、紧张性迷路反射、紧张性颈反射、交叉伸展反射、翻正反应、平衡反应等。通过这些检查可以评判神经发育及运动发育的水平,也是指导康复训练的依据。

(三) 运动功能的评定

针对患儿发育所达到的实际功能情况,对患儿肌力、肌张力、平衡能力、协调能力等运动功能进行评估,以了解患儿的运动能力,为临床康复训练提供依据。

(四) 发育及智力评定

小头畸形患儿主要表现为体格发育和智力低下,应根据患儿不同年龄选择适当的评定量表对患儿进行体格发育和智力水平的评估。

1. 常用的发育量表　丹佛发育筛查测验(DDST)、格塞尔发育诊断量表(GDDS)、贝利婴儿发育量表(BSID)。

2. 常用的智力测验量表　韦氏学龄前儿童智力量表(WPPSI)等。

(五) 言语功能发育评定

言语发育测验的方法很多,如 Peabody 图片词汇测验(Peabody picture vocabulary test,PPVT)适用于 2.5~18 岁的筛查测验,是一套测试词汇理解能力的检验工具;韦氏学龄前儿童智力检查量表(WPPS1)适用于 4~6.5 岁儿童;韦氏学龄儿童智力检查量表(修订版)(WISC-R)适用于 6~16 岁儿童。汉语版 S-S 法较常用,测试全面,适用方便。

(六) 日常生活活动能力评定

对于生活可自理的患儿,日常生活活动能力评定可用 Barthel 指数。对于年龄较小或患儿本身因为发育而不能完成相应的活动者,可选用能力低下儿童评定量表(pediatric evaluation of disability inventory,PEDI),它主要针对 6 个月 ~7.5 岁的能力低下儿童以及基本能力低于 7.5 岁正常水平者。

三、康复治疗

(一) 手术治疗

小头畸形多由颅缝早闭所致,使脑发育受到限制从而导致癫痫、脑瘫等一系列脑功能障碍。小头畸形以手术治疗为主。为保证患儿大脑的发育,手术越早越好,目的在于扩大颅腔,解除颅内高压,使受压的脑组织及颅神经得到发育和生长。最佳手术治疗时间为出生后 12 周至 6 个月。手术治疗有两种方式:①切除过早闭合的骨缝,再选新的骨缝。②切除大块骨质以达到减压目的,有利于脑的发育。一旦出视神经萎缩和智能障碍，即使施行手术，功能已不易恢复。后期治疗只能是针对头颅畸形进行，对已造成的不可逆性的脑损害没有意义。国际上最先进的治疗方法是内镜下颅缝再造术，术后辅以头颅矫形器进行治疗。

（二）药物治疗

根据患儿病情选用降颅压药、颅神经营养药等。降颅压药可以降低患儿颅压，改善头痛、恶心等颅内压增高症状。颅神经营养药可促进脑代谢、激活脑细胞、改善脑功能。伴有癫痫者可加用抗癫痫药物予以控制。另外根据患儿病情可酌情选用一些适宜的中药治疗。

（三）康复治疗

虽经手术或药物治疗，大部分小头畸形患儿因为大脑发育不全常引起智力、语言、运动等功能障碍，需根据相应的评定结果，早期对患儿进行相应的认知、语言、运动等功能障碍的康复干预，以达到改善预后的目的。对于小头畸形的患儿，康复治疗的首要任务是改善患儿的智力低下，改善智力低下除临床上一些常用康复方法外，传统康复疗法中的头针亦能提高小头畸形患儿的智力水平和言语水平。智力障碍对患儿的日常生活活动能力影响巨大，因此应在整个康复过程中根据患儿低下的智力水平进行相应的教育活动，如：家庭教育、特殊教育、引导式教育、感觉统合训练、音乐疗法等。使其主动克服智力障碍对成长、独立生活的影响，积极学习和掌握生活技巧。以便更好回归家庭或社会。

四、预防及预后

（一）预防

对于小头畸形的预防，主要是针对母孕早期宫内感染的预防，尤其是弓形虫感染。需加强孕期弓形虫、其他病原微生物（梅毒螺旋体、带状疱疹病毒、柯萨奇病毒等、风疹病毒、巨细胞病毒、单纯疱疹）的检测。做到尽早发现，及时治疗。定期 B 超检查胎儿生长状况，如发现有畸形，则需考虑终止妊娠。

（二）预后

小头畸形预后依脑发育不全程度而异。继发性尤其是脑损伤引起的假性小头畸形患儿大多智力低下，可完全恢复，但原发性小头畸形的预后不良，如并发有癫痫者治疗效果更差。相对于体格发育不良的患儿，体格发育好的预后相对好，智力低下程度相对轻。

第九节 进行性肌营养不良

病例导学

患儿，男，10 岁，以"进行性双下肢无力 2 年"为主诉入院。2 年前，患儿出现双下肢无力，活动后加重，无晨轻暮重、肌肉疼痛。病情呈进行性加重，现发展为跑步、上楼时抬腿困难，起立困难，同时双下肢肌肉萎缩。其妹有 1 年下肢无力史。查体：心、肺听诊未闻及异常，双侧大腿肌肉萎缩明显，无肌肉颤动。双侧膝反射、跟腱反射均未引出，双侧病理征未引出。

问题：
1. 请问该患儿的初步诊断是什么？
2. 为了确诊应完善哪些相关检查？

一、定义

进行性肌营养不良是一类由于基因缺陷所导致的肌肉无力和肌肉萎缩且呈进行性加重的肌肉变性疾病。由于基因缺陷的不同，临床症状出现的早晚亦不同，可以早至胎儿期，也可以在成年后。肌营养不良的病程一般是进行性加重的，但疾病进展的速度快慢不一。根据遗传方式、发病年龄、萎缩肌肉的分布、有无肌肉假性肥大、病程及预后，可分为不同的临床类型。大多有家族史。

二、分类

(一) 根据遗传方式的分类

根据遗传方式可将进行性肌营养不良分为性连锁隐性遗传型、常染色体显性遗传型和常染色体隐性遗传型。

(二) 根据遗传方式、萎缩肌肉分布特征的分类

根据遗传方式、萎缩肌肉分布特征可将进行性肌营养不良分为七类：

1. 假肥大型肌营养不良　最多见，现在亦被称为抗肌萎缩蛋白缺陷型肌营养不良，又分为 Duchenne 型假肥大型肌营养不良(Duchenne muscular dystrophy，DMD)和 Becker 型假肥大型肌营养不良(Becker muscular dystrophy，BMD)，前者发病率约为 1/3 500 活产男婴，后者发病率较低，约为 1/20 000。其他因抗肌萎缩蛋白缺陷引起的肌病包括 X 连锁扩张型心肌病、肌痛肌痉挛综合征、女性肌营养不良症等。

2. 肢带型肌营养不良(limb girdle muscular dystrophy，LGMD)　是一组临床表现和遗传特点不同的异质性肌病，分为常染色体显性遗传型(LGMD1)和常染色体隐性遗传型(LGMD2)两大类。在此基础上根据致病基因和缺陷蛋白又分为若干亚型，分别命名为 LGMD1A、LGMD1B、LGMD1C 和 LGMD2A、LGMD2B、LGMD2C 等。

3. 面肩肱型肌营养不良(facioscapulohumeral muscular dystrophy，FSHD)　为常染色体显性遗传，发病率约为(1~5)/10 万 ~20 万。

4. Emery-Dreifuss 肌营养不良　主要是性连锁隐性遗传，少数可为常染色体显性或隐性遗传，分别称为 EDMD1、EDMD2 和 EDMD3 型。

5. 远端型肌营养不良　根据遗传方式、基因定位、临床上是以手肌、胫前肌为主还是腓肠肌为主，将远端型肌营养不良又分为多个亚型，如在 40 岁前起病的 Welander 型、Markesberry-Grigg-Udd 型，在 40 岁以后起病的 Nonaka 型、Miyoshi 型和 Laing 型。

6. 眼咽型肌营养不良(oculopharyngeal muscular dystrophy，OPMD)　较少见，常染色体显性或隐性遗传，或为散发。

7. 先天型肌营养不良(congenital muscular dystrophy，CMD)　根据临床表现、基因和生化缺陷不同被分为 10 多个类型。

三、病因

进行性肌营养不良是一组遗传性疾病，多数有家族史，散发病例可为基因突变。在肌细胞膜外基质、跨膜区、细胞膜内面以及细胞核膜上有许多蛋白，基因变异可导致编码蛋白的缺陷，导致肌营养不良。由于不同的蛋白在肌细胞结构中所起的作用不完全相同，所以导致不同类型的肌营养不良。

四、发病机制

现代分子遗传学发现肌营养不良与肌膜蛋白、近膜蛋白、核膜蛋白的缺陷有关。但蛋白缺陷如何引起肌肉变性坏死，导致肌肉进行性萎缩的机制仍不清楚。

五、临床表现

(一) 假肥大型肌营养不良

假肥大型肌营养不良根据抗肌萎缩蛋白(dystrophin，Dys)的空间结构变化和功能丧失的程度不同，又分为两种类型：

1. 假肥大型肌营养不良症　即 Duchenne 型肌营养不良症(Duchenne muscular dystrophy，DMD)，又称杜兴肌营养不良症，是最常见的 X 性连锁隐性遗传性肌病，无地理或种族间明显差异。女性为基因携带者，所生男孩约 50% 发病，女孩患病者罕见。有些携带者可有肢体无力、腓肠肌肥大、血清 CK 增高等临床表现。患儿多呈明显家族性，另有 1/3 患儿由新的基因突变所致。患儿均为男性。临床起病隐匿，早期患儿常表现为学会走路晚、步态蹒跚、不能跑步、容易跌倒。在 3~5 岁时症状明显，因骨盆带肌力弱，不能跳跃、奔跑，上楼费力，行走姿势异常，腰椎过度前凸，骨盆向两侧摆动，呈现鸭步。

文档：Gower征

Gower 征阳性。肌肉萎缩、无力开始主要是大腿和骨盆带肌，随着病情的逐渐进展，肌肉无力自躯干和四肢近端逐渐发展至小腿肌、上肢近端、上肢远端肌肉，最后是呼吸肌麻痹。腓肠肌显著肥大，也可出现舌肌、三角肌、臀肌等肌肉肥大。此外可出现关节挛缩、足下垂、脊柱侧弯等。多数在 12 岁左右不能行走。DMD 常伴有心肌损害、心律不齐，晚期（20 岁左右）因出现心脏扩大、心功能不全、呼吸肌无力、呼吸道感染等症状致患儿心力衰竭或呼吸肌衰竭而死亡。

2. Becker 型肌营养不良症（Becker muscular dystrophy，BMD）　BMD 比 DMD 少见。BMD 临床表现与 DMD 类似，但发病年龄较晚，约为 5~15 岁，病情较轻，进展速度较慢，多不伴有心肌受累或仅轻度受累，存活时间较长，部分可接近正常寿命。预后较好。

（二）肢带型肌营养不良

肢带型肌营养不良为常染色体显性遗传或隐性遗传的肌病，以常染色体隐性遗传型较常见。儿童、青少年或成人期发病。男女均可患病。发病症状较重，但病情进展缓慢。患儿因骨盆带肌和肩胛带肌的萎缩和无力而呈现上楼费力、蹲起困难、双上肢上举困难，出现翼状肩胛，有时可伴有腓肠肌假性肥大，部分患儿可累及心脏。

（三）面肩肱型肌营养不良

面肩肱型肌营养不良是最常见的常染色体显性遗传的肌病，偶有散发。发病年龄自儿童期至中年不等，以青春期多见，儿童偶见，男女均可患病。早期症状为面肌无力和萎缩，表现为闭眼无力或闭眼露白，示齿时鼻唇沟变浅，吹口哨、鼓腮困难，因面肌受到侵犯而呈现典型的肌病面容。并可逐渐侵犯上肢近端、下肢近端和远端肌肉，肩胛肌受累可出现翼状肩胛；口轮匝肌假性肥大可使口唇增厚而外翘，偶可见三角肌和腓肠肌的假性肥大。可伴视网膜病变和神经性听力下降。

（四）Emery-Dreifuss 肌营养不良

X 连锁隐性遗传，常在 5 岁前起病，但病情进展缓慢。受累肌肉上肢以肱二头肌和肱三头肌为主，下肢则以腓骨肌和胫前肌为主，逐渐累及肩胛肌、胸带肌及骨盆带肌。肌无力或轻或重，无假性腓肠肌肥大。患儿常在早期就出现严重的关节挛缩，且累及颈椎、肘、踝、腰椎等关节。心脏也较早受累，表现为严重的传导阻滞、心动过缓、心房纤颤，常因心脏病死亡。

（五）眼咽型肌营养不良

常染色体显性遗传，少数散发。起病年龄 40~60 岁，病情进展缓慢，患儿主要症状为对称性上睑下垂，眼球活动障碍，因逐渐出现面肌、颞肌、咀嚼肌、咽喉肌的无力和萎缩而致构音障碍、吞咽困难。

（六）远端型肌营养不良

远端型肌营养不良又称远端型肌病，通常 10~60 岁起病，较少见。表现为上肢或下肢远端肌肉首先出现肌肉萎缩无力，特别是双侧手肌、下肢胫前肌和腓肠肌。根据遗传方式、基因定位和受累肌肉的不同分为若干亚型，如：Welander 型（常染色体显性遗传 2p13）、芬兰型、Nonaka 型（常染色体隐性遗传）、Miyoshi 型（常染色体隐性遗传）。

（七）先天性肌营养不良

先天性肌营养不良是一组先天性或婴儿期起病的肌肉疾病，表现为肌张力低下、运动发育迟滞，可有进行性或非进行性肌肉萎缩、无力，合并严重的骨关节挛缩和关节畸形，有脑和眼多系统受累。分 3 个亚型：Fukuyama 型、Merosin 型、肌肉 - 眼 - 脑异常型。

六、辅助检查

为了便于临床诊断，辅助检查包括血清酶学检测、肌肉活检、基因检查、肌肉组织免疫组化染色以及基因分析、肌电图、X 线片、心电图和超声心动图、CT、MRI 等检查。

七、诊断与鉴别诊断

进行性肌营养不良应与进行性脊髓性肌萎缩、酸性麦芽糖酶缺陷病、慢性多发性肌炎、Charcot-Marrie-Tooth 病、重症肌无力、进行性眼外肌麻痹等疾病相鉴别。根据典型病史、遗传方式、阳性家族史、肌肉萎缩无力分布特点，结合血清肌酶检验、肌电图，肌肉活检病理、基因检查等，多数肌营养不良可获得临床诊断。进一步确诊或具体分型诊断需要用抗缺陷蛋白的特异性抗体进行肌肉组织免疫组

笔记

染色以及基因分析。胸片、心电图和超声心动图检查可了解患儿心脏受累情况。骨和关节X线可了解骨关节畸形。肺功能检查有助于判断疾病的严重程度。

八、治疗

进行性肌营养不良是一组基因突变引起的肌肉变性疾病,迄今尚无特效的治疗方法,一般以支持疗法为主。

1. 药物治疗 临床常使用皮质类固醇激素和肌细胞营养药。

2. 基因治疗 目前正在研究中。

3. 细胞治疗 包括干细胞及成肌细胞移植。在动物实验中显示出一些有希望的结果,可能为肌营养不良的细胞治疗提供新的思路。

4. 营养支持治疗

5. 康复治疗 康复治疗措施应适当、适量,避免过劳而导致肌萎缩和肌无力的加重。

(1) 给予心理支持,使患儿和家庭保持积极的态度。

(2) 采取物理治疗和矫形治疗以纠正骨关节畸形,防治关节挛缩,尽可能长时间地保持患儿的运动功能。

(3) 进行日常生活能力训练,尽可能长时间地维持患儿的日常生活自理能力。

(4) 加强心、肺功能锻炼,改善呼吸功能和心脏功能,尽可能地延缓呼吸衰竭和心力衰竭的发生,以便尽可能长时间地维持患儿的生命。

九、预后及预防

(一) 预后

DMD患儿预后不良,多在20岁左右死于呼吸衰竭或心力衰竭;LGMD的个别亚型和先天性肌营养不良预后也较差;BMD、FSHD、眼咽型肌营养不良和远端型肌营养不良预后相对较好,丧失运动功能的时间较晚,部分患儿寿命可接近正常人。

(二) 预防

1. 早期检出基因携带者,对其婚配、孕育进行指导。

2. 对胎儿进行产前诊断 首先,应确定先症者的基因异常,然后采用基因技术检查确定其母亲是否为携带者,若为携带者,在怀孕以后应确定胎儿性别,若为男胎应在妊娠8~17周时取羊水细胞或绒毛膜细胞,进行基因检查,若高度怀疑为病胎,则应终止妊娠。对于常染色体隐性遗传型肌营养不良,则应避免近亲婚配。需要注意的是,虽然携带者检出和产前诊断技术均有发展,但仍存在许多问题,特别是涉及医学伦理学和法律方面的问题,使产前诊断在临床实际应用方面受到制约。

第十节 脊髓灰质炎

患儿,男,12岁,发热、头痛,呕吐腹泻2d。2d前患儿食欲缺乏,倒床,发热。呕吐1次,腹泻2次。今日体温稍降遂来院就诊。检查:T 38℃,P 110次/min,R 21/次,BP 120/80mmHg,神清合作。诉头痛、背脊痛及肢体疼痛。左下肢肌张力明显减弱。脑脊液无色透明且细胞数正常,糖及氯化物正常。

问题:

1. 患儿最可能的诊断是什么?

2. 本病的发生与临床有何特点?

3. 患儿可能留下什么后遗症?

4. 针对患儿的情况应采取什么康复治疗措施?

一、定义

脊髓灰质炎是由脊髓灰质炎病毒引起的急性传染病,通过粪便和咽部分泌物传播。感染后绝大多数为隐性感染。部分患儿可出现发热、上呼吸道感染、肢体疼痛、头痛或无菌性脑膜炎,少数出现肢体瘫痪。严重者可因呼吸麻痹而死亡。本病多发生于小儿,故又称为"小儿麻痹症"。自采取疫苗预防以来,发病率显著下降,连续十余年未发现本土野毒株脊髓灰质炎(以下简称脊灰炎)病毒感染。但仍然偶有柯萨奇、埃可病毒等其他肠道病毒甚至疫苗株脊灰炎病毒感染,引起类似脊灰炎的病例,通常被称为"类脊髓灰质炎综合征"。

二、临床表现

根据临床表现,可分为无症状型、顿挫型、无瘫痪型及瘫痪型。

(一) 无症状型(即隐性感染)

此型最为常见,占全部感染者的 90%~95%。感染后不显现症状,但血清中可检出特异性抗体,从咽部和粪便中可分离出病毒。

(二) 顿挫型

此型约占全部感染者的 4%~8%。表现为发热、疲乏、头痛、嗜睡、咽痛、恶心、呕吐、便秘等,无中枢神经系统受累的症状。

(三) 无瘫痪型

临床上具有前驱期症状、脑膜刺激征和脑脊液改变。前驱期症状与顿挫型临床表现相似,数天后出现脑膜刺激征。患儿可呈现头痛、颈痛、背痛、呕吐、颈部和背部强直、脑膜刺激征阳性,但无神经和肌肉功能的改变。

(四) 瘫痪型

约占全部感染病例的 1%~2%。患儿具有无瘫痪型的临床表现,且病损累及脊髓前角灰质、脑或脑神经。按病变部分可分为脊髓型、脑干型和脑炎型三型,以脊髓型最为常见。

瘫痪型又分为以下 5 期:

1. 前驱期　本期临床症状与顿挫型相似,在儿童中以上呼吸道感染表现为主。经 1~2 天发热期,再经 4~7d 无热期,然后再度发热,进入瘫痪前期。双相热型主要见于儿童中的 10%~30% 病例。

2. 瘫痪前期　本期表现为发热、头痛、呕吐和肌肉疼痛、痉挛。体温正常,头痛波及颈部和背部,并可放射到两大腿。由于肌肉疼痛使运动受限制,加之肌肉痉挛,造成瘫痪错觉。偶有皮肤感觉异常、过敏。三角架征、Hoyne 征以及 Lasegue 征(膝关节伸直时,屈曲髋关节引起疼痛)亦常阳性。约半数患儿颈部强直和克氏征阳性。患儿可有短暂的意识丧失和嗜睡,可有腹痛、便秘、鼓肠和尿潴留。本期一般持续 3~4d,偶可短至 36h 或长至 14d,极少数病例可无本期表现而直接进入瘫痪期。

3. 瘫痪期　多在发热和肌痛处于高峰时,突然发生瘫痪,或从轻瘫开始,逐渐加重,与此同时脑膜刺激征逐渐消退。瘫痪呈不对称性,可累及任何一组肌群。因病毒侵犯的部位不同,临床上瘫痪可分为以下类型:

(1) 脊髓型:本型最多见,脊髓的颈、胸、腰椎部位均可受侵犯,前角运动神经受损引起相应的肌肉瘫痪。瘫痪多不对称,常见的为四肢瘫痪,尤以下肢瘫痪多见,多数为单肢瘫痪,其次为双肢,三肢及四肢同时瘫者少见。特点为下运动神经元性瘫痪,呈弛缓性,肌张力减退,腱反射减弱或消失。患儿有肌肉疼痛及感觉过敏,但检查感觉并不消失。任何肌肉及肌群均可发生瘫痪:颈背肌瘫痪时患儿不能抬头、起坐及翻身;呼吸肌(膈肌及肋间肌)瘫痪时,可出现呼吸运动障碍、呼吸浅促、咳嗽无力、发音障碍及胸廓扩张受限,严重者可缺氧甚至呼吸衰竭;膀胱肌瘫痪时,发生尿潴留或尿失禁;肠肌和腹肌瘫痪时,可出现顽固性便秘;腹肌瘫痪时可见腹壁局部突出和腹壁反射消失。在瘫痪的第 5~6d,随着体温的逐渐消退,瘫痪停止发展,但约有 10% 的病例,退热后瘫痪仍继续进展约 1 周。

(2) 脑干型:病变主要在延髓及脑桥。主要表现为:

1) 脑神经瘫痪:第 10 对和第 7 对脑神经损害常见,但其他脑神经如第 9、11、12、3、4、6 对等也可受累。脑神经瘫痪多为单侧性,第 10 对脑神经瘫痪时出现鼻音,流质饮食由鼻反流,口咽分泌物和饮食积聚咽头,出现呼吸困难、发音困难等。第 7 对脑神经受损时出现面瘫;第 9 对脑神经瘫痪时吞咽困难、进食呛咳;第 11 对脑神经瘫痪时,除吞咽困难外,尚有抬肩无力、肩下垂、头向前后倾倒等表现;第 12 对脑神经被侵及时,亦可发生吞咽困难。此外,尚有舌外伸偏向患侧,以及咀嚼、发音等障碍;第 3 对和第 6 对脑神经受累时,可引起眼肌瘫痪、眼睑下垂等。

2) 呼吸中枢损害:当延髓腹外侧网状组织受损时,可出现中枢性呼吸障碍,如呼吸浅弱而不规则、双吸气、呼吸间歇加长、呼吸变慢、呼吸暂停等。严重者出现呼吸衰竭。

3) 血管运动中枢损害:当延髓内侧网状组织受损时,可出现脉细弱不规则、心律失常、血压下降、四肢厥冷、发绀等循环衰竭表现。

(3) 混合型:兼有脊髓型和脑干型瘫痪的表现,可出现肢体瘫痪、脑神经瘫痪、呼吸中枢损害、血管运动中枢损害等各种不同组合的临床症状。

(4) 脑炎型:患儿可单纯表现为脑炎,也可与脑干型或脊髓型同时存在。弥漫性脑炎表现为意识障碍、高热、谵妄、震颤、惊厥、昏迷、强直性瘫痪等。局灶性脑炎表现为大脑定位症状,恢复期可出现阅读不能症、阵挛或癫痫样大发作等。

4. 恢复期 急性期后 1~2 周瘫痪肢体逐渐恢复,肌力也逐步加强。恢复从肢体远端开始,如下肢常以趾为起点,继达胫部和股部。腱反射随自主运动的恢复而渐趋正常。病肢在开始 3~6 个月内恢复较快,此后则进步减慢。轻症者经 1~3 个月即明显恢复,重症者常需 6~18 个月甚或更久的时间才能恢复。

5. 后遗症期 某些肌群由于神经损伤过甚而致功能难以恢复,出现持久性瘫痪和肌肉挛缩,并可导致肢体或躯干畸形,如脊柱前凸或侧凸、马蹄足内翻或外翻等。骨骼发育也受阻碍,小儿的生长和发育可受严重影响。

三、并发症

多见于脑干型患儿,可发生吸入性肺炎及肺不张。尿潴留患儿易发生泌尿系感染。长期卧床患儿可因骨质脱钙而发生高钙血症及泌尿系结石。此外,尚可见心肌炎、高血压、应激性溃疡穿孔与出血等并发症。

四、治疗原则及方案

(一) 前驱期与瘫痪前期治疗

目前尚无特效抗病毒药物,以对症处理为主。消化道隔离,卧床休息,尽量避免肌内注射、手术等刺激及损伤,以减少瘫痪的发生。发热较高、病情进展迅速者,可短期应用肾上腺皮质激素治疗,如泼尼松或地塞米松等。烦躁不安、发热、肌肉剧烈疼痛者,可用镇静、解热及止痛药,以缓解症状。

(二) 瘫痪期治疗

应将瘫痪肢体置于功能位置,避免刺激及受压。可用维生素 C 及能量合剂,有助于肌肉功能的恢复。此外还可应用一些促进神经细胞传导功能的药物。

(三) 恢复期治疗

体温恢复正常、瘫痪停止进展后,即采用按摩、推拿、针灸及理疗等,以促进瘫痪肌肉的恢复。如因严重后遗症造成畸形,可采用矫形手术治疗。

五、康复治疗

(一) 急性期康复治疗

主要为支持治疗、对症治疗和治疗并发症。

1. 首先密切观察生命体征(呼吸、心率、血压和意识)。

2. 卧床休息、对症处理,降温、止痛(温湿敷、蜡疗、电疗和光疗等)。

3. 保证出入量,维持水电解质平衡。

4. 降颅压。

5. 镇静。

6. 吸氧等。

7. 瘫痪肢体处理　保护瘫肢免受外伤和压迫,并置于功能位。

8. 吞咽困难者及时给予鼻饲、清除咽部分泌物,预防窒息。

9. 呼吸困难者及时采用呼吸机辅助通气。

10. 预防感染、肺炎和肺不张。

(二) 恢复期康复治疗

1. 健肢的主动关节活动或抗阻运动。

2. 肌力维持和增强训练。

3. 垫上训练。

4. 轮椅操纵应用训练。

5. 站立、步行训练。

6. 物理因子治疗。

7. 其他　中医针灸、按摩、推拿等,神经肌肉电刺激及中频电刺激等治疗,以促进肢体功能的恢复。

(三) 常见并发症的康复治疗

1. 排尿障碍　间歇导尿、排尿意识及手法训练、直肠电刺激疗法、中医针灸及耻骨上膀胱造瘘术。

2. 排便障碍　排便训练、饮食调节、药物治疗和容积扩张剂。

3. 性功能障碍　机械法和化学法。

4. 骨质疏松　主动运动、紫外线照射。

5. 异位骨化　运动疗法、手术治疗和药物治疗。

6. 痉挛　减少痉挛加重的危险因素,坚持关节被动运动,进行治疗性的主动性运动训练,药物治疗等。

7. 疼痛　药物治疗,经皮电刺激治疗等。

8. 自主神经反射亢进　主要表现为血压升高、剧烈头痛、视物不清、出汗、皮肤潮红、起鸡皮疙瘩、脉缓、胸闷、恶心、呕吐等。治疗措施:①立即采取端坐位。②用快速降压药。③膀胱充盈、直肠积粪、导尿或直肠镜检查,以及疼痛、压迫等,尽快找出和消除病因。④避免长期留置尿管,以免形成挛缩膀胱,容易诱发此反射。

(四) 脊髓灰质炎后综合征的康复

急性瘫痪型脊髓灰质炎患儿在几年或更长时间内出现肌萎缩、软弱、疲劳、肌肉、腰背和关节疼痛等症状,即脊髓灰质炎后综合征,发生率25%,多见于较严重的病例。脊髓灰质炎后综合征的运动训练主要是有氧训练和肌肉力量训练。

六、预防与预后

(一) 预防

1. 主动免疫　对所有小儿均应口服脊髓灰质炎疫苗进行主动免疫。基础免疫自出生后 2 个月开始,连服 3 剂,每次间隔 1 个月,4 岁时加强免疫一次。

2. 被动免疫　未服用疫苗而与患儿密切接触的小于 5 岁的小儿和先天性免疫缺陷的儿童应及早注射免疫球蛋白,每次 0.3~0.5ml/kg,每日一次,连用 2d,可防止发病或减轻症状。

(二) 预后

轻型和非瘫痪型恢复彻底,瘫痪型脊髓灰质炎中 50% 以上能完全恢复,约 25% 留有轻度残疾,而留有严重残疾者不到 25%。肌肉功能主要在头 6 个月恢复,但在 2 年内仍会有不断的改善。脊髓灰质炎的病死率为 1%~4%,但在成人或有延髓麻痹者,病死率 5~10%。呼吸障碍是主要死亡原因,早期诊断、及时治疗、减少刺激可减轻麻痹的发生和发展。

第十一节　吉兰 - 巴雷综合征

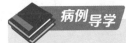

患儿，女，3岁4月，因"双下肢乏力半天"入院。患儿晨起时无明显诱因出现双下肢乏力，能扶站，行走，活动时双下肢伴轻微疼痛，无发热、抽搐，无头痛、晕厥，无嗜睡、烦躁，无大小便失禁、饮水呛咳，无呕吐、腹泻，无咳嗽、流涕，今于我院门诊就诊，遂以"双下肢乏力查因"收入院做进一步诊治。体格检查：体温36.4℃，脉搏102次/min，呼吸24次/min，体重15kg。神志清，发育正常，营养中等，反应好，皮肤未见皮疹，呼吸平顺，未见三凹征。颈软、无抵抗。双瞳孔等大等圆，直径约2.5mm，对光反射灵敏，咽无充血，双肺呼吸音清，未闻及干湿啰音。心音有力，心律齐，各瓣膜区未闻及杂音。腹平软，无包块，肝脾不大，肠鸣音正常。双下肢有轻压痛，肌力Ⅳ级，四肢肌张力正常，无感觉障碍，无活动受限，生理反射存在，病理反射未引出。

问题：

1. 该患儿首先应考虑什么诊断？为了进一步明确诊断还应进行哪些辅助检查？
2. 根据患儿的情况应给予何种康复评定？
3. 可给予哪些康复治疗措施？

一、定义

吉兰 - 巴雷综合征（Guillain-Barré syndrome，GBS）又称急性炎症性脱髓鞘性多发性神经病，是一类由免疫介导的急性炎性周围神经病，以四肢的对称性无力、反射减退或消失为特征，病情常在4周以内达到高峰，是急性弛缓性瘫痪常见的病因。常有脑脊液蛋白 - 细胞分离现象，多呈单时相自限性病程，静脉注射免疫球蛋白（intravenous immunoglobulin，IVIg）和血浆交换（plasma exchange，PE）治疗有效。吉兰 - 巴雷综合征最常见的亚型为急性炎性脱髓鞘多神经根病变和急性运动性轴索神经病，其次为米 - 费综合征，以眼肌麻痹、共济失调及深部肌腱反射消失为特征。

二、发病机制

吉兰 - 巴雷综合征为感染后病变。2/3的患儿在发病前有呼吸系统或胃肠道感染的症状，1/3的感染由空肠弯曲杆菌引起。GBS常发生在感染性疾病之后，前驱感染时免疫反应产生的抗体可与神经细胞膜上的神经节苷脂发生交叉反应，该自发免疫反应可引起神经损害或神经传导的功能性阻滞。前驱感染的类型和抗神经节苷脂抗体的特异性在很大程度上决定了吉兰 - 巴雷综合征的亚型和临床病程。

三、临床分型

（一）急性炎症性脱髓鞘多神经根病变（acute inflammatory demyelinating polyneuropathy，AIDP）

急性炎症性脱髓鞘多神经根病变是吉兰 - 巴雷综合征中最常见的类型，也称经典型吉兰 - 巴雷综合征，主要病变为多发神经根和周围神经节段性脱髓鞘。

1. 临床特点　急性或亚急性肢体软瘫、不同程度的感觉障碍，可伴有自主神经症状和呼吸衰竭。
2. 诊断标准　①常有前驱感染史，呈急性起病，进行性加重，多在2周左右达高峰。②对称性肢体和延髓支配肌肉、面部肌肉无力，重症者可有呼吸肌无力，四肢腱反射减低或消失。③可伴轻度感觉异常和自主神经功能障碍。④脑脊液出现蛋白 - 细胞分离现象。⑤电生理检查提示远端运动神经传导潜伏期延长、传导速度减慢、F波异常、传导阻滞、异常波形离散等。⑥病程有自限性。

（二）急性运动性轴索神经病（acute motor axonal neuropathy，AMAN）

急性运动性轴索神经病以广泛的运动脑神经纤维和脊神经前根及运动纤维轴索病变为主。

1. **临床特点** ①可发生在任何年龄,儿童更常见,男女患病率相似,国内患儿在夏秋发病较多。②前驱事件:多有腹泻和上呼吸道感染等,以空肠弯曲菌感染多见。③急性起病,平均 6~12 天达到高峰,少数患儿在 24~48h 内即可达到高峰。④对称性肢体无力,部分患儿有脑神经运动功能受损,重症者可出现呼吸肌无力,腱反射减低或消失与肌力减退程度较一致,无明显感觉异常,无或仅有轻微自主神经功能障碍。

2. **诊断标准** 参考急性炎症性脱髓鞘多神经根病变诊断标准,突出特点是神经电生理检查提示近乎纯运动神经受累,并以运动神经轴索损害明显。

（三）米 - 费综合征（Miller-Fisher syndrome,MFS）

与经典吉兰 - 巴雷综合征不同,以眼肌麻痹、共济失调和腱反射消失为主要临床特点。

1. **临床特点** ①任何年龄和季节均可发病。②前驱症状:可有腹泻和呼吸道感染等,以空肠弯曲菌感染常见。③急性起病,病情在数天至数周内达到高峰。④多以复视起病,也可以肌痛、四肢麻木、眩晕和共济失调起病。相继出现对称或不对称性眼外肌麻痹,部分患儿有眼睑下垂,少数出现瞳孔散大,但瞳孔对光反应多数正常。可有躯干或肢体共济失调,腱反射减低或消失,肌力正常或轻度减退,部分有延髓部肌肉和面部肌肉无力,四肢远端、面部麻木和感觉减退,膀胱功能障碍。

2. **诊断标准** ①急性起病,病情在数天内或数周内达到高峰。②临床上以眼外肌瘫痪、共济失调和腱反射减低为主要症状,肢体肌力正常或轻度减退。③脑脊液出现蛋白 - 细胞分离。④病程呈自限性。

四、儿童吉兰 - 巴雷综合征的诊断

儿童和成人吉兰 - 巴雷综合征的临床表现和结局有所不同,诊断儿童吉兰 - 巴雷综合征(尤其是<6 岁的儿童)较为困难。儿童出现疼痛、步行困难或拒绝步行时,应怀疑为吉兰 - 巴雷综合征。然而,临床上仅 1/3 的儿童吉兰 - 巴雷综合征的学龄前患儿得到了正确的诊断。儿童吉兰 - 巴雷综合征的患儿最初常被诊断为脑膜炎、髋关节炎或病毒感染所致的身体不适等。

此外,儿童吉兰 - 巴雷综合征的诊断常有延迟。对于年龄 < 6 岁的学龄前儿童,诊断的延迟常在 2周以上。倘若此时对这些儿童的监控不足,则将延误病情,甚至导致死亡。

五、吉兰 - 巴雷综合征的康复治疗方法

（一）运动障碍的康复

1. **运动疗法** 按照肌肉的肌力选用适宜的运动疗法,遵循被动 - 助力 - 抗阻的训练过程,并应循序渐进。

2. **理疗** 包括温热疗法、激光疗法、电刺激、肌电反馈训练法等,这些方法均具有促进局部血液循环、促进细胞再生、缩短病程等作用,可根据病情选用。

3. **作业治疗** 应用的器械包括沙袋、哑铃、滑轮、多用架、股四头肌训练器、平行棒、臂式腕关节屈伸器、旋前旋后器等。

（二）呼吸功能康复及气道管理

吉兰 - 巴雷综合征引起呼吸衰竭的常见原因有:延髓麻痹所引起的上呼吸道功能受损、膈肌无力和肋间肌无力所引起的通气不足以及肺不张和肺炎等。而呼吸衰竭又可引起低氧血症和高碳酸血症等。对上述症状的患儿应进行适当的呼吸功能训练,包括胸部叩击、呼吸练习、抗阻呼吸训练等。

（三）自主神经功能障碍的康复

自主神经功能障碍是吉兰 - 巴雷综合征一个严重和潜在致命的功能障碍,包括心律失常、极度高血压、体位性低血压、发汗、尿潴留、雷诺综合征等。早期的康复干预包括对患儿和家人教育和警示,运用多学科的康复团队对患儿进行诊断、治疗、教育、鼓励。避免疼痛、压疮、失眠等诱因。早期的预防策略是极其必要的,如弹力袜的使用以及生物反馈治疗和直立床的使用等。

（四）早期并发症预防及康复

在疾病早期,患儿一般会卧床休息,长期的活动减少会导致局部神经压迫(尺神经、腓总神经、股

外侧皮神经麻痹最常发生)、压疮、血压的异常波动,因此在康复治疗中应积极进行直立床训练和物理治疗。早期制动阶段应该注意以下并发症:①异位骨化:异位骨化如没有正确地对待和处理,会逐渐进展,引起疼痛、关节僵硬等。②深静脉血栓的形成:皮下注射低分子肝素等。深静脉血栓的预防可用穿弹力袜、被动运动等措施。在恢复阶段,要鼓励患儿进行肢体活动,站直立床和穿弹力袜,进一步的活动策略包括提高床上的活动性、练习从床上坐起、从床到轮椅的安全转移等。

(五) 疼痛的康复

吉兰 - 巴雷综合征患儿疼痛的管理包括:

1. 预防性措施和心理治疗　疼痛可能由于感染、压疮、痉挛、情绪波动等因素诱发。避免或治疗诱因可以有效地防治疼痛,同时放松技术、暗示疗法、生物反馈、教育等对轻度的疼痛均有效。

2. 运动疗法和理疗　运动疗法有助于增加关节活动范围,提高肌肉力量,改善心理状态。按摩、中高频电刺激、经皮神经电刺激等理疗有助于减轻局部炎症,改善血液循环,缓解慢性疼痛。

(六) 精神心理障碍的康复

吉兰 - 巴雷综合征患儿的精神症状比较常见,特别是在急性进展阶段,精神心理问题往往会引起比疾病本身更严重的后果,因此需要积极的治疗。康复训练可以影响患儿的身体功能和心理功能。

六、预防与预后

1. 预防　根据临床表现及实验室检查结果,早期发现,早期干预。

2. 预后　多数患儿神经功能在数周至数月内基本恢复,少数遗留持久的神经功能障碍。吉兰 - 巴雷综合征病死率约 3%,主要死于呼吸衰竭、感染、低血压、严重心律失常等并发症。

第十二节　重症肌无力

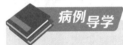

患儿,女,1 岁 9 个月,家属发现双侧眼睑下垂,双上肢无力 1 个月余就诊,确诊为重症肌无力。给予激素冲击治疗及溴吡斯的明治疗。

问题:

1. 该患儿需要做哪方面的康复评定?

2. 如何为其制订康复治疗方案?

一、定义

重症肌无力(myasthenia gravis,MG)是一种由神经 - 肌肉接头处传递功能障碍所引起的自身免疫性疾病。临床主要表现为部分或全身骨骼肌无力和易疲劳,活动后症状加重,经休息后症状减轻。患病率为(77~150)/100 万,年发病率为(4~11)/100 万。女性患病率大于男性,约 3∶2,各年龄段均有发病,儿童 1~5 岁居多。

小儿重症肌无力包括 3 种:短暂性新生儿重症肌无力、先天性重症肌无力和儿童型重症肌无力。其中新生儿及儿童重症肌无力是一种神经 - 肌肉接头传递障碍的获得性自身免疫性疾病,90% 成人烟碱型乙酰胆碱受体抗体(nAChRab)阳性,儿科病例 nAChRab 多为阴性。

二、病因

重症肌无力的发病原因分两大类:一类是先天遗传性,极少见,与自身免疫无关;第二类是自身免疫性疾病,最常见。重症肌无力发病原因尚不明确,普遍认为与感染、药物、环境因素有关。同时重症肌无力患儿中有 65%~80% 有胸腺增生,10%~20% 伴发胸腺瘤。

三、临床表现

重症肌无力患儿发病初期往往感到眼或肢体酸胀不适或视物模糊,容易疲劳,天气炎热或月经来潮时疲乏加重。随着病情的发展,骨骼肌明显疲乏无力,显著特点是肌无力于下午或傍晚劳累后加重,晨起或休息后减轻,此种现象称之为"晨轻暮重"。

(一)重症肌无力患儿全身骨骼肌均可受,可有如下症状:

1. 颈部的症状　颈软、抬头困难,转颈、耸肩无力等。

2. 面部的症状　表情淡漠、苦笑面容等。

3. 眼部的症状　眼皮下垂、视力模糊、复视、斜视、眼球转动不灵活等。

4. 言语方面的症状　言语含糊不清、构音困难,常伴鼻音等。

5. 吞咽方面的症状　咀嚼无力、饮水呛咳、吞咽困难等。

6. 运动方面的症状　抬臂、梳头、上楼梯、下蹲、上车等困难。

(二)临床分型

1. 改良的 Osseman 分型法　①Ⅰ型:眼肌型。②ⅡA 型:轻度全身型,四肢肌群常伴眼肌受累,无假性延髓麻痹的表现,即无咀嚼和吞咽困难、构音不清。③ⅡB 型:四肢肌群常伴眼肌受累,有假性延髓麻痹的表现,多在半年内出现呼吸困难。④Ⅲ型(重度激进型):发病迅速,多于数周或数月发展到呼吸困难。⑤Ⅳ型(迟发重症型):多在 2 年左右由Ⅰ型、ⅡA 型、ⅡB 型演变。⑥Ⅴ型:肌萎缩型,少见。

2. 肌无力危象　是指重症肌无力患儿在病程中由于某种原因突然发生的病情急剧恶化、呼吸困难、危及生命的危重现象。根据不同的原因,重症肌无力危象通常分 3 种类型:①肌无力危象,大多是由于疾病本身的发展所致。也可因感染、过度疲劳、精神刺激、月经、分娩、手术、外伤而诱发。临床表现为患儿的肌无力症状突然加重,出现吞咽和咳痰无力,呼吸困难,常伴烦躁不安、大汗淋漓等症状。②胆碱能危象,见于长期服用较大剂量的溴吡斯的明的患儿,或一时服用过多,发生危象之前常先表现出恶心、呕吐、腹痛、腹泻、多汗、流泪、皮肤湿冷、口腔分泌物增多、肌束震颤以及情绪激动、焦虑等精神症状。③反拗危象,"溴吡斯的明"的剂量未变,但突然对该药失效而出现了严重的呼吸困难。也可因感染、电解质紊乱或其他不明原因所致。

以上 3 种危象中肌无力危象最常见,其次为反拗性危象,真正的胆碱能危象甚为罕见。

四、辅助检查

1. 新斯的明试验　成年人一般用新斯的明 1~1.5mg 肌内注射,若注射后 10~15min 症状改善,30~60min 达到高峰,持续 2~3h,即为新斯的明试验阳性。

2. 胸腺 CT 和 MRI　可以发现胸腺增生或胸腺瘤,必要时应行强化扫描进一步明确。

3. 重复神经电刺激　为常用的具有确诊价值的检查方法。利用电极刺激运动神经,记录肌肉的反映电位振幅,若患儿肌肉电位逐渐衰退,提示有神经肌肉接头处病变的可能。

4. 单纤维肌电图　是较重复神经电刺激更为敏感的神经肌肉接头传导异常的检测手段。可以在重复神经电刺激和临床症状均正常时根据"颤抖"的增加而发现神经肌肉传导的异常,在所有肌无力检查中,灵敏度最高。

5. 乙酰胆碱受体抗体滴度的检测　该检测对重症肌无力的诊断具有特征性意义。80%~90% 的全身型和 60% 的眼肌型重症肌无力可以检测到血清乙酰胆碱受体抗体。抗体滴度的高低与临床症状的严重程度并不完全一致。

五、治疗

(一)药物治疗

1. 胆碱酯酶抑制剂　是对症治疗的药物,治标不治本,不能单药长期应用,用药方法为从小剂量渐增。常用的有甲基硫酸新斯的明、溴吡斯的明。

2. 免疫抑制剂　①肾上腺皮质类固醇激素:强的松、甲基强的松龙等。②硫唑嘌呤。③环孢素 A。

④环磷酰胺。⑤他克莫司。

3. 血浆置换　通过将患儿血液中乙酰胆碱受体抗体去除的方式,暂时缓解重症肌无力患儿的症状,如不辅助其他治疗方式,疗效不超过2个月。

4. 静脉注射免疫球蛋白　人类免疫球蛋白中含有多种抗体,可以中和自身抗体、调节免疫功能。其效果与血浆置换相当。

5. 中医药治疗　重症肌无力的中医治疗越来越受到重视。重症肌无力属"痿症"范畴。根据中医理论,在治疗上加用中医中药,可以减少免疫抑制剂带来的副作用,在重症肌无力的治疗上起着保驾护航的作用,而且具有能重建自身免疫功能之功效。

（二）胸腺切除手术

患儿90%以上有胸腺异常,胸腺切除是重症肌无力有效治疗手段之一。适用于在16~60岁之间发病的全身型、无手术禁忌证的重症肌无力患儿,大多数患儿在胸腺切除后可获显著改善。合并胸腺瘤的患儿是胸腺切除术的绝对适应证。

（三）康复治疗

采用包括物理治疗、言语训练、吞咽功能训练、作业治疗、针灸治疗等综合康复治疗方法进行康复治疗。

六、预后与预防

（一）预后

重症肌无力患儿预后较好,小部分患儿经治疗后可完全缓解,大部分患儿可药物维持改善症状,绝大多数疗效良好的患儿能进行正常的学习、工作和生活。

（二）预防

1. 可能使重症肌无力加重或复发的因素　感染、手术、精神创伤、全身性疾病、过度疲劳、女性生理期前后、妊娠、分娩、吸烟、饮酒、胸腺瘤复发等。

2. 重症肌无力患儿慎用的药物

（1）抗生素类:庆大霉素、链霉素、卡那霉素、四环素、土霉素、杆菌酞、多黏菌素、妥布霉素、喹诺酮类、大环内酯类。

（2）降脂药。

（3）盐酸异丙嗪(非那根)、安定、安热静、吗啡、乙醚、麻醉肌松剂、普鲁卡因等药物。

（4）奎宁、奎尼丁、普鲁卡因酰胺、冬眠宁、奋乃静。

（5）箭毒、琥珀胆碱。

（6）胸腺素、卡增舒、秉宁克通、免疫增强剂。

（7）蟾酥及中成药,如六神丸、喉疾灵等、珍珠层粉。

（8）不要随便给重症肌无力患儿服用市面出售的各种自称含有增强免疫作用的口服液。

第十三节　遗传代谢病

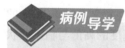

患儿,女,2岁,出生3个月后经染色体筛查试验诊断为21-三体综合征。有先天性心脏病手术史,早期发育落后,形体消瘦,特殊面容,眼距宽,鼻根低平,眼裂小,言语简单,站立及行走不能,四肢无力,肌肉松弛,食欲差。

问题:

1. 该患儿需要哪方面的康复评定?

2. 如何为其制订康复治疗方案?

一、定义

遗传代谢病是因维持机体正常代谢所必需的某些由多肽和(或)蛋白组成的酶、受体、载体及膜泵生物合成发生遗传缺陷,即编码这类多肽(蛋白)的基因发生突变而导致的疾病,又称遗传代谢异常或先天代谢缺陷。

遗传代谢病是有代谢功能缺陷的一类遗传病,多为单基因遗传病,包括①代谢大分子类疾病:溶酶体贮积症(三十几种病)、线粒体病等。②代谢小分子类疾病:氨基酸、有机酸、脂肪酸等。遗传代谢病一部分病因由基因遗传导致,还有一部分是后天基因突变造成,发病期不仅仅是新生儿,覆盖全年龄阶段。

二、病因

遗传代谢病致病原因定位在 13q14.3,其发病机制迄今未明,现认为其基本代谢缺陷是肝脏不能正常合成血浆铜蓝蛋白,铜与铜蓝蛋白的结合力下降以致自胆汁中排出铜量减少。人铜蓝蛋白基因位于 3q23~25,其基因突变与本病相关,目前发现 6 种移码突变导致编码蛋白功能障碍,铜蓝蛋白无法与铜结合。铜是人体所必需的微量元素之一,人体新陈代谢所需的许多重要的酶,如过氧化物歧化酶、细胞色素 C 氧化酶、酪氨基酶、赖氨酸氧化酶和铜蓝蛋白等,都需铜离子的参与合成。但机体内铜含量过多,高浓度的铜会使细胞受损和坏死,导致脏器功能损伤。其细胞毒性可能使铜与蛋白质、核酸过多结合,或使各种膜的脂质氧化,或是产生了过多的氧自由基,破坏细胞的线粒体、溶酶体等。

三、临床表现

遗传代谢病患儿的常见临床表现有:神经系统异常、代谢性酸中毒和酮症、严重呕吐、肝大或肝功能不全、反复感染、特殊气味、容貌怪异、皮肤和毛发异常、眼部异常、耳聋等,其中神经系统异常是最常见的症状,包括智能障碍、惊厥发作、共济失调、构音障碍、肌张力改变及未梢神经炎等,其中又以智能障碍、惊厥最常见。临床上在新生儿期发病的多数患儿可表现为急性脑病,造成痴呆、脑瘫,甚至昏迷、死亡等严重并发症。

(一) 尿液

异常气味、酮体屡次阳性等提示有代谢缺陷病的可能性;尿液中的 α-酮酸可用 2,4-二硝基苯肼(2,4-dinitrophenyl hydrazine,DNPH)法测试,判断有无有机酸尿的可能。

(二) 低血糖

新生儿低血糖可以是由摄入食物中的某些成分所诱发,也可能是因为内在代谢缺陷而不能保持血糖水平,或者由于两种因素的共同作用引起。当新生儿低血糖发生于进食以后,补给葡萄糖的效果不明显,伴有明显的重症酮中毒和其他代谢紊乱或经常发作时,均提示遗传性代谢缺陷的可能性,应考虑以下情况:

1. 内分泌缺乏或过多　如胰高糖素缺乏、多种垂体激素缺乏(垂体发育不全)、原发性肾上腺皮质或髓质功能减低等,还有内分泌过多如 Beckwith-Wiedemann 综合征、胰岛细胞增多症。

2. 遗传性碳水化合物代谢缺陷　如Ⅰ型糖原累积病、果糖不耐症、半乳糖血症、糖原合成酶缺乏、果糖 1,6-二磷酸酶缺乏。

3. 遗传性氨基酸代谢缺陷　如枫糖尿症、丙酸血症、甲基丙二酸血症、酪氨酸血症等。低血糖发生急骤者,临床呈现高音调哭闹、发绀、肌张力减低、体温不升、呼吸不规则、呕吐、惊厥、昏迷等症状;起病隐匿者则以反应差、嗜睡、拒食等为主。

(三) 高氨血症

除新生儿败血症和肝炎等所致的肝功能衰竭以外,新生儿期的高氨血症常常是遗传代谢病所造成,且起病大都急骤。患儿出生时正常而在喂食奶类数日后逐渐出现嗜睡、拒食、呕吐、肌力减退、呻吟呼吸、惊厥和昏迷,甚至死亡。有时可见到交替性肢体强直和不正常动作等。许多代谢缺陷可导致高氨血症,由尿素循环酶缺陷引起者常伴有轻度酸中毒;而由于支链氨基酸代谢紊乱引起的则伴中、重度代谢性酸中毒。

四、辅助检查

根据临床特点和病史,由简到繁,由初筛到精确,选择相应的实验室检查。

(一)尿液的检查

1. 尿的色泽与气味　有些代谢产物从尿液中大量排出,可使尿液呈现特殊的颜色和气味。如尿蓝母使尿呈蓝色;而尿黑酸使尿呈蓝-棕色;卟啉则使尿呈红色。

2. 尿液中还原物试验　尿液中的半乳糖、果糖、葡萄糖、草酸、4-羟基苯丙酮酸等还原物质均可检出,为进一步选择检查提供帮助。

3. 尿液筛查试验　常用的有三氯化铁试验、二硝基苯肼(DNPH)试验、硝普盐试验、甲苯胺蓝试验。

(二)血液生化检测

血液生化检测可进行血糖、血电解质、肝肾功能、胆红素、血氨、血气分析等项检查。

(三)氨基酸分析

可进行血、尿液氨基酸分析,指征是:

1. 家族中已有确诊为遗传性代谢病患儿或类似症状疾病的患儿。

2. 高度怀疑为氨基酸、有机酸代谢缺陷者(有代谢性酸中毒、酮尿症、高氨血症、低血糖、血及尿肌酐含量降低、尿路结石等)。

3. 不明原因的脑病(昏睡、惊厥、智能障碍等)。

4. 疾病饮食治疗监测。

(四)有机酸分析

人体内的有机酸来源于碳水化合物、脂肪酸、氨基酸代谢以及饮食、药物等,可通过尿液、血浆、脑脊液等进行有机酸分析,以尿液最为常用。其指征大致同氨基酸分析。

1. 不明原因的代谢异常。

2. 疑诊为有机酸或氨基酸病。

3. 疑为脂肪酸代谢及能量代谢障碍。

4. 不明原因的肝大、黄疸等。

5. 不明原因的神经肌肉疾病。

6. 多系统进行性损害等。

五、康复评定

1. 肌力评定　一般采用徒手肌力检查(manual muscle test,MMT),该测试常在年龄较大、能听懂命令且能主动配合的儿童中使用。对有智力损伤无法听懂命令者,如21-三体综合征、呆小症、苯丙酮酸尿症的儿童,出现肢体僵硬、精神症状不能配合者,如肝豆状核变性、苯丙酮酸尿症的患儿,则可以通过观察运动能力、运动姿势的肌力情况做出大概判断。

2. 肌张力的评定　现常常采用改良Ashworth痉挛量表来量化肌张力。

3. 关节活动度的评定　使用量角器进行准确测量。

4. 神经心理发育的评定　智力水平的诊断量表常用贝利婴幼儿发育量表、韦克斯勒学前和学龄初期智力量表等。

5. 感觉功能的评定　包括痛温觉、轻触觉、本体感觉等评定。

6. 平衡功能的评定　包括坐位平衡和站立平衡等评定。

7. 言语功能的评定　常用的量表有儿童汉语语音识别词表、中国康复研究中心构音障碍评定法(包括构音器官功能评定和构音评定)、中国康复研究中心汉语标准失语症检查量表(Chinese rehabilitation research center standard aphasia examination,CRRCAE)、汉语版S-S语言发育迟缓检查法等。

8. 日常生活能力的评定　常用日常生活能力评定量表。

六、康复治疗

总的治疗原则是减少代谢缺陷造成的毒性物质蓄积,补充正常需要物质、酶或进行基因治疗。大多数遗传代谢病以饮食治疗为主,部分疾患可通过维生素、辅酶等进行治疗。通过对症治疗许多疾患可以得到有效控制,患儿可以正常生活、学习和工作。

1. 运动治疗　如 Bobath、Rood、PNF 等方法促进其运动功能的发育。

2. 言语治疗　针对患儿出现的构音障碍,可进行口腔按摩、口肌训练、冰刺激、构音训练等。

3. 作业治疗　训练手的精细动作,并对日常生活能力进行训练。

4. 物理因子治疗　低频脉冲电疗法、蜡疗等。

5. 引导式教育　以提高患儿的智能、促进运动功能的发育为目的,让患儿在引导员的诱导下,以团队的形式,逐步提高患儿的运动功能、语言、智力、生活技能和社会交往等。

6. 矫形器的使用　患儿出现足下垂、膝过伸、足外翻、扁平足等,可正确地配戴矫形器。正确地配戴矫形器可增加关节的稳定性,防止关节活动度过度增大,纠正膝关节过伸和扁平外翻足等。

7. 感觉训练　部分患儿可能出现本体感觉、前庭觉和触觉等障碍,需根据不同患儿的具体情况,制订相应的训练方案。

8. 针灸治疗。

七、预防和预后

(一)预防

遗传代谢性疾病重在一级预防和二级预防。一级预防主要有遗传咨询、产前检查等。二级预防措施包括普查(筛选)、定期体检、高危人群重点监护等。做到早期发现、早期干预、减少疾病造成的损伤。三级预防就是临床对症支持治疗和综合康复治疗,提高患儿的日常生活能力,减轻家庭和社会的负担。

(二)预后

对于染色体、遗传代谢性疾病而言,一旦疾病发生,预后往往很差。

病例讨论

病例讨论

患儿,男,9岁,因"左侧肢体瘫痪2个月"以"脑外伤"于2017年7月9日收入康复科。患儿家属诉患儿于2个月前"即2017年5月10日"下午5点放学回家途中被电动车撞倒在地,当场昏迷2min左右,随后清醒,感头晕、头痛剧烈,左侧肢体无力,尚能自行回家(家离学校500m左右),呕吐2次,不能回忆当时经过,回家后1h再次昏迷,呼之不应,急送当地医院。急诊头颅CT示:①右颞骨线性骨折;②颅内多发出血灶。经当地医院药物治疗(具体用药不详)后次日清醒,但右侧肢体瘫痪,继续药物治疗(具体用药不详)后右侧肢体瘫痪有所好转。为求进一步治疗来我院就诊,门诊以"脑外伤恢复期"于2017年7月9日收入康复科病房。

查体:T 36.2℃,P 88次/min,R 22次/min,BP 120/85mmHg,神志清,精神可,右侧颞部可见一5cm×3cm竖条状瘢痕,愈合良好。

专科查体:言语、吞咽功能正常。高级脑功能基本正常。左侧肢体偏瘫,左侧肢体功能Brunnstrom分期:左上肢、左手、左下肢均为Ⅳ期。左侧屈肘肌群、屈腕肌群、屈指肌群张力增高,Ashworth分级均为Ⅱ级,左伸踝肌群张力增高,Ashworth分级为Ⅱ级,其余左下肢主要肌群的肌张力均正常。偏瘫步态,步行起始时,左脚内翻,支撑相时,左膝过伸严重。

辅助检查:

1. 头颅CT(2017年5月10日):①右颞骨骨折;②颅内多发出血灶(右基底节出血灶较大)。

2. 头颅CT(2017年6月12日):①右颞骨骨折;②颅内多发出血灶(吸收期)。

临床诊断:脑外伤恢复期。

运动功能诊断:左侧肢体偏瘫。

本章小结

　　本章主要讲述小儿脑性瘫痪、小儿颅脑损伤、小儿脊髓损伤、癫痫、小儿脑积水、瑞氏综合征、先天性脊髓畸形、小头畸形、进行性肌营养不良、脊髓灰质炎、吉兰-巴雷综合征、重症肌无力、遗传代谢病的概念、病因、分型及临床表现、诊断与鉴别诊断及相应的康复评定、康复治疗方法,并对常见的小儿神经系统疾病的康复评定、康复治疗方法等重点内容进行了详细的阐述。同学们通过本章的学习,要尽量掌握小儿神经系统疾病的评定方法及康复治疗,使更多的患儿通过我们的治疗而受益。

（程金叶）

思考题

　　1. 根据运动障碍性质,脑瘫可分为哪些类型?

　　2. 痉挛型脑瘫患儿康复治疗目标是什么?

　　3. 控制关键点的内容有哪些?

　　4. 颅脑损伤的小儿经急性期治疗后,生命体征相对稳定,仍有持续性神经功能障碍或并发症,影响生活自理及回归家庭、社会,请思考要想将其转入康复科继续行康复治疗应符合哪些条件?

　　5. 严重颅脑损伤的患儿会出现不同程度的昏迷、昏睡、嗜睡等症状,为了促进患儿意识的恢复,请思考可给予哪些促醒治疗措施?

　　6. 请思考小儿脊髓损伤后应做的二级预防有哪些?

　　7. 请思考瑞氏综合征有哪些主要临床表现?

　　8. 诊断瑞氏综合征常用哪些辅助检查?

　　9. 瑞氏综合征的患儿可能需要哪些康复评定?

　　10. 根据病因小头畸形分为哪些类型?

　　11. 为了预防小头畸形,请思考孕早期需加强检测哪些项目?

　　12. 应给予重症肌无力患儿哪些康复治疗措施?

　　13. 脊髓灰质炎的发生与临床有何特点?患儿可能留下什么后遗症?针对患儿的情况应采取什么康复治疗措施?

　　14. 对于吉兰-巴雷综合征,为明确诊断应进行哪些辅助检查?可给予哪些康复治疗措施?

　　15. 遗传代谢性疾病常进行哪些康复评定?遗传代谢性疾病的二级预防有哪些内容?

　　16. 对脑积水患儿可以采取什么康复治疗措施?

扫一扫,测一测

思路解析

笔记

第六章　小儿骨骼肌肉疾病康复

📓 **学习目标**

1. 掌握:小儿骨骼肌肉常见疾病的基本概念、康复评定、康复治疗的适应证及禁忌证、康复治疗的注意事项。
2. 熟悉:小儿骨骼肌肉常见疾病的病因、分型。
3. 了解:小儿骨骼肌肉常见疾病的临床特点、诊断及鉴别诊断、手术治疗。
4. 具有针对小儿骨骼肌肉常见疾病的诊疗思维能力,能够较熟练地掌握相关疾病的康复治疗方法及准确把握康复治疗的适应证、禁忌证。
5. 在熟练掌握小儿骨骼肌肉常见疾病理论知识、专业技能的基础上,能规范地开展相关疾病的康复治疗工作。

第一节　特发性脊柱侧凸康复

一、概述

(一)概念

脊柱侧凸(scoliosis)又称为脊柱侧弯,是指脊柱的一个或数个节段向侧方弯曲,并伴有椎体旋转的三维脊柱畸形。脊柱侧凸按其病因大致分为功能性脊柱侧凸和结构性脊柱侧凸,前者也叫代偿性脊柱侧凸,其畸形和姿势异常多是由于其他器官畸形引起的,如下肢不等长、骨盆倾斜、坐骨神经痛等;结构性脊柱侧凸也叫特发性脊柱侧凸,其畸形的出现找不到原因,直接发生骨骼、肌肉及神经的病理改变(图 6-1)。

1. 特发性脊柱侧凸(adolescent idiopathic scoliosis)　是指原因不明的脊柱侧凸,占发病总人数的 85%~90%。特发性脊柱侧凸是一种严重影响青少年健康发育的脊柱畸形,发病率为 1%~1.17%,其中女性多于男性,比例约为 9∶1。

2. 继发性脊柱侧凸　有明确的致病原因,如继发于骨骼、肌肉、神经系统疾患的脊柱侧凸,临床常见的有神经纤维瘤病脊柱侧凸。

(二)病因

1. 遗传因素　多数学者认为发病与常染色体主导和不完全性连锁以及多样性表达等有关。有研究表明父母双亲均有脊柱侧凸的子女其发病率是

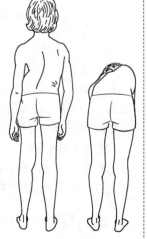

图片:脊柱侧凸

图 6-1　脊柱侧凸

175

正常儿童的 50 倍。另外,需要治疗的严重脊柱弯曲的患儿多为女孩,提示遗传因素在发病中具有重要的作用,但其确切的遗传模式仍不清楚。

2. 神经系统平衡功能失调 临床观察发现特发性脊柱侧凸患儿常伴有姿势反射、本体反射和视觉反射障碍,推断正是这些障碍使得外界信息的传入和脑干整合障碍,导致姿势控制障碍从而发生脊柱侧凸;并且发现脊柱侧凸的严重程度与平衡异常的严重程度相关,提示神经系统平衡功能失调是脊柱侧凸的病因之一。

3. 神经内分泌功能异常

(1) 褪黑素水平降低:褪黑素由松果体分泌。将小鸡松果体切除后,成功诱发脊柱侧凸,还有学者报道特发性脊柱侧凸患儿血清褪黑素水平明显低于正常对照,以上均提示血清褪黑素水平降低可能与其他因素共同作用导致脊柱侧凸。

(2) 雌激素因素:特发性脊柱侧凸患儿大多数为女孩,临床观察显示特发性脊柱侧凸女孩月经初潮时间较年龄相当的正常女孩提前,均提示雌激素因素与发病相关。

(3) 生长激素因素:临床上许多特发性脊柱侧凸女孩的身高比同龄儿童高,而且血清生长激素检测亦显示特发性脊柱侧凸组在青春早期其生长激素水平较正常对照组高,对生长激素的敏感性也较正常对照组高。患儿出现较早的生长发育高峰,导致脊柱和脊髓的生长比例失调,从而诱发脊柱侧凸。

4. 生长不对称因素 特发性脊柱侧凸患儿可能存在脊柱前柱和后柱生长不对称因素。有研究认为脊柱后柱膜内成骨延迟导致前柱软骨内成骨和后柱膜内成骨失衡,脊柱前柱生长过快而后柱生长缓慢,导致脊柱侧凸发生。

5. 生物力学因素 任何造成脊柱生物力学改变的因素均可能导致侧凸,如骨盆倾斜影响脊柱稳定,腰背肌腹肌发育不良、左右不平衡,均可诱发脊柱侧凸。

(三) 分型

根据发病年龄,特发性脊柱侧凸可分为婴儿型、少年型和青少年型三种类型。

1. 婴儿型 指出现于 3 岁以下年龄的特发性脊柱侧凸,其表现特点为男性多发,多数为左侧凸,多在 2 岁前发病,常合并身体其他部位的先天性缺陷,如智力低下、先天性髋关节脱位或先天性心脏病。本型侧凸可自行消退或继续发展,前者随小孩年龄增长而停止发展或逐渐减轻;后者则会随年龄逐渐加重,如不积极治疗,可发展成严重畸形。因此,尽早做出鉴别极为重要,但早期两者的 X 线表现非常相似。

2. 少年型 指 4~10 岁的特发性脊柱侧凸。其表现特点为:女性多发,多为右侧凸,由于生长发育速度较快,侧凸发展加重的速度也较快。如果侧凸 Cobb 角在 20° 以内,可先观察,如增加 5° 或 Cobb 角在 25° 以上,应尽快穿戴矫形器治疗。

3. 青少年型 指 11~20 岁的特发性脊柱侧凸。其表现特点为:骨骼生长迅速,处于侧凸进展加速期。影响侧凸进展的因素包括侧凸类型、年龄、月经初潮时间和 Risser 征。有研究认为侧凸进展与其原有侧凸角度大小呈正相关;与年龄和 Risser 征呈负相关。

二、特发性脊柱侧凸的检查

(一) 体格检查

患儿取站立位,裸露上身,观察皮肤有无异常,检查双肩及肩胛是否对称,肩胛下角是否等高,胸廓有无畸形,畸形程度如何,左右胸廓是否对称,有无单侧肋骨隆凸或单侧肌肉挛缩,有无双侧腰凹,骨盆是否对称,双下肢是否等长。除对患儿行站立位观察外,还需做向前弯腰试验,让患儿躯干向前弯至约 90°,观察脊柱有无侧凸,两侧背部有无高低不平,双肩有无不对称,肩胛骨有无突出等。

(二) X 线检查

X 线检查是诊断脊柱侧凸最重要的检查手段。标准的 X 线检查应包括全脊柱站立位正侧位片。根据脊柱 X 线片,确定侧凸位置、类型和严重程度,并有助于选择治疗方法和判断治疗效果。

三、特发性脊柱侧凸的评定

特发性脊柱侧凸的评定包括脊柱侧凸程度(Cobb 角的测量)、椎体旋转程度和骨成熟度。主要根据 X 线片确定侧凸的范围、位置、原发弧度、代偿弧度、椎体旋转情况和骨成熟度。

（一）Cobb 角

Cobb 角是评定脊柱侧凸程度最常用的标准方法。Cobb 角测量方法为：在脊柱 X 线正位片上，先在弧度最上端椎体上缘画一水平线，再沿弧度最下端椎体下缘再画水平线，最后画这两条水平线的垂直线，两垂线的交角即为 Cobb 角，代表脊柱侧凸的程度（图 6-2）。

（二）脊柱的旋转程度

在脊柱 X 线正位片上，根据椎体椎弓根的位置可粗略判断脊柱的旋转程度。判断标准为：凸侧椎弓根与对侧对称并紧贴椎体侧缘，为无椎体旋转移位；椎弓根离开椎体缘向中线移位为 1° 旋转；移至中线附近为 3°，1° 和 3° 之间为 2°，越过中线则为 4°（图 6-3）。

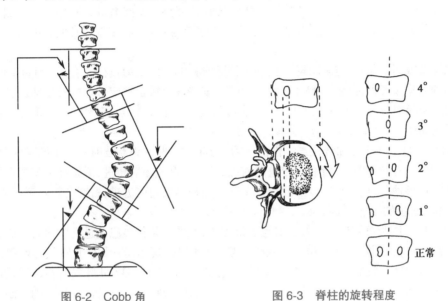

图 6-2　Cobb 角　　　　　　　图 6-3　脊柱的旋转程度

（三）骨成熟度评定

骨成熟度的评定直接关系到治疗方法的选择，也有助于确定保守治疗持续的时间。最常用的骨成熟度评价方法是观察髂嵴骨骺的生长情况。髂嵴骨化呈阶段性，其骨骺自髂前上棘到髂后上棘依次出现。Risser 将髂嵴分成四部来分阶段描述骨成熟度，即 Risser 征。判断标准为：①髂嵴骨骺未出现为 0 级；②外侧 25% 以内出现骨骺为 1 级；③50% 以内出现为 2 级；④75% 以内出现为 3 级；⑤75% 以上出现为 4 级，但骨骺未与髂嵴融合；⑥全部融合为 5 级。Risser 指数为 5 时，表示脊柱生长发育已结束。

四、康复治疗

特发性脊柱侧凸的康复治疗包括以下多种方法。一般需根据患儿年龄、侧凸程度和进展情况来选择和制订治疗方案。通常有以下几种选择方法：①对于 Cobb 角 10° 以下的脊柱侧凸，可密切随访，同时进行姿势训练和矫正体操；②对于 Cobb 角在 10°~20° 的脊柱侧凸，除上述方法外，加用侧方电刺激；③对于 Cobb 角在 20°~45° 的脊柱侧凸，配戴侧凸矫形器是主要的治疗方法，同时行矫正体操或侧方电刺激；④对于 Cobb 角 45° 以上的脊柱侧凸，或曲度稍小但旋转畸形严重的患儿，应手术矫正，术后再配戴矫形器。

（一）姿势训练

目的是减少腰椎和颈椎前凸程度，以牵伸脊柱，增加腰背肌和腹肌肌力。

1. 骨盆倾斜训练　通过骨盆倾斜运动来减少腰椎前凸，伸长脊柱。

（1）卧位训练：患儿仰卧，髋膝屈曲，下腰部贴紧治疗床面，并维持在此位置；然后平稳而有节奏地从床面上抬臀部，但下腰部不能离开床面。在此基础上，继续伸直双下肢，直至双髋和双膝完全伸直。

（2）立位训练：患儿直立位，腰部紧贴墙壁，足跟距离墙面 10~20cm，双膝屈曲，此时颈部紧贴墙面可减少颈椎前凸，骨盆前倾可减少腰椎前凸。在此基础上，可双足靠近墙面，练习双膝伸直。

2. 姿势对称性训练　患儿通过主动的自我姿势矫正，保持坐位和立位时躯干姿势挺拔和对称；在此基础上，上肢前屈上举、外展，腰背部前屈、后伸、双足交互抬起，进一步在俯卧位锻炼腰背肌、在仰卧位锻炼腹肌及下肢肌。

（二）运动疗法

特发性脊柱侧凸多存在双侧椎旁肌肌力不平衡，凸侧肌肉拉长、肌力下降，而凹侧肌肉短缩的情况。因此，增强凸侧椎旁肌肌力，牵伸凹侧肌肉以减轻肌肉短缩是制订运动疗法的基础，也是运动疗法的重点。

1. 矫正体操　作用原理就是有选择地增强维持脊柱姿势的肌肉力量。通过训练凸侧的骶棘肌、腹肌、腰大肌、腰方肌等，调整两侧的肌力平衡，牵引凹侧挛缩的肌肉、韧带和其他软组织，以达到矫形目的。

通常在卧位或匍匐位进行矫正体操，以利于消除脊柱的纵向重力负荷。脊柱处于不同斜度时，脊柱的侧屈运动可集中于所需治疗的节段，即选用特定姿势练习矫正特定部位的脊柱侧凸。如膝胸位、肘胸位和腕膝位相对应的集中点分别为 T_3、T_6、T_8 附近。在上述体位、姿势下，就可利用肩带、骨盆的运动进行矫正动作。

2. 不对称爬行　属于增加脊柱柔韧性的练习。俯卧位时，一侧上肢前伸过头同时同侧下肢后伸可牵伸同侧脊柱。右侧弯时，左臂右腿尽量向前迈进，右臂左腿随后跟进，但始终不超越左臂右腿，方向为向右侧成弧形地前进。胸右腰左侧弯时，左臂和左腿尽量向前迈进，右臂右腿随后跟进但始终不超越左臂左腿，前进方向为直线向前。

3. 呼吸训练　呼吸练习应贯穿在所有运动练习中，其要点是指导患儿进行胸腹式呼吸，训练步骤如下：①仰卧位，屈髋屈膝；②指导患儿呼吸时有意识地限制胸廓活动；③患儿吸气时使腹部隆起，可用视觉或手去检查。在腹部加上一沙袋可加强对腹部隆起的训练；④患儿呼气时腹部尽量回缩；⑤逐渐将胸腹式呼吸结合，缓慢的腹式吸气后，胸廓完全扩张，随着呼气过程，腹部回缩，胸廓回复；⑥进行慢吸气和慢呼气锻炼，呼气时间为吸气的两倍；⑦先在仰卧位训练胸腹式呼吸，然后在坐位训练，最后在立位下训练。

（三）矫形器治疗

配戴脊柱侧凸矫形器是非手术治疗特发性脊柱侧凸的最有效的方法。利用矫形器治疗脊柱侧凸的目的是纠正或控制脊柱侧凸，改善平衡及外观，使脊柱稳定。

1. 适应证　在进行矫形器治疗前，必须对患儿发育成熟与否，Cobb 角的大小和侧凸的类型等指标进行评估，以确定是否适合矫形器治疗。

（1）主要适应于 Cobb 角在 20°~45°、处于生长发育期的特发性脊柱侧凸。

（2）对于 Risser 征 <1，Cobb 角 <20° 的患儿可先观察，如果发现有 5° 以上的进展则应使用矫形器。

（3）Cobb 角 >45°，需要等待手术时机的患儿，在术前穿戴矫形器可用于防止畸形进一步发展，为手术创造条件。

2. 作用原理　矫形器的作用原理是根据生物力学的三点力系统或四点力系统来矫正侧凸。三点力系统用于单纯胸腰段侧凸或腰段侧凸，四点力系统多应用于双侧凸。治疗胸段侧凸时，压垫压在侧凸凸侧，主要在侧凸顶椎（脊柱侧凸中旋转最显著、偏离中轴线最远的椎体）相连的肋骨上，对抗力则产生在侧凸的腋下吊带和骨盆外侧，从而将凸侧椎体推向正常的位置（图 6-4）。

3. 矫形器的选择　穿戴适配的矫形器是矫形器治疗取得良好效果的关键。脊柱侧凸矫形器按其包覆的范围可分为颈胸腰骶矫形器（CTLSO）、胸腰骶矫形器（TLSO）和腰骶矫形器（LSO）。

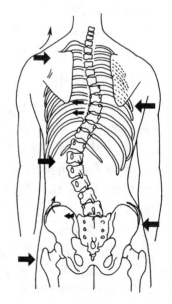

图 6-4 脊柱侧弯矫形器三点力示意图

4. 矫形器穿戴的注意事项

（1）穿戴方法：①应穿戴在一件较紧身的薄棉质或者柔软、吸水性强的内衣外。内衣要比矫形器长。内衣的侧方应没有接缝，或者将接缝朝外穿着，防止硌伤皮肤；女孩尽可能不要同时穿戴硬边胸罩。②穿戴时将矫形器稍拉开，患儿站立位略抬起双臂，侧身穿进，先将搭扣松松地扣上，待患儿改为仰卧位，再将搭扣逐一拉紧。③矫形器搭扣带一般要保持在矫形技师所交代的位置，以保证矫正效果。

（2）穿戴的适应性练习：由于矫形器施于脊柱和胸背部的压力较大，初期会给患儿带来压痛等不适，患儿需要一个适应的过程，每天穿戴的时间和次数要循序渐进。

（3）穿戴的时间规定：保证穿戴时间和长期穿戴是矫形器治疗成功的另一重要条件，每天应保证22~23h 的穿戴时间。矫形器需要坚持穿戴至骨骼发育成熟，脊柱侧凸稳定后，才能逐渐减少穿戴时间，最后停止穿戴。具体方法是坚持每天 22~23h 的穿戴，坚持 3 个月，取下矫形器 4~6h 后拍摄 X 线片，如 Cobb 角无改变，可将矫形器配戴时间减至 20h；4 个月后复查无变化减为 16h；再过 3~4 个月无变化减为 12h；再过 3 个月复查，除去矫形器 24h 后，X 线片无改变方可停止使用矫形器。观察期间若侧凸畸形加重则仍需恢复配戴，配戴时间为 23h。

（4）定期复查：每 3~6 个月复查 X 线片，根据 X 线检查结果、临床症状和体征，及时处理配戴矫形器出现的问题，更换因患儿生长发育而变小的矫形器。

（四）牵引治疗

仅依靠单纯牵引不能矫正脊柱侧弯，但可以通过牵伸椎旁肌群和脊柱韧带连接结构从而增加脊柱的可屈性。因而牵引常作为脊柱侧弯的术前准备，使术中达到最大限度的矫正而不致产生神经损伤。牵引的方法包括颈牵引、卧位反悬吊牵引及 Cotrel 牵引等多种方法。临床上脊柱侧弯反向悬吊牵引应用较多，其装置由牵引带、滑车、绳索及重锤组成。患儿侧卧于牵引带中，侧弯的凸侧向下，牵引重量 10~40kg。牵引时应将凸侧顶点牵离床面 5~10cm。若作为术前准备，一般牵引时间为 2 周左右。通过牵引使凹侧组织松解，使脊柱得到有效的伸展，有利于手术达到最佳效果。

（五）侧方表面电刺激疗法

1. 适应证　电刺激疗法主要适应于儿童和青少年的轻度特发性脊柱侧凸。电刺激治疗不能应用于脊柱骨发育成熟的患儿。

2. 电刺激疗法的原理　从生物力学观点分析，电刺激作用于脊柱侧凸凸侧的有关肌肉群，使之收缩，产生对脊柱侧凸的矫正力，通过肋骨的传导作用于脊柱侧凸的畸形部分，长时间的收缩锻炼，使凸侧的有关肌肉逐渐变得比凹侧粗壮有力。

3. 治疗方法　治疗成功的关键是选择正确的电极刺激部位、适当的刺激强度和坚持长期治疗。

（1）刺激部位：应根据脊柱正位 X 线片确定电刺激放置的部位。在患儿脊柱正位 X 线上确定侧凸的顶椎，再在患儿脊柱侧凸的凸侧找出与此顶椎相连的肋骨。在此肋骨与腋后线及腋中线相交点做好标志，作为放置电极板的中心参考点。在中心参考点的上、下方向 5~6cm 处做好标志，作为放置电极板的位置。同一组电极板之间的距离不能小于 10cm。

（2）刺激强度及时间：一般从 30~40mA 开始，每日半小时，逐日慢慢增加，2 周后应达到的刺激强度为 60~70mA，每日 8h 左右，并应根据患儿耐受程度进行适当调整。在选择最佳刺激点、维持有效刺激强度（大于 50mA）的基础上，能否坚持长期治疗是取得治疗成功的重要因素。

（六）脊柱融合术后康复

1. 术后 1~6 周　一般在术后 1~6 周内开始康复治疗，起始时间取决于手术者。康复前必须清楚所融合的节段，因为融合节段的上方和下方很容易出现过度活动的危险。康复治疗的核心是指导患儿在进行下肢活动时，学会利用腹肌收缩来防止脊柱的活动。

2. 术后 6~12 周　此期康复治疗的核心是改善姿势和提高肌力。这主要是因为经医生同意患儿在接下来的几个月内会参加一些小型的娱乐活动和无身体接触的体育活动。而提高患儿的力量和耐力、保持正确的姿势对于改善和保护脊柱的融合尤为重要。康复医师和康复治疗师要对患儿进行特殊活动的评估、脊柱力量和其生物力学环境的评估。训练时身体活动的分配要均匀而不要使活动集中在脊柱融合节段的上下方。

第二节 骨折后患儿的康复

病例导学

患儿,男,8岁,主诉外伤致右手运动功能受限4个月,以"指骨骨折术后"为诊断收入本院儿童康复科。

患儿于2016年12月19日在食堂压面机附近玩耍时不慎被挤压,伤及右手,疼痛难忍,被工作人员救起后急送本院急诊科,急诊科摄片后以"右手挤压伤,右手环指中节开放性骨折,右手示、中、小指皮肤碾挫伤"收入院。入院后行"手部清创缝合术、指骨骨折切开复位克氏针内固定术、石膏外固定术"。术后伤口愈合良好,6周后拆除石膏及克氏针。目前患儿右手肿胀,右手示、中、环、小指均运动受限,影响日常生活能力,为进一步提高右手功能来我科。病程中无发热,饮食睡眠正常,二便正常。

既往史:体格健康。

查体:T 36.8℃,R 20次/min,P 92次/min,BP 95/65mmHg。神志清楚,语言流利,步入病室,查体合作。颈软,咽无充血,心肺听诊无异常,腹软,肝脾右肋下未触及。专科查体:右腕关节活动度正常,右拇指关节活动度正常,右示指主动屈曲,MP:50°,PIP:80°,DIP:0°,TAM:130°;右中指主动屈曲,MP:60°,PIP:50°,DIP:0°,TAM:110°;右环指主动屈曲,MP:45°,PIP:50°,DIP:0°,TAM:95°;右小指主动屈曲,MP:40°,PIP:40°,DIP:0°,TAM:80°。右手第2~5指周径与左手相比均增大0.8~1.0cm。ADL部分能自理。

辅助检查:右手正斜位片显示右手第4指骨折,断端对位线可,可见金属内固定,余未见异常。

问题:

1. 该患儿需要哪方面的康复评定?

2. 如何为其制订康复治疗方案?

一、概述

(一) 基本概念

骨折(fracture)是指骨的完整性和连续性中断。若骨骼本身已有病变,在遭受外力时发生骨折,称为病理性骨折。

(二) 临床表现

1. 全身表现

(1) 休克:骨折后休克的主要原因是大量出血,如骨盆骨折、股骨骨折及多发性骨折都易发生大量出血。严重的开放性骨折或并发胸部、腹部或骨盆内重要脏器损伤时也会导致休克。骨折后剧烈疼痛也是导致休克的原因之一。

(2) 发热:骨折后体温一般正常,开放性骨折出现高热时,应注意合并感染的可能,出血量较大的骨折在血肿吸收时可出现低热,一般在38℃以下。

2. 局部表现 骨折的一般表现:局部疼痛、肿胀、功能障碍。骨折的特有体征如下:

(1) 畸形:骨折的同时由于暴力作用、肌肉或韧带牵拉或搬运不当而使断端移位,出现肢体形状改变,产生各种畸形,如成角、缩短、旋转、侧方移位、凹陷、分离等畸形。

(2) 骨擦音或骨擦感:骨折后,两骨折断端相互摩擦时,可产生相互接触、相互碰撞的音响叫做骨擦音或骨擦感。

(3) 异常活动:又称假关节。骨折后,肢体不能活动的部位出现了屈曲变弯或关节样活动等不正常的活动。

3. 骨折的X线检查 是骨折的常规检查,也是重要检查,对了解骨折的类型、移位情况、复位固定情况和骨折愈合情况等均有重要的价值。X线摄片一般包括正、侧位和邻近关节片，有时还需加摄特定位置或相应健侧部位的对比X线片。

（三）影响骨折愈合的因素

1. 全身因素 包括年龄、营养状况、钙磷代谢紊乱、并发疾病情况等。

2. 局部因素 包括骨折类型、骨折处血供情况、软组织损伤程度、有无感染、有无软组织嵌入、复位与固定情况等。

（四）康复问题

康复问题有：肿胀与疼痛、肌肉萎缩和肌力下降、关节活动度问题、关节稳定性问题、骨质疏松问题、个体整体功能下降。

二、康复评定

（一）一般情况评定

与临床相关的评定有：疼痛和压痛，局部肿胀，畸形与功能障碍。

（二）运动功能评定

1. 肌力检查 了解患肢肌群的肌力和健康肌群的肌力情况，多用徒手肌力检查法（manual muscle test，MMT）评定。

2. 关节活动度检查 当骨折累及关节面时，需重点了解关节活动有无受限和受限程度，可通过量角器测量，需双侧对比进行。

3. 步态分析 下肢骨折后，易影响到下肢的步行功能，通过步态分析可了解下肢功能障碍程度。

（三）其他

1. 肢体长度和周径测量 两侧肢体进行对比，判断骨折后肢体长度及周径有无改变及改变程度。

2. ADL能力评定 骨折后影响日常生活活动的患儿，应对其进行ADL能力评定。通常使用Barthel指数或FIM评估法。

3. 感觉评定 主要进行深、浅感觉的评定，判断有无神经损伤及损伤程度。

4. 心肺功能评定 对于长期卧床的患儿，应注意对心、肺等功能的评定。

三、康复治疗

（一）康复治疗的目的

人体通过神经的调节，以骨骼为支架、关节为枢纽、肌肉为动力，进行各种有目的的活动。骨折后骨骼的支架稳定性、肌肉的动力作用，甚至关节的枢纽作用均受到不同程度的破坏，不能保持正常的活动。所以骨折后康复治疗的目的是既要促进骨折处的愈合以恢复其支架作用，同时又要重视恢复关节的枢纽作用和肌肉的动力作用，以维持各种正常的功能活动。

康复治疗具体目标如下：

1. 上肢康复治疗的主要目标 上肢骨折康复的主要目标是恢复上肢关节的活动范围、增加肌力和恢复手的正常功能，从而重新获得日常生活活动能力。上肢的主要功能是手的运用，而腕、肘、肩各关节的结构及多样化的连接方式、各肌群的力量、以及整个上肢的长度都是为了使上肢终端的手得以充分发挥其功能，完成各种复杂的生活活动。因此，当关节功能不能得到完全恢复时，则必须保证其最有效的、起码的活动范围，即以各关节功能位为中心而扩大的活动范围。各关节的功能位见表6-1。

表6-1 上肢各关节的功能位

部位	功能位
肩关节	外展50°、前屈20°、内旋25°
肘关节	屈曲90°，其最实用的活动范围为60°~120°
前臂	旋前、旋后的中立位，最实用的活动范围是旋前、旋后各45°
腕关节	背伸20°
手	手应有抓握和对指功能，其次，手应有伸直功能

2. 下肢康复治疗的主要目标 下肢的主要功能是负重、平衡和行走,要求各关节保持充分稳定,能够负重,而且要有一定的活动度。行走时各主要关节活动范围见表6-2。

表6-2 行走时各关节活动范围

关节	活动范围
髋关节	行走时要求髋关节伸直达 0°,屈曲达 60°
膝关节	步行时膝关节的有效活动范围为 5°~60°
踝关节	足跟着地时背屈 20°,足趾着地时跖屈 20°

(二) 康复治疗的适应证及禁忌证

1. 适应证

(1) 每种类型的骨折经妥善复位、固定处理后均应及时开始康复治疗。

(2) 骨折愈合延迟时也应加强康复治疗。需针对原因进行必要的骨科处理,再给骨骼一定的应力刺激,改善肢体血液循环,促进愈合。

(3) 由于骨折后严重的关节周围粘连行关节松动术的患儿,术后也应尽早开始康复治疗。

2. 禁忌证

(1) 骨折与脱位尚未妥善处理,骨折部位出现骨化性肌炎时,暂缓功能锻炼。

(2) 骨折部位有炎症、关节内血肿、伤口局部有异物或病理性骨折时,禁忌功能锻炼。

(三) 康复治疗方法

1. 一期康复(愈合期康复) 骨折经复位、固定到临床愈合,一般需要 1 个月至几个月的时间。在骨折复位并进行固定或牵引后 1d,患儿生命体征平稳,内外固定稳定时即可尽早开始康复治疗,但主要是肌肉收缩功能锻炼。此期康复治疗的目的是改善血液循环,促进血肿吸收和炎性渗出物吸收,消除肿胀;强化肌肉力量,防止失用性肌萎缩;预防关节周围软组织挛缩,防止并发症的发生;促进骨折愈合,防治骨质疏松。

(1) 患肢的主动运动训练:未固定关节的主动运动可改善血液循环,消除肿胀,防止关节挛缩。关节活动在各个活动平面上都要进行,注意避免影响骨折断端的稳定性,并应逐渐增加活动范围和运动量;关节面骨折者,在固定 2~3 周后若有可能应每天取下外固定,在保护下进行短时间的关节不负重主动运动,并逐渐增加活动范围,短暂运动后继续维持外固定,这样可促进关节软骨的修复,减少关节内粘连,减轻功能障碍的程度。

(2) 健肢与躯干的正常活动训练:训练可改善全身状况,防止因长期制动和卧床引起失用综合征。训练内容包括健侧肢体和躯干的正常活动,鼓励患儿早期起床活动。对于必须卧床的患儿,则应该每天做床上保健体操,如深呼吸和咳嗽训练、腹背肌训练、健肢的正常活动等。

(3) 患肢肌肉等长收缩训练:肌肉主动收缩能使肌腹和肌腱滑移,防止或减轻粘连;等长收缩训练可预防失用性肌萎缩及增强肌力,又能促进两骨断端的紧密接触,有利于骨折愈合。一般在骨折复位固定后,即可开始缓慢、有节奏的等长收缩运动,尽量大力收缩,然后放松,反复训练,每天 2~3 次,每次 5~10min。注意运动时骨折部位邻近的上、下关节应固定不动。

(4) 患肢抬高训练:患肢抬高有助于减轻或消除肿胀,患侧肢体应处于高于心脏低于头的体位。

(5) 持续被动关节活动(continuous passive motion,CPM)练习:对关节内骨折手术后、骨折内固定手术后等无须外固定者,可早期应用持续被动关节活动器进行持续被动关节活动练习。CPM 可以缓解疼痛,防止粘连和关节僵硬,改善关节活动范围,消除手术和固定制动带来的并发症。

(6) 物理因子治疗:常用治疗方法有温热疗法、低频磁疗、超声波疗法、直流电钙磷离子导入疗法等。

2. 二期康复(恢复期康复) 骨折临床愈合,去除外固定后,患侧肢体存有不同程度的关节活动受限和肌肉萎缩。此期康复治疗的目的是消除残余肿胀,最大限度地恢复关节活动范围,软化和牵伸挛缩的纤维组织,增强肌肉力量,提高患儿的 ADL 能力。

(1) 物理因子治疗:如温热疗法,在功能训练前应用,可促进血液循环,软化纤维瘢痕组织,有助于训练,提高疗效;局部紫外线照射可促进钙质沉积与镇痛;超声波、音频电疗可软化瘢痕、松解粘连等。

(2)恢复关节活动度训练:恢复训练以主动运动为主,根据患儿的病情可辅以助力运动、被动运动、关节松动术、关节功能牵引等。

(3)增强肌力训练:增强肌力训练应该循序渐进,逐步增加肌肉的训练强度,肌肉的疲劳要适度。训练前要进行肌力评定,根据肌力水平选择不同的训练方法。肌力训练应和关节活动度训练同时进行。

(4)日常生活活动能力训练:上肢骨折者可选择相应的作业治疗,以增进上肢的功能,改善动作技能技巧及熟练程度;下肢主要进行行走和步态训练,以恢复正常运动功能。目的是提高日常生活活动能力。

(四)康复治疗的注意事项

1. 要掌握骨折的愈合过程,定期拍摄 X 线片检查骨痂的生长情况,随时调整康复治疗方案。康复治疗必须循序渐进,逐渐加量。

2. 严格控制不利于骨折端稳定的活动,如增加重力和旋转的活动。

3. 肢体的功能锻炼,上肢以增强手功能为主,下肢以增加负重、步行能力为主。

4. 进行被动活动时,不应急于施行强力的牵拉和对骨折部位的按摩,任何功能练习以不引起疼痛为度。

5. 若骨折延期愈合,关节内有骨折相关损伤性关节炎,则不宜立即进行体疗性功能锻炼。

四、常见骨折的康复治疗

(一)肱骨干骨折

无论是手法复位外固定,还是切开复位内固定,均应早期进行功能锻炼。复位固定术后,即可开始握拳及腕关节的屈伸。等长收缩肱二头肌、肱三头肌对骨折复位及愈合均有利,可先在健侧练习。2~3周后开始主动练习肘关节屈伸,肩关节耸肩,轻度外展、内收,逐渐增加活动范围、活动时间及活动次数。6~8周后骨折基本固定,肩、肘的活动范围进一步加大,可做肩关节旋转。外固定解除后,特别要加强肩关节的活动,尤其是外展、后伸及旋转,肘关节的屈伸等活动。

(二)前臂骨折

尺、桡骨骨干双骨折行夹板外固定者,外固定后即可开始握拳、伸屈手指。2周后轻轻活动肘关节,肩关节外展、内收、屈伸。在骨临床愈合前禁止前臂旋转动作。6~8周后摄 X 线片证实骨折临床愈合后,解除外固定,加强肘关节的屈伸,练习前臂旋前、旋后。前臂双骨折手术治疗的患儿,训练方法与小夹板固定者大致相同,但由于手术治疗常加用长臂石膏托或管形石膏保护,肘关节的活动范围在固定期间极小。骨折临床愈合拆除外固定后,应加强前臂旋前、旋后的训练,要加强肘关节的屈伸练习。

(三)胫腓骨骨折

临床上胫腓骨骨折发生率在长骨骨折中居于首位,多为开放性,并发症多。康复治疗必须避免由于不规范的康复动作造成整复不良、成角畸形。康复治疗的目的是促进骨折的愈合,恢复胫腓骨负重、行走的功能。康复原则是早期进行功能训练,防止肌肉萎缩、肌腱挛缩、骨质疏松、关节僵硬。

1. 物理因子治疗 可起到局部抗炎、止痛、促进伤口愈合的作用。

(1)紫外线疗法:适用于治疗浅层炎症,用于开放性损伤术后,应根据骨折时期不同选择不同的剂量。在骨折局部或伤口照射。

(2)超短波:适用于治疗深层组织的炎症,采用患部对置法,骨折1周内无热量,1周以上微热量。

(3)经皮神经肌肉电刺激疗法:起镇痛作用并能防止失用性肌萎缩。

(4)干扰电疗法:对失用性肌萎缩、疼痛、骨延迟愈合均有较好的疗效,分固定法和抽吸法两种方法。

2. 促进骨折愈合、维持肌力和关节活动度

(1)功能训练:应选取对骨折愈合有促进作用的动作。要注意臀肌、股四头肌、腓肠肌的肌力改善,保持踝关节活动度。功能锻炼以主动运动为主,其他方式为辅。

(2)伤后早期:疼痛减轻后,就应开始练习臀肌、股四头肌和腓肠肌的等长收缩,膝关节、踝关节的

被动运动及足部跖趾关节和趾间关节的运动,为步行做准备。

（3）骨折后 2 周至骨折临床愈合期间训练:除继续进行患侧肢体的等长收缩和未固定关节的屈伸活动外,可在固定稳妥的情况下扶拐下床适当负重训练。

3. 步态训练　胫腓骨骨干骨折会导致一些异常步态,在训练时应对步态进行评定。常见的异常步态有急促步态、倾斜步态或硬膝步态。

进行步态训练时要保持躯干正直,从不负重训练开始,逐步过渡到患肢部分负重,至完全负重。训练内容包括髋、膝、踝关节伸展和屈曲运动协调;当身体重心落在一侧肢体时,该侧肢体的髋、膝关节必须完全伸直,当重心转移到另一侧肢体后,膝关节再屈曲;足尖指向正前方,重力由足跟转移至足趾上;步速规律,步幅均匀。

4. 支具的使用　胫腓骨骨干骨折后用拐杖是暂时的,患儿根据需要可选用手杖、臂杖和腋仗。所有下肢骨折患儿在骨痂形成期后开始离床下地锻炼时均应扶双拐,进行不负重或轻负重行走;步速不宜过快,每分钟不超过 25 步,步幅要小。骨折愈合后应该及时弃拐,但是原则是骨折处达到骨性愈合。

病例讨论

患儿王某,男,8 岁,以"外伤致右手运动功能受限 4 个月"为主诉,以"右手环指开放性骨折术后"为诊断收入本院儿童康复科。

患儿于 2016 年 12 月 19 日在食堂压面机附近玩耍时不慎被挤压伤及右手,疼痛难忍,被工作人员救起后急送本院急诊科,急诊科摄片后以"右手挤压伤、右手环指中节开放性骨折、右手示、中、小指皮肤碾挫伤"收入院。入院后行"手部清创缝合术、指骨骨折切开复位克氏针内固定术、石膏外固定术",术后伤口愈合良好,6 周后拆除石膏及克氏针。目前患儿右手肿胀,右手示、中、环、小指均运动受限,影响日常生活能力,为进一步提高右手功能来我科,门诊以"指骨骨折术后"收入院。病程中无发热,饮食睡眠正常,二便正常。

既往史:体格健康。

查体:T 36.8℃,R 20 次 /min,P 92 次 /min,BP 95/65mmHg。神志清,语言流利,步入病室,查体合作。颈软,咽无充血,心肺听诊无异常,腹软,肝脾右肋下未触及。

专科查体:右腕关节活动度正常,右拇指关节活动度正常,右示指主动屈曲 MP:50°,PIP:80°,DIP:0°,TAM:130°;右中指主动屈曲 MP:60°,PIP:50°,DIP:0°,TAM:110°;右环指主动屈曲 MP:45°,PIP:50°,DIP:0°,TAM:95°;右小指主动屈曲 MP:40°,PIP:40°,DIP:0°,TAM:80°。右手第 2~5 指周径与左手相比均增大 0.8~1.0cm。ADL 部分能自理。

辅助检查:右手正斜位片示右手第 4 指骨折,断端对位线可,可见金属内固定,余未见异常。

临床诊断:右手环指开放性骨折术后。

第三节　先天畸形康复

一、先天性马蹄内翻足

（一）概述

先天性马蹄内翻足（congenital equinovarus）是小儿常见的一种严重影响足部外观和功能的畸形。主要畸形包括足内收、踝跖屈、跟骨内翻以及继发性胫骨远端内旋。发病率约为 0.1%,男女之比为 2:1。

（二）临床特点

1. 临床表现

（1）出生后即出现单侧或双侧足部程度不等的马蹄内翻畸形,足部呈踝关节跖屈位,内翻、内收畸形。内侧软组织挛缩。婴儿期内多为松弛型。

(2) 患儿学行走时,用前足或足外侧缘着地行走。随着年龄渐大,畸形逐渐加重,严重者足背着地行走,负重处出现滑囊和胼胝,此时为僵硬型。一般无肌肉瘫痪和萎缩,皮肤感觉正常,也无病理反射出现。

(3) 根据三条线估计畸形

1) 在正位 X 线片上测定跟距角,若小于 30°,表明足部无内翻。

2) 测量第一跖骨纵轴和距骨纵轴所交叉的角,正常为 0°~20°。

3) 侧位 X 线片测量距骨纵轴和跟骨跖面所形成的角,正常为 35°~55°,如果小于 30°,则表明足下垂。如果跟距角小于 15°,第一跖骨与距骨纵轴交叉所成的角大于 15°,表明距舟关节半脱位(Simon15°定律)。

2. 诊断　新生儿期诊断本病并不困难,表现为足后跟的马蹄畸形或足弓内行。

(三) 康复评定

采用 McKay 足功能评价标准。该标准主要用于评价马蹄内翻足,最大分数 180 分,实际得分从总分里减去(表 6-3)。

表 6-3　McKay 足功能评分系统

分类		从 180 分减去	分类	从 180 分减去
踝关节活动度(°)			姆长屈肌	
>90<90	总计		有功能	0
>10<50	50	0	无功能	−10
>10<40	40	−10	踝关节疼痛	
>10<30	35	−20	持续疼痛,丧失劳动力	−30
>10<25	<35	−30	日常活动可以忍受	−20
内外踝平面与足纵轴平面的角度			一天活动后跛行	−10
83°~90°		0	仅跑步时有影响	−5
76°~82°		−10	距下关节痛	
50°~75°		−20	持续性疼痛,丧失劳动力	−20
小腿三头肌的力量			日常活动可以忍受	−15
只用一只脚就能踮起脚尖		0	一天活动后跛行	−10
必须两只脚同时才能踮起脚尖		−10	仅跑步时有影响	−5
不能踮起脚尖		−20	穿鞋	
足跟			鞋的式样需要预先定制	−5
0°~5°	外翻	0	使穿着的鞋走形	−10
5°~10°	外翻	−5	不适合穿鞋	−15
大于 10°	外翻	−10	运动	
	内翻	−10	比赛运动	0
前足			由于足疾而不能参加比赛运动	−15
中立		0		
5° 内收或外展		−5		
大于 5° 内收或外展		−10		

(四) 康复治疗

目前的治疗方法不能将其逆转成正常的肢体。所有的方法包括手术,只能使患足功能趋于良好。

目前绝大多数人认为马蹄足是可以行非手术治疗的,一般生后1个月即可以开始治疗。虽然非手术治疗有一定的畸形复发率,但它在保守治疗收到一定效果的同时,还为手术提供了必要的准备。

1. 手法矫正 一般适宜1岁以内婴儿或较轻型者。

方法:一手固定两踝及足后跟,另一手将足外展、外翻,用以矫正内收和内翻。手法轻柔,牵拉力度由小到大,在最大牵拉位保持一定时间,以不产生明显疼痛为度。随着功能的改善,将牵伸角度增大到外翻和背屈。手法治疗后,可用绷带将足固定于矫正位,可获得更好的牵伸效果,逐步过渡到矫形足托固定,可获得持续的矫形作用。

2. Ponseti方法 手法牵拉矫形达预期效果后,持续1~3min以石膏固定于该位置,5~7d更换1次石膏,每次牵拉韧带和矫形要持续1~30min。石膏固定要从脚趾到大腿中上1/3,膝关节屈曲90°。通常需要更换5~6次石膏。第1次石膏要矫正中足的高弓畸形,使得前足相对于后足处于旋后位,技术要点为抬高第一跖骨。更换石膏时必须用拇指按压距骨头的外侧部分,以固定距骨头,使内收的距骨和内翻的后跟逐渐矫正。应用这一技术使跟骨、舟骨、骰骨围绕距骨逐渐向外侧移位。直到后足处于轻度外翻位,足部相对于小腿外展70°。

3. 双侧夹板固定法 不能长期坚持手法扳正者,可于出生后1个月内采用轻便的双侧夹板矫形。

二、先天性髋关节脱位

(一) 概述

先天性髋关节脱位(congenital dislocation of the hip joint)是四肢畸形中最常见的一种。我国新生儿发病率为0.9%~3.0%,男女之比为1∶6,发病率左髋较右髋多一倍,双侧受累者少见。臀位产出生儿其先天性髋关节脱位的发病率明显升高。随着研究的深入认为该病除了先天因素之外,后天因素也起着重要作用。

1. 病因 该病发病原因目前尚无定论,有研究表明可能与以下三种因素有关。

(1) 机械因素:胎儿在子宫内胎位异常,承受不正常的机械性压力,从而影响髋关节的发育。

(2) 激素水平降低致关节韧带松弛。

(3) 新生儿髋关节发育不良及遗传因素:病理演变包括骨骼和软组织两方面变化,其改变随年龄的增长而日益加重。

1) 骨骼改变:是髋关节发育异常的重要变化,包括髋臼、股骨头、股骨颈,有的骨盆及脊柱亦有变化。

2) 软组织改变:髋关节周围软组织变化,有一些很早就存在,有一些后来才出现,但最重要的仍是盂唇、关节囊和肌腱的软组织改变。

2. 分型 先天性髋关节脱位分为两大类型,单纯型和畸形型。

(1) 单纯型

1) 髋臼发育不良:早期症状不明显,常常因为双下肢皮纹不对称而就诊。生后髋关节不稳定,B超及X线常以髋关节指数增大为特征,有的随生长发育而髋关节指数下降渐渐稳定,有的采用适当的治疗措施(如髋关节外展位或外展支具)而随之治愈。也有少数病例确实存在髋关节持续性发育不良的情况,年长后出现跛行、肢体不等长等症状,需要手术治疗。

2) 髋关节半脱位:是一种独立的类型,不是髋关节发育不良与髋关节全脱位过渡阶段。股骨头及髋臼发育差,股骨头轻度外移,未完全脱出髋臼,髋关节指数也增大。可以长期存在。

3) 髋关节全脱位:为最常见的一型,股骨头已完全脱出髋臼,并向上后方移位。

(2) 畸形型:畸形型髋关节脱位常合并多指、并指、拇指内收畸形。其多为先天性、多发性关节挛缩症的一部分,双侧髋关节高位脱位,关节功能差、强直,治疗困难。

(二) 临床特点

先天性髋关节脱位的临床表现因患儿的年龄不同而存在较大差异,可分为以下两个时期。

1. 站立前期 新生儿和婴儿处在此期时临床症状常不明显,若发现有下述体征时提示有先天性髋关节脱位的可能:①单侧脱位者大腿、臀以及腘窝的皮肤皱褶不对称,患侧皮皱加深增多。②股动脉搏动弱。③患侧肢体短缩且轻度外旋。④屈髋90°外展受限。⑤牵拉患侧下肢时,有弹响声或弹响感。

对可疑的患儿可做以下检查：

（1）Allis 征：患儿平卧位，屈膝 90°，双腿并拢、两踝对齐，两足平放于床上，双膝高低不等者为阳性（患侧低于健侧）。

（2）Barlow 试验（弹出试验）：患儿仰卧位，双髋、双膝各屈曲 90°，检查者拇指放在其大腿内侧，向外、上方推压股骨头，若感到股骨头自髋臼内脱出的弹响，去拇指的压力后股骨头又自然弹回到髋臼内，即为阳性。

（3）Ortolani 征（弹入试验）：患儿仰卧位，助手固定其骨盆，屈膝、屈髋各 90°，逐渐外展下肢至一定程度时，髋关节处突然感到弹跳，即为阳性。

（4）髋关节屈曲外展试验：双髋、双膝各屈曲 90° 时，正常婴儿髋关节可外展 80° 左右，外展受限在 70° 以内时，即为阳性。

2. 脱位期　患儿开始行走的时间一般较正常儿晚。单侧脱位时表现为跛行步态；双侧脱位时行走呈"鸭步"，臀部后耸，腰椎前凸特别明显。患肢内收肌紧张，髋关节外展活动受限。

（三）康复评定

1. 形态评定　站立前期观察大腿、臀以及腘窝的皮肤皱褶是否对称；患儿下肢的长度；髋关节的活动度及稳定度。站立期时观察患儿的步态；进行特异性试验。

2. 超声评定　超声是新生儿和婴幼儿髋关节较理想的检查方法，可了解股骨头的大小、位置及形态，髋臼发育情况；可显示软性股骨头和髋臼及其相互关系，尤其是应用于发育性髋关节脱位的早期诊断与筛查。

3. X 线评定　对可疑有先天性髋关节脱位的患儿，应在 3 个月以上时拍双侧髋关节的骨盆正位片。

（四）康复治疗

1. 非手术治疗

（1）婴儿期（0~6 个月以内）：对 Ortolani 和 Barlow 试验阳性的患儿，治疗目的是稳定髋关节。对于有轻、中度内收肌挛缩的患儿，主要是将脱位的髋关节复位。国外多采用 Pavlik 支具（一种特定的尼龙吊带）治疗本病；国内采用特制的连衣裤套治疗。这些方法使髋关节保持在外展、屈曲和外旋位，通过患儿下肢的自然活动，使脱位的股骨头复位。

（2）幼儿期（1~3 岁）：对于不能自然复位，而且在 1 岁以后才发现的髋关节脱位的患儿，一般采用手法复位，并用支具或石膏外固定治疗。复位前应行充分的牵引，当闭合复位失败后应行切开复位。固定位置：外展 45°、屈髋 95°，可大大降低股骨头缺血性坏死的发生率。

2. 手术治疗　3 岁以上的儿童，此时先天性髋关节脱位程度加重，骨与软组织的继发改变也较严重，手法复位难以成功，应进行手术治疗。手术包括关节清理、成形、复位、股骨旋转截骨。

3. 术后康复训练

（1）手术后，需外展位石膏或支具固定 6 周，在此期间患儿可主动活动踝关节，防止关节僵硬。术后 2 周开始指导患儿行主动肌肉等长收缩锻炼。

（2）手术后 4~6 周，可暂时去除外固定，应用关节松动技术被动活动髋关节和膝关节，训练后继续固定。

（3）手术后 6~10 周，外固定已去除，此期间指导患儿进行主动功能锻炼。患儿可先练习坐起以加强屈髋运动，在患儿能独立完成髋关节的屈伸主动活动后，再渐进指导患儿进行适当的外展外旋、内收内旋直至下蹲活动，使髋关节恢复到最佳功能状态。

（4）术后第 2~3 个月开始床旁活动，患儿进行站立和步态训练。术后第 4 个月起，可进行空蹬自行车活动，半年后复查 X 线片，显示正常后可逐渐负重行走。

三、先天性肌性斜颈

（一）概述

先天性肌性斜颈（congenital muscular torticollis，CMT）是指一侧胸锁乳突肌纤维性挛缩，导致颈部和头面部向患侧偏斜的畸形，是新生儿及婴幼儿常见的肌肉骨骼系统先天性疾病之一。发病原因如下：

1. 宫内发育障碍　胎儿在宫内所处体位异常,使头颈部长时间偏向一侧,使该侧胸锁乳突肌肌内局部血运障碍,逐渐发生缺血性纤维变性。

2. 难产及产伤　难产及使用产钳等因素,可导致胎儿一侧胸锁乳突肌肌内纤维损伤,产生血肿,血肿机化后形成肌纤维瘢痕性挛缩。

3. 先天性畸形　一侧胸锁乳突肌纤维化挛缩本身就是先天性畸形,有调查表明,该病约19%有家族史。

（二）临床特点

1. 临床表现　通常在新生儿出生后1周,家长发现婴儿头颈倾斜,在患侧胸锁乳突肌可摸到椭圆形或圆形肿块,质地硬,可随胸锁乳突肌被动移动(左右移动)。颈活动受限,下颌不能向肿块同侧肩部旋转。小部分患儿经相当长的时期后肿块也未完全消失;也有更少数患儿婴儿期未出现颈部肿块,以后直接发生胸锁乳突肌挛缩,此时颈部偏斜更明显,头颅前移,脸面部后仰。

2. 诊断

（1）出生后发现头颈倾斜。

（2）患侧胸锁乳突肌较对侧变短呈条索状,或触及结节。

（3）患儿头向健侧旋转受限。

（4）排除其他疾病。

（三）康复评定

1. 形态评定　头颈的倾斜程度;胸锁乳突肌的紧张状态、长度、质地;是否有结节及结节的性质;颈椎的活动度。

2. 超声评定　胸锁乳突肌的回声性质;胸锁乳突肌内是否有结节及结节性质。

3. X线评定　颈椎椎体发育情况,颈椎、胸椎旋转及侧凸。

（四）康复治疗

1. 非手术治疗　适用于1岁以内的婴儿,采用按摩、姿势矫正、理疗。

（1）按摩及手法牵拉

1）患儿取坐位或仰卧位,医生于患侧胸锁乳突肌处以拇指指腹推揉3~5min。

2）以拇指、示指指腹拿捏患侧胸锁乳突肌结节处3~5min。

3）手法用力轻柔,力度由小到大。

4）治疗者一手固定患侧肩部,一手将患儿头在颈椎保持没有旋转的前提下,适度推向健侧,使颈部在向健侧屈曲位维持数秒。

（2）姿势矫正

1）睡眠时采用沙袋保持头部于矫正位。

2）抱姿矫正。①坐位抱姿:使患儿平卧膝上,用一手拇指轻轻按摩患部数秒钟后,再一手扶患肩,另一手牵拉患儿头部,达到牵引挛缩的胸锁乳突肌的目的。②立位抱姿:家长抱孩子时,尽量使用有助伸展颈部紧张肌肉的姿势,鼓励孩子主动地把头部转向较少活动的一侧。如左侧斜颈,在直立抱起孩子时,将孩子的头部转向左侧(患侧)。③侧卧抱姿(左侧斜颈):患儿背靠向家长,患侧向下,左耳靠向家长的左前臂;右手放在患儿两腿之间,抱着孩子。轻柔地用左前臂将孩子的头部向上抬,起到轻柔牵引挛缩的胸锁乳突肌的作用。

（3）理疗:根据有无胸锁乳突肌肿块选择治疗。①有肿块者选择音频加直流电;②无肿块则选择音频加感应电。

2. 手术治疗

（1）适应证:经保守治疗无效或未经治疗的1岁以上患儿,由于肌肉已纤维化,面部出现畸形,只有通过手术才能矫正其畸形。手术最佳年龄为1~5岁。1岁以内手术者容易发生瘢痕粘连,同时全麻插管后容易引起肺部并发症。5岁以上者,因继发畸形较重,面部变形较难恢复。

（2）术后康复治疗要点

1）体位选择:尽可能将患儿头放置和保持在倾向健侧的位置。

2）牵拉手法：旋转颈部到中立位进而将颈部向健侧牵拉。

3）支具使用：颈部矫形支具将颈部固定于倾向健侧位置。

4）肌肉训练：有针对性地进行颈部肌肉训练，以加强健侧胸锁乳突肌的力量。

本章小结

　　小儿骨骼肌肉疾病康复是儿童康复的重要组成部分，深刻理解相关疾病的概念、掌握相关疾病的评定内容和康复治疗的原则方法，对于指导临床开展小儿骨骼肌肉疾病康复、提高疾病恢复水平有着极其重要的意义。小儿骨骼肌肉相关疾病较多，情况各异，临床上要根据不同的疾病情况、患儿的功能状况，来因地制宜、有目的、有针对性地选择适宜的个性化的康复治疗方案。掌握和遵循不同疾病康复治疗的适应证、禁忌证和注意事项，对于实现安全规范的康复操作和获得最佳的康复效果意义重大。

（徐智春）

思考题

1. 简述特发性脊柱侧凸 Cobb 角的测量方法。
2. 简述特发性脊柱侧凸的康复治疗内容。
3. 骨折康复治疗的适应证及禁忌证有哪些？
4. 婴儿期先天性髋关节脱位的非手术治疗内容是什么？
5. 简述先天性肌性斜颈的按摩及手法牵拉要点。

扫一扫,测一测

思路解析

其他疾病的康复

学习目标

1. 掌握：儿童糖尿病、分娩性臂丛神经损伤、分娩性面神经损伤、先天性心脏病的基本概念、康复治疗、预防及预后。

2. 熟悉：儿童糖尿病、分娩性臂丛神经损伤、分娩性面神经损伤、先天性心脏病的评定。

3. 了解：儿童糖尿病、分娩性臂丛神经损伤、分娩性面神经损伤、先天性心脏病的分型及诊断。

4. 具有基本医疗思维与素养，能规范地开展儿童糖尿病、分娩性臂丛神经损伤、分娩性面神经损伤、先天性心脏病的各项康复诊疗活动；能使用、管理常用器械、仪器、设备，能合理安排、管理医疗与康复环境，以保证医疗活动科学、安全。

5. 能与患儿及家属进行沟通，开展健康教育；能与相关医务人员进行专业交流与团结协作，开展医疗工作。

第一节　儿童糖尿病

一、概述

糖尿病（diabetes）是由遗传因素、免疫因素、精神因素等各种致病因子作用于机体导致胰岛功能减退、胰岛素抵抗等而引发的糖、蛋白质、脂肪、水和电解质等一系列代谢紊乱综合征，临床上以高血糖为主要特点，典型病例可出现多尿、多饮、多食、消瘦等表现，即"三多一少"症状，血糖一旦控制不好会引发并发症，导致肾、眼、足等部位的病变。儿童糖尿病是指小于 15 岁的儿童发生糖尿病者。糖尿病是影响儿童最常见的慢性疾病之一，全世界每天出现 200 多名儿童糖尿病患儿，每年儿童糖尿病患儿以 3% 的比例递增，在学龄前儿童中增加更快——每年递增 5%。全球每 450 名儿童中就有 1 个人是 1 型糖尿病（需用胰岛素治疗赖以生存）患儿，目前全世界大约有 50 多万 15 岁以下的糖尿病患儿。由于饮食习惯和生活方式的改变，目前 2 型糖尿病低龄化倾向越来越明显，逐渐增多的 2 型糖尿病儿童有可能改变我国儿童青少年中以 1 型糖尿病为主的疾病谱。我国糖尿病发病率呈上升趋势，而随着人民生活水平的提高、生活环境的改变，糖尿病发病年龄越来越趋于年轻化，患糖尿病的儿童和青少年越来越多，危害人群的范围也在不断扩大。

（一）分型

1. 1 型糖尿病　是一种 T 淋巴细胞（T 细胞）介导的器官特异性自身免疫性疾病，主要是由于体内胰岛细胞免疫性破坏，从而导致胰岛素绝对缺乏从而引起血糖持续升高。全儿童期均可发病，主要

笔记

有两个年龄发病高峰,分别是 5~7 岁和青春期。1 型糖尿病是在有遗传易感的个体中,由环境诱因触发的针对胰岛 β- 细胞的自身免疫反应引起。

2. **2 型糖尿病**　儿童及青少年 2 型糖尿病的病因和发病机制尚未完全阐明,通常认为是遗传易感性和环境因素共同作用的结果,其中胰岛素抵抗和胰岛素分泌缺陷是其病因。肥胖是儿童 2 型糖尿病的危险因素,肥胖儿童同时存在高胰岛素血症和胰岛素抵抗,尤其是向心性肥胖更具危险性。

3. **其他特殊类型糖尿病**　大部分糖尿病为 1 型糖尿病和 2 型糖尿病,然而,美国糖尿病学会(Americn Diabetos Association)已经确认大约有 50 余种特殊类型糖尿病,如新生儿糖尿病、青少年发病的成年型糖尿病(maturity-onset diabetes young,MODY)、非典型糖尿病(atypical diabetes mellitus,ADM)、线粒体糖尿病、囊性纤维化(CF)等,约占所有糖尿病的 1%~5%。主要由于胰腺的胰岛素产生不足、胰岛分子的结构和功能异常、胰岛素与其受体结合异常、胰岛素的受体异常、胰岛素受体后缺陷等引起。有比较强的遗传易感性,发病缓慢,患儿一般无明显肥胖,临床表现为多尿、多饮、多食及体重减轻、视物不清、疲乏无力等,轻度血糖升高者,患儿无症状,极少数的患儿可发生糖尿病酮症酸中毒。

文档:糖尿病分型

(二) 诊断

不论病因如何,糖尿病的诊断标准相同。下列两种情况的任何一种可诊断:①在缺乏高血糖症状时,随机血浆葡萄糖≥11.1mmol/L;②空腹血糖≥11.1mmol/L 或 75g(1.75g/kg)葡萄糖负荷试验,2h 餐后血糖≥11.1mmol/L。

(三) 并发症

糖尿病的并发症可分为急性和慢性两种。低血糖和糖尿病酮症酸中毒(diabetic ketoacidosis,DKA)是糖尿病最常见的急性并发症,严重程度与血糖升高和降低的程度直接相关。糖尿病慢性并发症,如糖尿病视网膜病变、糖尿病肾病、糖尿病足、糖尿病周围神经病变等。并发症在儿童较为少见。

二、评定

1. **血糖的控制评定**　根据空腹血糖(postprandial blood glucose,PBG)及餐后 2h 血糖(2HBG)分等级,依次为:理想控制 PBG<6.0mmol/L,餐后 2H BG<8.0mmol/L。较好控制 PBG<6.0~7.8mmol/L,餐后 2HBG<8.0~10.0mmol/L。控制差:PBG>7.8mmol/L,餐后 2HBG>10.0mmol/L。糖尿病年防效果积分(diabetes mellitus prevention treat cent,DMPTC)评分方法,是将患儿年来诊情况分(不论就诊次数)与年血糖控制水平等级分相加所得的数值,即:

$$DMPTC = 年来诊情况分 + 年血糖控制水平等级分$$

其中,年来诊情况分 = 来诊季度数 × 每年度来诊积分;年血糖控制水平等级分等于每季度血糖控制水平等级分之和。季度分为 0~20 分,每季度来诊积 5 分(不论就诊人数),四个季度来诊情况分相加满分 20 分,季度血糖控制水平的糖化血红蛋白值等级分,依次为理想控制 GHb(%)7.0 积 20 分;较好控制 GHb(%)7.0~9.0 积 10 分;控制差(%)9.0 积 0 分。再根据其总分评价全年患儿糖尿病控制情况。

2. **肥胖的控制评定**　肥胖是儿童 2 型糖尿病的危险因素,部分儿童 2 型糖尿病的发生与肥胖有关,患儿体质指数显著高于同龄正常儿童。因此,积极控制肥胖的发生对糖尿病的发生、疗效评价及预后均有重大意义。

在儿童中(10 岁以下)使用 WFH 的 Z 分值法,即以 WFH 的 Z 值>2 定义为超重,使用 WFH 的比率法,则以理想体质量的 120%(即超过理想体质量的 20%)定为判别儿童肥胖的切点。

3. **昏迷的评定**　糖尿病低血糖及糖尿病酮症酸中毒时,起病急,如不及时发现,可能出现低血糖昏迷及酮症酸中毒昏迷,常用的评定方法有格拉斯哥昏迷评分量表(Glasgow coma scale,GCS)。该量表已成为国际间通用的颅脑损伤分型和预后判定的标准,该方法允许测试者有目标地将患儿对于环境刺激的三个主要反应(睁眼、语言、运动)进行分级。Hahn 等人认为,对于 4 岁以下的儿童,GCS 量表中的睁眼反应和运动反应这两项还是适合使用的,言语反应这项的评估不适用。因此,对 4 岁以下儿童采用 Hahn 改良的小儿 GCS 评分。

文档:儿童糖尿病评定内容

4. **其他**　疼痛等级评定、感觉评定等。

三、康复治疗

(一) 饮食治疗

1. 治疗原则

(1) 计划饮食,控制总热量,保证儿童正常生长发育的需要。

(2) 营养均衡,避免高糖高脂食物,多选择高纤维素食物,清淡饮食为主。

(3) 定时定量,进正餐和加餐的时间最好与胰岛素注射时间及作用时间相配合。

2. 总热量 全天热量供给为 1000+ 年龄 × (70~100) kcal。

3. 热量分配 全天热量分为三餐三点心;一般三餐分配比例分别为 1/5、2/5、2/5,每餐预留 15~20g 左右的食品,作为餐后点心。

4. 营养素的供给与分配 碳水化合物占全天总热量的 55%~60%,应选择"血糖指数"低的食品。脂肪占 25%~30%,每天脂肪入量不能超过全天总热量的 30%,以不饱和脂肪酸为主,每天胆固醇入量不超过 300mg,蛋白质为 15%~20%,注意选择、保证优质蛋白的摄入。

5. 保证维生素、微量元素和膳食纤维的摄入 应避免摄入的盐过多,建议每天氯化钠摄入量以不超 6g 为宜。

6. 不适宜糖尿病患儿食用的食品 第一类为高脂肪食品,如肥肉、油炸食品。第二类为高糖食品,如糖果、含糖的饮料、含糖高的水果。第三类是纯淀粉食品,如粉丝、粉条、凉粉等。这些食品最好不吃或少吃。而蔬菜中的黄瓜、西红柿等所含热量很少,基本上可以不限制数量。

(二) 药物治疗

1. 首诊患儿的胰岛素治疗 餐前 50min 注射,能控制餐后高血糖,不易引起夜间低血糖。可将每天用量的 2/3 于早餐前 50min 注射,1/3 于晚餐前注射。2 型糖尿病患儿血糖 ≥12mmol/L 时也应采用胰岛素治疗。

2. 1 型糖尿病 无论新发病患儿或纠正 DKA 后的患儿,当胰岛素改为每天注射 2 次时,4 岁以上儿童可以加服二甲双胍,剂量 0.25g,每天 2~3 次。胰岛素用量可逐渐减少甚至停用。

3. 口服降糖药 对于 2 型糖尿病,血糖 <12mmo/L 且无 DKA,一般情况尚好的新发病患儿可以直接单独口服二甲双胍。有些 2 型糖尿病患儿血尿酸增高,一般需要饮食控制、禁食含嘌呤的食物。

(三) 运动治疗

运动治疗是治疗糖尿病的重要手段之一。王从容等研究发现,减少饮食中脂肪含量同时结合耐力运动,可降低肥胖鼠的体脂含量使之下降至对照水平,既可提高肝细胞膜、骨骼肌细胞膜胰岛素受体的结合率,也可提高受体后酪氨酸蛋白激酶活性,使肥胖鼠的胰岛素抵抗得以改善。胡永善等通过实验说明运动训练能较好地改善糖尿病大鼠肝细胞膜胰岛素受体的病理特征,使肝细胞膜胰岛素受体的最大结合率、亲和力常数及受体浓度均下降,从而在相同胰岛素水平下,更好地促进血糖的摄取和利用。有研究表明:长期坚持规律的有氧运动可显著降低 2 型糖尿病的危险性,在有氧运动过程中机体吸氧量与需氧量大体相等,具有运动强度低、持续时间长、富韵律性、安全性高等特点。因此,2 型糖尿病患儿进行有氧运动一直被提倡。此外,有证据表明抗阻训练也能对 2 型糖尿病患儿产生积极的影响,其在增加肌肉力量、提高血糖控制能力、增强胰岛素敏感度、改善血管内皮功能等方面具有重要作用,是肌肉力量康复的最有效的手段,但是由于抗阻训练易使练习者发生损伤故被谨慎使用。因此,传统的 2 型糖尿病运动方案多以有氧运动为主。同时有研究报道,有氧运动与抗阻训练相结合对 2 型糖尿病病情稳定及康复更为有益,这说明两者对 2 型糖尿病防治均有不同的优点。因此,适量的运动量及合理的运动方式对糖尿病的病情控制有很好的促进作用。

1. 处方制订原则

(1) 个体化,循序渐进,规律运动,持之以恒。

(2) 运动强度:因人而异、量力而行;要根据运动中和运动后有无不良反应决定运动量。

(3) 运动时间:最好每天一次,也可每周 4~5 次,每次 30~600min。原则上应在餐后 30min 后进行,以防出现低血糖。

文 档:儿童糖尿病运动治疗

2. 注意事项

(1) 最好将胰岛素改为腹壁皮下注射,以免运动时吸收过快,易发生低血糖。

(2) 运动后易出现低血糖者,可于运动前有计划加用少量食品或适当减少胰岛素量。

(3) 运动时应注意选择合适的服装和鞋袜,运动后注意清洁卫生。

(4) 注意安全,对年龄较小的儿童,最好家长能够参与,既可给予照顾又能增加乐趣,更利于坚持。

(四) 高压氧(hyperbaric oxygen,HBO)

糖尿病性周围神经病在糖尿病性神经病变中最多见,主要由微血管病变和山梨醇旁路代谢增强使山梨醇增多所致,通常为对称性,下肢较上肢严重,主要表现为缓慢进展的肢体对称性静息痛和肢端感觉减退或麻木,同时糖尿病周围神经病变(diabetic peripheral neuropathy,DPN)还是糖尿病足的独立危险因素。有研究表明,HBO 对周围神经缺血有保护作用。HBO 还通过增加张力促进糖尿病患儿非缺血性慢性足部溃疡的愈合率,减少截肢手术。另外,HBO 对昏迷患儿的促醒起一定作用。

(五) 其他治疗方法

1. 紫外线照射充氧自血回输 促进病变组织微循环的改善和对氧的利用,有利于缺血、缺氧性视网膜病变功能的恢复。

2. 氦氖激光血管内照射降低血糖 促使血红蛋白的氧离曲线向右偏移,血氧含量上升,组织氧合作用增强,加强脑组织缺血区氧供,从而使脑损害灶缩小。

3. 循序加压肢体综合治疗 可显著促进血液和淋巴回流,改善肢体组织和末梢神经供血供氧,对糖尿病性末梢神经炎的治疗有明显的促进作用。

4. 直流电锌钴离子导入 调节神经系统的功能,增强胰腺的功能,促进胰岛素分泌,降低血糖,增强机体抵抗力。

5. 短波、超短波、超声波透热,空气负离子吸入、矿泉浴和头部低频脉冲电疗等。

(六) 糖尿病教育

通过糖尿病课堂、健康教育手册、宣传栏、教育视频及个别交谈等方式对患儿及家长进行健康教育住院宣教,提高对疾病的认识,把疾病的防治知识教给患儿,充分发挥患儿的主观能动性,积极配合医护人员,进行自我管理,同时改变不健康的生活习惯(如吸烟、酗酒、摄盐过多、肥胖、体力活动太少等),控制危险因素和疾病的进一步发展。糖尿病康复教育的内容包括疾病知识、饮食指导、运动指导、药物指导、胰岛素使用法、血糖的自我监测、糖尿病日记、并发症的预防、应急情况的处理等。

四、预防及预后

(一) 预防病毒感染

儿童糖尿病发病多发生在寒冷的冬春季节,这种季节性的发病特点似乎又与冬春季病毒活跃、感染机会多有关。国内外的许多资料表明,柯萨奇病毒、腮腺炎病毒、心肌炎病毒等均可诱发实验动物发生糖尿病。因此,在寒冷的冬春季节,为预防儿童糖尿病的发生,那些肥胖及有家族糖尿病遗传倾向的儿童要注意保暖防护,避免受寒被病毒侵袭感染,进而诱发糖尿病。

(二) 控制肥胖

肥胖是儿童 2 型糖尿病的易发因素。肥胖使胰岛素与受体的亲和力下降,产生胰岛素抵抗等。因此,注意控制肥胖是预防儿童 2 型糖尿病的关键。

(三) 加强监测、早期发现儿童糖尿病

儿童糖尿病有一定的遗传易感性,对那些有糖尿病家族史及肥胖的儿童要定期监测血糖、尿糖、血脂、血压。即使一次正常者,仍要定期监测,以尽早发现无症状型糖尿病。

(四) 防止低血糖休克

已发生糖尿病的患儿,应警惕低血糖甚至休克的发生。

总之,小儿糖尿病是一个终身性疾病,如治疗得当,可以保证小儿的正常生长、发育,保证小儿的充足营养;但是,晚期并发症的防治还存在不少问题。小儿糖尿病需终生坚持治疗,如治疗合理,血糖控制在正常高限,尿糖量低于每天 5g,病情达到较好的控制,预后理想。反之,则代谢紊乱不能控制,较早地发生严重的并发症,导致死亡。

第二节 分娩性臂丛神经损伤

一、概述

分娩性臂丛神经损伤(obstetric brachial plexus palsy,OBPP)又称产瘫,是指分娩过程中胎儿臂丛神经因各种原因造成的牵拉性损伤,最早由 Smellie 于 1779 年报道。近来一些报道显示,该病的发病率为 0.4%~4%。

(一)病因与发病机制

国内资料显示,肩难产和臀位分娩是臂丛神经损伤发生的主要原因。高危因素有巨大儿、第二产程延长、使用产钳、肩难产、初产妇、高龄产妇及多胎等。损伤机制为肩难产需要头部极度向一侧侧屈及牵拉造成牵拉性损伤。在过度牵拉上肢时,导致颈 5~胸 1 神经根磨损及破裂。临床也有部分病例无牵拉及侧屈的病史。据统计,经阴道分娩的头位产中 50% 臂丛产伤存在肩难产。

(二)临床表现

患儿常在出生后不久发现一侧上肢运动功能障碍。分类方法有两种:

1. 根据神经损伤部位及临床表现,臂丛神经损伤共分 3 型。

Ⅰ型:上臂型,发病率占全部比例 90%,损伤部位为颈 5~7 神经。上臂型受累肢体呈现为"服务员指尖(waiter tip)"位,肩外展及屈肘功能障碍,肩关节内收及内旋,肘关节伸展,前臂旋前,手腕及手指屈曲。二头肌肌腱反射消失,拥抱反射不对称,握持反射存在。上臂型可伴有膈神经损伤。

Ⅱ型:下臂型,该型少见,占臂丛神经损伤的 1%。累及颈 8 及胸 1,致使手内肌及手腕与手指长屈肌无力。临床表现为握持反射消失,二头肌肌腱反射能被引出。下臂型导致胸 1 交感神经能纤维损伤时可伴发同侧 Horner 综合征,除Ⅱ型表现外还有眼睑下垂、瞳孔缩小及半侧面部无汗。

Ⅲ型:全臂型,所有臂丛神经根均受损伤。占所有患儿的 10%,临床表现为全上肢松弛,反射消失。并可同时存在胸锁乳突肌血肿,锁骨或肱骨骨折。

2. 根据损伤程度,分为 4 种类型。

(1)神经功能性麻痹(neuropraxia):伴暂时性传导阻滞。

(2)轴突断伤(axonotmesis):伴重度轴突损伤,但周围神经元成分完整。

(3)神经断伤(neurotmesis):伴完全性节后神经破坏。

(4)撕脱(avulsion):伴伤及脊髓节前的连接。

根据临床观察,神经功能性麻痹与轴突断伤预后较好。

(三)诊断

产瘫的诊断主要依据巨大儿出生史或产钳助产史、出生后一侧上肢呈部分(或全部)软瘫,以及神经肌电图的检查结果情况,需要鉴别的疾病主要有以下几个:①脑性瘫痪:脑瘫患儿出生一般有颅内缺氧及出血史,神经系统的后遗症除了表现为单瘫外,还可表现为四肢瘫、偏瘫、截瘫等,其麻痹肌群通常呈肌张力增高、腱反射亢进等表现,肌电图大多正常;而产瘫常表现为单侧上肢受累,其瘫痪肌群呈下运动神经元受损表现(肌张力下降,腱反射减低),神经肌电图检查除失神经电位及募集反应减少外,潜伏期及波幅亦有明显异常。②骨关节损伤:分娩时胎位异常或助产技术不当可造成肩关节脱位、锁骨骨折、肱骨上端骨骺分离等,患儿可表现为肩关节功能障碍。出生后 2 周在 X 线片上发现锁骨或肱骨上段骨痂,即可明确诊断。

二、评定

通过详细的病史采集和体格检查,可以初步判断神经受损的部位和程度。为了进一步确定神经损伤的性质、做出预后判断、确定康复目标、制订康复计划、评价康复效果,还必须进行一系列的功能检查和评定。

文档:分娩性臂丛神经损伤的诊断

（一）运动功能评定

1. 运动功能的评定 观察畸形、肌肉萎缩、肿胀的程度及范围，必要时用尺测量或容积仪测量对比。

2. 运动功能恢复评定 对于产瘫后的上肢功能评定，目前国际上已趋于采用统一标准。

（1）肩关节功能评定

1）Mallet 评分：该评分对肩外展、外旋、内旋等 5 个基本动作进行量化评价，每个动作根据患儿的完成情况给予 1~5 分，1 分无任何动作，5 分正常。

2）Gilbert 分级：该分级将肩外展及外旋作为评定指标。0 级：无主动外展及外旋；1 级：外展 0°~45°，无外旋；2 级：外展 45°~90°，外旋到中立位；3 级：外展 90°~120°，外旋 0°~30°；4 级：外展 120°~160°，外旋 30°~60°；5 级：正常外展及外旋。

（2）肘关节功能评定：Gilbert 评分。屈曲：无主动屈曲或伴挛缩为 1 分；不完全屈曲为 2 分；完全屈曲为 3 分。伸展：无主动伸肘为 0 分；微弱伸肘为 1 分；完全伸肘为 2 分。欠伸：0°~30° 为 0 分；30°~50° 为 –1 分；>50° 为 –2 分。

（3）手功能评定：Raimondi 分级。0 级：手瘫痪或有手指轻微屈曲，可有一些知觉。1 级：有限的主动屈指，可有拇指对捏。2 级：主动伸腕伴被动屈指（腱固定作用）。3 级：主动完全屈腕屈指并完成对掌，手内肌平衡。4 级：主动完全屈腕屈指及伸腕，但无伸指，对掌功能佳（尺侧手内肌有力）；有部分前臂旋转功能。5 级：上述 4 级 + 主动伸指及完全的前臂旋转功能。

（二）感觉功能评定

对于刚出生的婴儿，感觉功能评定受限，因此适用于后遗症期儿童的评定。感觉功能评定包括触觉、痛觉、温度觉、压觉、两点辨别觉、皮肤定位觉、皮肤图形辨别觉、实体觉、运动觉、位置觉、神经干叩击试验（Tinel 征）等。

（三）电生理评定

对周围神经病损伤，电生理学检查具有重要的诊断和功能评定价值。常用的方法有强度 - 时间曲线检查、肌电图检查、神经传导速度的测定。其中，Jones 于 1987 年介绍了应用感觉神经活动电位（sensory nerve action potential，SNAP）和体表感觉诱发电位（somatosensory evoked potential，SEP）的检测，为臂丛节前、节后损伤的鉴别诊断提供了可靠的方法。Smith 根据 Sunderland 神经损伤分类法，首次尝试从电生理角度对 OBPP 患儿神经损伤程度进行分类。

此外，术中进行电生理的检测，通过 SEP 及肌肉诱发电位的测定，明确残存神经根及神经瘤结构的性质，为术中选择正确的手术方案提供科学依据。

文档：分娩性臂丛神经损伤的评定

三、康复治疗

（一）手术治疗

尽管大多数产瘫患儿可自行获得一定的恢复，但其恢复常不完全，尤其是全臂丛损伤患儿，常遗留不同程度的后遗症及功能障碍。而早期显微外科手术、臂丛重建已被证实是有效的手术方法，而且可能为后期功能重建提供有效的动力肌肉，术后患肢整体功能明显优于仅行后期功能重建术者。因此，臂丛神经探查修复已成为产瘫治疗中的首要环节。对产瘫的手术原则为：对有早期神经探查指征患儿（术后 3 个月无屈肘）做神经瘤切除、神经移植及移位术；对神经根撕脱患儿行丛外神经移位；对保守治疗无效的肩关节内旋挛缩应尽早松解；患儿 2 岁后可进行功能重建手术。臂丛神经损伤术式选择：臂丛神经损伤可分为节前损伤和节后损伤两大类，节后损伤按损伤性质不同进行粘连松解、神经减压、神经缝合或神经移植术等；而节前损伤则进行神经移位术，是治疗臂丛神经根性撕脱伤的主要方法。但术后需与康复相结合，否则上肢功能恢复不佳。

（二）运动治疗

1. 感觉丧失肢体的保护

（1）肢体保暖：臂丛神经损伤时伴随感觉功能障碍的同时，可伴有交感神经功能障碍，失神经支配的肢体其基础体温下降，注意保暖，可用热水袋保暖；切忌烫伤，必要时也可用暖箱保暖。

（2）保持皮肤湿度：感觉丧失的肢体，由于泌汗和皮脂分泌功能丧失可使皮肤干燥，患肢每天用温水浸泡 2 次,每次 5min,然后轻轻擦干,患肢皮肤区擦凡士林等,然后轻柔按摩可起到湿润作用。

(3) 预防损伤:加强基础护理,保持床单平整、清洁,避免因袖口过紧,造成局部血管缺血,影响血液和营养的供应而发生溃烂;避免外伤,切忌患肢长时间压于身体下,可将患肢吊于身前,有利于局部血液的改善。

文档:分娩性臂丛神经损伤肿胀的防治

2. 肿胀的防治 臂丛损伤的患肢在肌肉失去运动功能的同时也失去对肢体的挤压回流作用,特别是肢体处于下垂或关节极度屈曲时肿胀更明显。

(1) 避免加重水肿的姿势或动作,可用三角巾将患肢吊于胸前,抬高患肢,有利于改善局部血液及淋巴回流,缓解症状。

(2) 在保护神经不受损的前提下尽早进行手部运动,患肢做徒手轻柔的向心性按摩。

(3) 温水热敷,每天 2 次,或用微波等方法改善局部血液循环,促进组织水肿吸收,每天测量患肢周径,与对侧肢体同一部位周径进行比较,观察水肿吸收情况。

(4) 患肢禁做肌内注射和静脉输液。

3. 预防挛缩畸形 由于肿胀使受累肌和拮抗肌之间失去平衡,出现肌腱挛缩,除采取预防肿胀的措施外,还可采用连续被动运动肢体等方法来预防挛缩及粘连,动作缓慢轻柔,范围逐渐加大,切忌粗暴,以免引起新的损伤。还可采用间歇性金属夹板固定或高分子树脂石膏做夹板将关节固定于矫正位,防止回缩,固定的角度逐渐调整,观察远端肢体湿度、皮肤颜色,防止血液循环障碍。

4. 促进神经再生及感觉功能恢复 损伤部位行理疗,有利于神经震荡的消除、神经粘连的松解及关节松弛。

(1) 电疗:主要使用的是肌肉兴奋治疗仪和周围神经损伤治疗仪。在患儿的忍受范围内,使患肢的肱二头肌、肱三头肌和桡侧腕长伸肌收缩,提高肌力等级,恢复神经感觉功能,恢复患肌功能。另外,经皮神经电刺激疗法(transcuataneous electrical nerve stimulation,TENS)亦有镇痛效果,刺激频率上限接近 100Hz,波宽为 40~500μs,单向或双向不对称方波,或被单方向波调制的中频电流,治疗时,电极置于触发点、相关穴位、运动点或病灶相应神经节段,频率选择多以患儿感到能缓解症状为宜,镇痛效果佳。

(2) 磁疗:有镇痛、消炎、消肿作用,对周围神经再生有促进作用,于损伤后 2~3 周进行。上干型损伤,强度 4~5,频率 2~3;全臂丛型损伤,强度 6~8,频率 4~5,调频、调幅隔天交替进行,7d 为 1 个疗程。

(3) 按摩推拿:能维持肌肉营养,预防或减轻肌萎缩和韧带缩短,常规将患肢抬高,向心性按摩每天 2 次,每次 10min,10d 为 1 疗程,疗程之间间隔 5~10d 左右。

(4) 针灸、高压氧治疗。

(5) 肌电图检查:可以了解神经恢复的情况,而且肌电能刺激神经再生。

5. 防止肌肉萎缩、增强肌力训练 损伤后前 4 周,上臂固定于胸前,使臂丛张力减至最小,防止肩关节外展和外旋有利于水肿吸收,减轻疼痛。损伤后 4 周行被动运动与抗阻运动。

(1) 被动运动:产瘫诊断后即对患儿做患肢各关节的被动活动,有助于预防各种关节挛缩的发生。操作者握住患儿肘部做肩关节内收位被动外旋及上举,可预防或减轻肩关节内旋挛缩。

一手将患儿患手上举,另一手将患儿翘起的肩胛骨下角向下压,可预防或减轻大圆肌及背阔肌挛缩;一手将患儿患手置于对侧肩部,另一手将患儿翘起的肩胛骨脊柱缘向肋骨方向推压,可预防或减轻肩关节外旋挛缩。上述训练中肩关节被动外旋尤为重要。通常每天练 3 次,每次 5~10min。

(2) 抗阻运动:神经再生的过程中,可发生感觉过敏、疼痛,一旦神经再生现象出现,有较弱的主动运动时,应逐渐增强肌力训练,运动幅度加大,力量逐渐加强,使肌肉维持最大的做功量。

6. 营养支持 包括以下几方面:

(1) 全身营养支持:为满足患儿生长发育的需要,应及时添加含维生素 A、维生素 D、维生素 C 和矿物质、钙的辅助食物,必要时可静脉输入氨基酸、脂肪乳剂等营养液,增强机体抗病能力。

(2) 神经营养药物的应用:主要是应用维生素类药物,通过加速神经纤维合成所需要的蛋白质、磷脂,有利于神经再生。如维生素 B_1、维生素 B_6、地巴唑等药物,持续治疗 3~6 个月;胞二磷胆碱、神经生长因子等静脉用药,分疗程进行,10d 为 1 疗程,间隔 5d 开始下一疗程。

7. 心理指导 在疾病的康复中起到非常重要的作用,可提高家长对本病的认识,缓解对疾病治愈急于求成的心理,因此要向患儿家长讲解神经恢复的过程及时间,定期进行肌电检查及临床体征检查,了解神经恢复情况,以决定治疗的方向。

四、预防及预后

要想减少臂丛神经损伤的发生,首先在于预防,其中最重要的是在孕期做好管理,控制好新生儿的出生体重。其次是做好应急处理,要熟练掌握肩难产的紧急处理方法。

预后与许多因素有关,其中疾病的自然病史有助于判断预后。早在1984年Gilbert所发表的自然病史观察结果表明,婴幼儿3月龄时肱二头肌还没有恢复屈肘功能,其臂丛神经损伤则不可能完全恢复,并以此作为早期显微外科修复神经的手术指征。臂丛神经损伤部位和范围也是判断预后的重要因素。如果为神经根撕脱损伤,显然是不可能自然恢复功能的,但是确定婴幼儿是否为神经根性撕脱伤则非常困难,只能根据Horner征阳性和MRI检查,才有可能做出初步诊断。Michelow等经过对66例患儿临床观察和比较,发现 $C_5 \sim C_7$ 神经根损伤的病例,比只有 $C_5 \sim C_6$ 神经根损伤的预后更差。

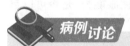

病例讨论

患儿,男,2岁,因"右侧上肢活动不利2年"以"臂丛神经损伤"于2015年8月1日收入儿童康复科。

患儿系足月自然分娩,巨大儿,出生体重4.4kg,有难产史;生后即发现右上肢活动少,6个月在当地医院确诊,现主要表现为右上肢肘关节内收,右腕关节下垂,呈"爪形手",右侧腕关节外旋、外展功能受限,拇、示指不能对捏,主动抓物困难,坐位时右手不能碰到口,参与生活能力差。为进一步诊治,门诊以"分娩性臂丛神经损伤"收入儿童康复科治疗。

辅助检查(右侧上肢肌电图):右侧臂丛神经不完全受损(右正中、尺桡、肌皮、腋运动神经波幅均下降,传导速度均减慢。

运动评估情况:患者坐位,体位控制可,精神可,配合佳。坐位未引出手触口,未引出双手在中线位相碰,不能主动抓物;双手可抓住花棱棒,但右手持续时间短。

临床诊断:分娩性臂丛神经损伤恢复期。

第三节 分娩性面神经损伤

一、概述

分娩性面神经损伤(facial nerve palsy)是由于胎儿在分娩过程中面部被压迫导致神经损伤的一种疾病,是新生儿最常见的周围神经损伤。国外有文献报道,发病率大约为1.8‰,且90%以上与产钳分娩有关。多数患儿在生后1个月能自行恢复,个别因神经撕裂而持续未恢复者需行神经移植或神经转移术治疗。

(一)病因和发病机制

产钳分娩损伤、出生体重 >3 500g、初产和第二产程延长是造成新生儿面神经损伤的常见因素。面神经损伤与产钳使用频率有关,中位产钳造成的出生损伤较低位产钳多。产钳分娩损伤致面瘫是因面神经管垂直部分狭窄所致。在新生儿,覆盖神经的骨产生压缩的损害,可能不会出现明显骨折线。剖宫产或自阴道分娩造成面瘫的发生率已有报道,其机制可能是分娩时坐骨棘和骶骨对乳突区直接压迫所致。

(二)临床表现

常见为周围性面瘫,多数患儿为单侧轻瘫,面神经的下支最常受损。表现为安静时患侧眼睑不能闭合,患侧鼻唇沟变平。哭闹时同侧额纹消失,眼不能闭合,口角向健侧歪斜。根据临床观察,大多数患儿头面部有裂伤、挫伤的表现。

（三）诊断及鉴别诊断

分娩性面神经损伤诊断不难,尚需与其他面神经麻痹鉴别。如非外伤性面神经麻痹。该病常伴的综合征有 Mobius 综合征、13- 三体综合征、18- 三体综合征等。综合征常伴有其他畸形,或为双侧性面瘫。还需与歪嘴哭综合征鉴别,该病又称口角提肌先天性发育不良,其特征是:哭闹时口角不对称,患侧口角不能向下向外侧运动,鼻唇沟对称,额纹不消失,眼睑可闭合。

文档:分娩性面神经损伤的评定

二、评定

通过对面容和面肌运动状态进行观测,根据面神经麻痹程度,将面神经功能区分为不同的等级或评分,从而准确地评估面神经损伤程度或功能状况,对于面瘫的诊断和治疗具有重要意义。国内外文献报道中所见的面神经功能评价方法有近 20 种,目前应用比较广泛的分级方法有 House-Brackmann 分级法,该评价系统的评价内容包括:静态时面容的对称性、动态的自主活动、面神经麻痹的并发症,如联带运动、面肌挛缩、"鳄鱼泪"等;动态观察内容包括抬眉、闭眼、口角运动;闭眼能力,是否可以自然闭眼、用力闭眼或使劲闭眼。

三、康复治疗

（一）临床治疗

1. 药物治疗　①B 族维生素,如 B_1、B_6 口服,B_{12} 肌内注射;②神经营养因子。

2. 手术治疗　对保守治疗无效者可行面神经与副神经或膈神经吻合术、乳突面神经管切开减压术。

（二）康复治疗措施

根据病程长短和病情轻重选用不同的方法。

1. 急性期　控制炎症、水肿,改善局部血液循环,减轻神经受压。物理治疗不宜用强刺激,如针剂,可用①温热疗法:红外线、特定电磁波治疗仪照射面部和乳突部。②磁疗:旋磁或电磁疗法。③高频电疗:超短波或微波,无热量或微热量辐射乳突和面部。④激光:He-Ne 激光或半导体激光照射面神经走行部位、面部穴位。⑤直流电药物离子导入。⑥艾灸:采用腧穴热敏化新灸法。热敏穴多选用翳风、下关、颊车、太阳、手三里。⑦眼的保护:患侧眼闭合不全,易致角膜干燥,白天可予滴眼液,夜间可涂抹眼膏,防止干燥。

2. 恢复期　①物理治疗:如温热疗法、高频电疗、神经肌肉电刺激疗法、离子导入(碘、加兰他敏、神经营养因子等药物)、激光照射。对重度面瘫用经络导平治疗(高压低频脉冲电刺激)可取得较好的效果,方法是选阳白、下关、颊车等面部穴位为主穴,合谷、内关、风池等为配穴,每天治疗 40min;②按摩:无力的肌肉可用手指帮助练习;③辅助器具:若眼睛不能闭合,在睡眠、红外线治疗时应带眼罩;④面肌挛缩者可做镁离子导入或痉挛肌肉运动点阻滞疗法,如注射肉毒杆菌毒素、射频电凝。

第四节　先天性心脏病康复

一、概述

先天性心脏病(congenital heart disease,CHD)是胎儿期心脏及大血管发育异常而致的先天畸形,是小儿最常见的心脏病。在积极响应加强三级预防网络建设,完善医疗保障系统的工作中,CHD 患病比例不断增加,其中室间隔缺损(vent-ricular septal defect,VSD)和以 VSD 为主的 CHD 约占 50%,其次为房隔缺损(Atrial Septal Defect,ASD)、法洛四联症(tetralogy of fallot,TOF)、动脉导管未闭(patent ductus arteriosus,PDA)和肺动脉狭窄,这 5 种常见 CHD 约占总数的 90%。

（一）病因

心脏胚胎发育的关键时期是妊娠的第 2~8 周,先天性心血管畸形也主要发生于此阶段。先天性心脏病的发生有多方面的原因,大致分为内在因素和外在因素两类,其中以后者多见。

1. 内在因素　主要与遗传有关,可为染色体异常或多基因突变引起。如:有研究发现房室间隔缺损和动脉干畸形等与第21号染色体长臂某些区带的过度复制和22对染色体部分片段缺失有关;第7、12、15和22号染色体上也有与形成心血管畸形有关的基因。

2. 外在因素　比较常见的为宫内感染,尤其是孕早期患病毒感染,如风疹、流行性腮腺炎、流感和柯萨奇病毒感染等,其他如孕母缺乏叶酸、接触放射线、服用药物(抗癌药、抗癫痫药等)、代谢性疾病(糖尿病、高钙血症、苯丙酮酸尿症等)、宫内缺氧等均可能与发病有关。

虽然如此,绝大多数先天性心脏病患儿的病因尚不清楚,目前认为85%以上先天性心脏病的发生可能是胎儿周围环境因素与遗传因素相互作用的结果。因此,加强围产期保健,特别是在妊娠早期补充叶酸,积极预防风疹、流感等病毒性疾病,以及避免与发病有关的因素接触,保持健康的生活方式等都对预防先天性心脏病具有积极的意义。

（二）临床特点及分类

先天性心脏病的种类比较多,且可有两种以上畸形并存,可根据左、右两侧及大血管之间有无分流分为三大类。

1. 左向右分流型(潜伏青紫型)　正常情况下,由于体循环压力高于肺循环,故平时血液从左向右分流而不出现青紫。当剧烈哭泣、屏气或任何病理情况下致使肺动脉或右心室压力增高并超过左心压力时,则可使血液自右向左分流而出现暂时性青紫,如室间隔缺损、动脉导管未闭和房间隔缺损等。

2. 右向左分流型(青紫型)　某些原因(如右心室流出道狭窄)致右心压力增高并超过左心,使血流经常从右向左分流时,或因大动脉起源异常,使大量静脉血流入体循环,均可出现持续性青紫,如法洛四联症和大动脉转位等。

3. 无分流型(无青紫型)　即心脏左、右两侧或动、静脉之间无异常通路或分流,如肺动脉狭窄和主动脉缩窄等。

文档:先天性心脏病临床特点及分类

（三）常见先天性心脏病的临床表现

1. 房间隔缺损　房间隔缺损的症状随缺损大小而有所不同。缺损小的可无症状,在体格检查时发现胸骨左缘2~3肋间有收缩期杂音。缺损较大时分流量也大,导致肺充血、体循环血流量不足。听诊有以下四个特点:①第一心音亢进,肺动脉第二心音增强;②由于右心室容量增加,收缩时喷射血流时间延长,肺动脉瓣关闭落后于主动脉瓣,出现不受呼吸影响的第二心音固定分裂;③由于右心室增大,大量的血流通过正常肺动脉瓣时(形成相对狭窄)在左第二肋间近胸骨旁可闻及Ⅱ~Ⅲ级喷射性收缩期杂音;④当肺循环血流量超过体循环达1倍以上时,则在胸骨左下第4~5肋间隙处出现三尖瓣相对狭窄的短促与低频的舒张早中期杂音,吸气时更响,呼气时减弱。

2. 室间隔缺损　临床表现决定于缺损大小和心室间压差,小型缺损可无症状,仅体格检查时听到胸骨左缘第3、4肋间响亮的全收缩期杂音,肺动脉第二心音正常或稍增强。缺损较大时左向右分流量多,体循环血流量相应减少,患儿多生长迟缓,体重不增,有消瘦、喂养困难、活动后乏力、气短、多汗、易患反复呼吸道感染,易导致充血性心力衰竭等。体格检查发现心界扩大,搏动活跃,胸骨左缘第3、4肋间可闻及Ⅲ~Ⅳ级粗糙的全收缩期杂音,向四周广泛传导,可扪及收缩期震颤。分流量大时在心尖区可闻及二尖瓣相对狭窄的较柔舒张中期杂音。大型缺损伴有明显肺动脉高压时(多见于儿童或青少年期),右心室压力显著升高,逆转为右向左分流,出现青紫,并逐渐加重,此时心脏杂音较轻而肺动脉第二心音显著亢进。

3. 动脉导管未闭

(1) 症状:动脉导管细小者临床上可无症状。导管粗大者可有咳嗽、气急、喂养困难及生长发育落后等。

(2) 体征:胸骨左缘上方有一连续性"机器"样杂音,肺动脉瓣区第二心音增强。早产儿动脉导管未闭时,出现周围动脉搏动洪大,锁骨下或肩胛间闻及收缩期杂音(偶闻及连续性杂音),心前区搏动明显,肝脏增大,气促,并易发生呼吸衰竭而需依赖机械辅助通气。

4. 肺动脉瓣狭窄

(1) 症状:轻度狭窄可完全无症状;中度狭窄在2~3岁内无症状,但年长后劳力时即感易疲乏及气

文档:先天性心脏病的临床表现

促;严重狭窄者中度体力劳动亦可呼吸困难和乏力,突有昏厥甚至猝死。生长发育多正常,半数患儿面容硕圆;狭窄严重者可有青紫,大多由于卵圆孔的右向左分流所致,如伴有大型房间隔缺损可有严重青紫,并有杵状指/趾及红细胞增多。

(2)体征:心前区可较饱满,有严重狭窄伴有心力衰竭时心脏扩大;左侧胸骨旁可摸得右心室的抬举搏动,在心前区搏动弥散,甚至可延伸到腋前线。胸骨左缘第2、3肋间可闻及收缩期震颤并可向胸骨上窝及胸骨左缘下部传导;新生儿患儿可无震颤。听诊时胸骨左缘上部有洪亮的Ⅳ/Ⅵ级以上喷射性收缩杂音。第一心音正常,轻度和中度狭窄者可听到收缩早期喀喇音,狭窄越重,喀喇音出现越早,甚至与第一心音相重,使第一心音呈金属样的声音,第二心音分裂,分裂程度与狭窄严重程度成比例。

5. 法洛四联症

(1)青紫:其主要表现、程度和出现的早晚与肺动脉狭窄程度有关。多见于毛细血管丰富的浅表部位,如唇、指(趾)甲床、球结合膜等。因血氧含量下降,活动耐力差,稍活动如啼哭、情绪激动、体力劳动或寒冷等,即可出现气急及青紫加重。

(2)蹲踞症状:患儿多有蹲踞症状,每于行走、游戏时,常主动下蹲片刻。蹲踞时下肢屈曲,使静脉回心血量减少,减轻了心脏负荷,同时下肢动脉受压,体循环阻力增加,使右向左分流量减少,从而缺氧症状暂时得以缓解。不会行走的小婴儿,常喜欢大人抱起,双下肢屈曲状。

(3)鼓槌状指(趾):患儿长期处于缺氧环境中,可使指(趾)端毛细血管扩张增生,局部软组织和骨组织也增生肥大,表现为指(趾)端膨大如鼓槌状。

(4)阵发性缺氧发作:见于婴儿,发生的诱因为吃奶、哭闹、情绪激动、贫血、感染等。表现为阵发性呼吸困难,严重者可引起突然昏厥、抽搐甚至死亡。年长儿常诉头痛、头昏。体格检查时,患儿生长发育一般均较迟缓,智能发育亦可能稍落后于正常儿。心前区略隆起,胸骨左缘第2、3、4肋间可闻及Ⅱ~Ⅲ级粗糙喷射性收缩期杂音,此为肺动脉狭窄所致。发绀持续6个月以上,出现杵状指(趾)。常见的并发症为脑血栓、脑脓肿及感染性心内膜炎。

6. 完全性大动脉转位

(1)青紫:出现早,半数出生时即存在,绝大多数始于1个月内。随着年龄增长及活动量增加,青紫逐渐加重。青紫为全身性,若同时合并动脉导管未闭,则出现差异性发绀,上肢青紫较下肢重。

(2)充血性心力衰竭:生后3~4周婴儿出现喂养困难、多汗、气促、肝大和肺部细湿啰音等进行性充血性心力衰竭等症状。此类患儿常发育不良。

(3)体检发现:早期出现杵状指(趾)。生后心脏可无明显杂音,但有单一的响亮的第二心音,是出自靠近胸壁的主动脉瓣关闭音。

(四)诊断

对先天性心血管畸形的正确诊断,必须将病史、症状、体征及其他辅助材料,经过充分整理和分析,才能得到正确结论。常见典型先天性心脏病,通过症状、体征、心电图、X线和超声心动图即可做出诊断,并能估计其血流动力学改变、病变程度及范围,以制订治疗方案。对合并其他畸形、复杂先天性心脏病,可结合心导管或心血管造影等检查,了解其异常病变程度、类型及范围,综合分析,做出明确的诊断,并制订治疗方案。

1. 病史 详细询问病史十分重要。病史对了解病情,从而推测畸形缺损的严重性有较大的帮助。注意了解患儿在母体的情况。患儿发育、营养、有无青紫,何时(产后多久或多大年龄)出现青紫,有无蹲踞现象,有无昏厥发作,有无心慌、气短、心律不齐;是否常易发生呼吸道感染,有无心力衰竭(不能平卧);是否有过体检,有无心脏杂音,均有助于推测心脏畸形。

2. 体检 注意发育状况、智力状况、营养状况,有无身体畸形、有无青紫、有无杵状指(趾);心脏有无扩大、听诊有无心脏杂音,触诊有无心脏及大血管畸形,心音有无异常和有无心律不齐等,对提示心脏血管畸形有重要价值。

3. X线检查 了解心脏大小及畸形,如哪个心腔扩大,肺部血量增多还是减少,有无肺动脉高压,肺动脉段有无突出,右下肺动脉是否增粗。在透视下观察有无"肺门舞"等,对先天性心脏病诊断提示重要线索。

4. 心电图检查 有助于了解有无心室肥厚、心房肥大和心律失常。右心室肥厚提示右心室舒张

笔记

压力升高。右心排血阻力增大;左心房肥大提示左心室负荷加重,左心室排血阻力增加。"肺型"P波提示右心房肥大及/或压力升高;"二尖瓣型"P波提示左心房肥大及/或压力升高。心房间隔缺损常表现为右心室舒张期负荷加重;心室间隔缺损及动脉导管未闭多表现为左心室舒张期负荷加重,发生左心室肥厚;肺动脉瓣或肺动脉狭窄表现为右心室收缩期负荷加重和右心室重度肥厚(肥厚兼劳损)。

5. 心脏导管检查　右心导管检查可以了解右心房与右心室腔压力,从而判断有无肺动脉高压(肺动脉平均压 2.67~3.33kPa,即 20~25mmHg)。

6. 心血管造影检查　复杂型心脏血管畸形往往需借助心血管造影确诊。将造影剂注入右心室或右心房,构成右心造影;将造影剂注入左心房或左心室构成左心造影;在造影下连续观察动态变化,有较高的诊断价值。

7. 心脏超声检查　为探测心内结构及血流动力异常的无创性诊断方法。近年采用二维超声加多普勒与 M 型超声三位一体检查,对先天性心脏病的诊断有代替心导管检查及心血管造影检查的趋势。为了提高超声诊断先天性心脏病的准确性,超声检查必须与临床听诊、X 线及心电图检查等结合起来,综合分析判断。

文档:先天性心脏病诊断

二、评定

常用的心功能康复评定方法包括对体力活动的主观感觉分级(如心脏功能分级、自觉用力程度分级)、超声心动图、心脏负荷试验(如心电运动试验、超声心动图运动试验、核素运动试验、6min 步行试验)等。

(一) 心脏功能分级

目前主要采用美国纽约心脏病学会(New York Heart Academy,NYHA)1928 年提出的一项分级方案,主要是根据患儿自觉的活动能力划分为四级:

Ⅰ级:患儿患有心脏病,但活动量不受限制,平时一般活动不引起疲乏、心悸、呼吸困难或心绞痛。

Ⅱ级:心脏病患儿的体力活动受到轻度的限制,休息时无自觉症状,但一般体力活动下可出现疲乏、心悸、呼吸困难或心绞痛。

Ⅲ级:心脏病患儿体力活动明显受限,小于平时活动即引起上述的症状。

Ⅳ级:心脏病患儿不能从事任何体力活动。休息状态下出现心衰的症状,体力活动后加重。

(二) 超声心动图评定

操作方法:受检者取平卧位,分别在安静和卧位踏车运动时连续同步探测超声心动图、心电图、心音图和颈动脉搏动图,同时用袖带法测量颈动脉血压。超声探头置于胸骨左缘常规探查位置,安静和运动时探头位置始终固定于同一点。颈动脉搏动换能器置于右颈前三角颈动脉搏动处,心电图电极置于右上胸部和左季肋部。踏车转速40周/min,负荷40W,运动时间2~5min。运动终止:完成检查过程;运动中诱发严重心律失常;运动时收缩期血压比安静时下降大于 10mmHg;气喘、疲劳不能坚持运动。

(三) 心脏负荷试验

运动试验在心血管疾病康复方面已被广泛使用。许多学者认为试验不仅安全,而且提供了心脏功能容量(cardiac functional capacity)的客观指标。一般主张急性心肌梗死、冠脉搭桥术后的住院过程中以及出院前评价,应用低水平运动试验;复工以及制订运动处方等心脏功能容量测定时,可以采用运动量较大的次极限量运动试验,但试验终点不应以心率标准而以试验中出现的症状[如心绞痛、呼吸困难或运动引起血压下降≥1.3Pa(10mmHg)]、连续 3 个以上室性期前收缩或室性心动过速为终点,此即 DeBusk 所主张的症状限制性运动试验。

低水平运动试验:在心血管疾病康复活动早期,如急性心肌梗死(acute myocardial infarction,AMI)或心脏手术后康复,康复活动都很有限,一般都无需参考心脏功能的最高限界。

具体方法如下:

1. 平板试验方法　应用先进的 Bruce 运动试验方案,颇为适合。

2. 踏车试验方法　开始时按 3 个代谢当量(metabolic equivalent,METs,又称梅脱),给予功量150kPM,增至 4 个 METs 时,可给 300kPM,转速 60 次/min,前后两次共 4min,中间可休息 2min。

文档:先天
性心脏病的
评定

3. 二级梯运动试验方法　本法简便易行,1/2 单倍量试验相当于 4METs,单倍量和双倍量试验分别相当于 5.6METs 或 6.7METs。以上低水平运动试验时,也应有医生在场监护,心率一般不应超过 115 次 /min,出现症状时应及时停止。

(四) 其他评定方法

应用代谢当量指导康复活动方法。在心血管疾病康复中,体力活动既不应不足,也不应过度,才能取得最好的疗效。近年来主张应用代谢当量指导康复活动,特别是用于冠心病的康复。应用代谢当量指导康复活动,首先要做好心脏功能容量测定。代谢当量系指机体在坐位休息时,摄氧 3.5ml/(kg·min),将此定为 1METs。所谓心脏功能容量又称体力工作容量(physical working capacity),也就是体力活动的最高限度,其测定一般应用平板或踏车运动试验,有医生在场测定时应从最低负荷量开始,连续监测心电图,直至体力疲惫或出现症状时,即达到终点的负荷量,经折算成代谢当量,即是心脏或体力工作容量。根据所测得的心脏功能容量,指导患儿的生活自理、家务、体育娱乐、职业等活动。应用代谢当量指导康复活动时,应参考运动生理学知识,避免机械搬用,一般按求得的容量 70% 左右予以应用,也有人将各项活动的代谢当量划一个范围,以便合理地应用这项方法。另外,在心脏功能评估中还要重视动态心电图和遥测心电图的应用。不仅应用于运动试验过程中,而且应在患儿出院前及回家后定期监测,以更深入了解日常生活细节和不同体力活动对心脏的影响,及早发现恶性心律失常,更合理地安排日常生活活动。

(五) 肺功能评定

肺功能评定也就是呼吸功能检查,一般包括通气功能检查、呼吸力学检查和小气道功能检查等。因为心脏功能障碍往往伴随着肺功能的异常,目前它多用于康复治疗中。呼吸功能评定包括主观症状和客观检查两大类。

1. 主观症状　通常以有无出现气短、气促症状为标准。采用六级制,即按日常生活中出现气短、气促症状,分成六级:

0 级:虽存在有不同程度的呼吸功能减退,但活动如正常人。日常生活能力不受影响,和正常人一样,并不过早出现气短、气促。

1 级:一般劳动时出现气短,但正常人尚未出现气短。

2 级:平地步行不气短,速度较快或登楼、上坡时,同行的同龄健康人不感到气短而自己有气短。

3 级:慢走不及百步出现气短。

4 级:讲话或穿衣等轻微动作时有气短。

5 级:安静时也有气短,无法平卧。

2. 客观检查　包括以下几个方面:

(1) 肺容量:其中以肺活量最常用。成年人随年龄增加,肺活量逐渐减少,具体检查方法有:

1) 常规肺活量测定:即在深吸气后,对着气量筒进口大力将气吹至肺量筒内,可重复数次,取其最高值。

2) 多次肺活量测定:为每隔 30s 重复检测肺活量一次,连续 3~5 次。正常情况下肺活量值基本不变(可有 ±2% 的误差),或略有增加,如所测的肺活量值有下降,常提示肺功能差或呼吸肌疲劳。但本法操作简便,设备价值低廉,易得到患儿合作,因此得到广泛应用。本法可作为半定量指标。

(2) 通气量:常用指标有最大通气量(maximal voluntary ventilation,MWV,又称最大自主通气量)和时间肺活量(forced vital capacity,FVC,或称用力呼气量)。

1) 最大通气量:即在 15s 内测定最大限度的快而深的呼吸,描记在记纹鼓上,然后进行测量计算。这一项剧烈的呼吸运动,凡体虚或有严重心肺疾患及近期咯血者不宜使用。哮喘症也应慎用。

2) 时间肺活量:主要测定气管阻塞及呼吸肌力和协调性。由患儿大力地将气体呼入气量计内,这种仪器可以记录呼气总量和以秒为单位的记录装置。常取第一秒的肺活量数并以其与总容积百分率表示。凡第一秒呼出量下降,说明气管阻塞,多见于肺组织弹性丧失,支气管痉挛、狭窄。

(3) 呼吸气分析:是检测气体代谢的一种无创性方法。当有心或肺疾病时,吸氧量和与此相关的各项指标均有明显改变。因此,对呼吸气分析的应用已日渐普遍。该项测定可用专门的肺功能仪进行,分别测定安静、定量活动后及恢复期中的耗氧量。

笔记

（六）日常生活活动能力评定

具体见第二章第六节日常生活活动能力评定部分。

三、康复治疗

（一）手术治疗与介入治疗

1. **手术治疗** 为主要治疗方式,适用于各种简单的先天性心脏病(如室间隔缺损、房间隔缺损、动脉导管未闭等)及复杂先天性心脏病(如合并肺动脉高压的先心病、法洛四联症以及其他有发绀现象的心脏病)。

2. **介入治疗** 为近几年发展起来的一种新型治疗方法,主要适用于动脉导管未闭、房间隔缺损及部分室间隔缺损不合并其他需手术矫正的畸形患儿。与手术治疗的区别主要在于:手术治疗适用范围较广,能根治各种简单、复杂先天性心脏病,但有一定的创伤,术后恢复时间较长。而介入治疗适用范围较窄,价格较高,但无创伤,术后恢复快,无手术瘢痕。治疗时医生穿刺患儿血管(一般采用大腿根部血管),通过特制的直径为 2~4mm 的鞘管,在 X 线和超声的引导下,将大小合适的封堵器送至病变部位封堵缺损或未闭合的动脉导管,以达到治疗目的。该封堵术的适应证很广,房间隔缺损、动脉导管未闭、室间隔缺损均可以采用介入方法进行治疗。介入治疗先天性心脏病也有其局限性,不适合于已有右向左分流、严重肺动脉高压、合并需要外科矫正的畸形、边缘不佳的巨大缺损等。

在大型医疗单位已成为治疗先天性心脏病的常规方法,但未经过严格培训的医师及不具备相当技术条件的医院不应盲目开展此技术。

3. **肺动脉高压的治疗** 包括:药物治疗,如血管紧张素转换酶抑制剂(angiotensin converting enzyme inhibition, ACEI)、钙通道阻滞剂(calcium channel blockers, CCB)、前列环素类药物、内皮素受体拮抗剂、磷酸二酯酶 -5 抑制剂,以及肺功能衰竭时的肺移植治疗。

4. **心力衰竭的治疗** 儿童心力衰竭大部分是继发于先天性疾病,主要是先天性心脏病。先天性心脏病并发心力衰竭的治疗主要通过外科手术或经导管介入手术去除病因。传统的药物治疗,常用药物为洋地黄类药物、呋塞米等。随着对心力衰竭的认识加深,逐渐引进了血管紧张素转化酶抑制剂(angiotension converting enzyme inhibitors, ACEI)和 β- 受体阻滞药。

（二）康复治疗

康复运动训练的原则包括:①运动强度:对改善心血管功能有效的运动强度应高于日常的活动水平;②运动类型:不同运动类型有其特殊的物质代谢、生理调节和训练效果,如等长运动训练增加力量,有氧运动训练是增加耐力的多个肌肉群的运动,可提高心血管功能;③个体化原则:根据患儿的病情和体质、评价结果,制订个性化运动方案。

1. **第一期康复治疗** 3 天 ~2 周。

(1) 原理:通过适当活动,减少或消除绝对卧床休息所带来的不良影响。

(2) 适应证:患儿生命体征稳定,无明显心绞痛,安静时心率 <110 次 /min,无心力衰竭、严重心律失常和心源性休克,血压基本正常,体温正常。

(3) 禁忌证:不稳定型心绞痛;血压异常、严重心律失常、心衰、休克;严重并发症(如发热 >38℃、血栓等);新出现的心电图心肌缺血表现;不理解或不配合的患儿。

治疗方案:①理疗,超短波可使血管扩张,血流加速,组织器官血液循环改善,血管壁通透性增高。②物理治疗,平衡训练和肢体的训练。

2. **第二期康复治疗** 2~6 周。

(1) 原理:此期主要是要保持适当的体力活动,逐步适应家庭活动,等待病情完全稳定,准备参加Ⅲ期康复锻炼。

(2) 适应证:患儿生命体征稳定,运动能力≥3METs,家庭活动时无显著症状和体征。

(3) 禁忌证:稳定型心绞痛;血压异常、严重心律失常、心衰、休克;严重并发症(如发热 >38℃、血栓等);新出现的心电图心肌缺血表现;不理解或不配合的患儿。

治疗方案:①运动方面,有运动平板仪器和抗阻脚踏车。提高冠状动脉的供血量,提升心肌内收缩性。②理疗,超短波可使血管扩张,血流加速,组织器官血液循环改善,血管壁通透性增高。③作业疗法,逐步恢复一般日常生活活动能力,包括轻度家务劳动、娱乐活动等。运动能力达到4~6METs,提高生活质量。对于体力活动没有更高要求的患儿可停留在此期。

3. 第三期康复治疗 维持期,康复疗程一般2~3个月。

(1) 原理:①外周效应,指心脏之外的组织和器官发生的适应性改变,是公认的冠心病和各类心血管疾病康复治疗机制;②中心效应,指康复训练对心脏的直接作用,主要为心脏侧支循环形成(冠脉生物搭桥),冠状动脉供血量提高,心肌内在收缩性相应提高;③危险因素控制。

(2) 适应证:临床病情稳定者,包括:陈旧性心肌梗死,稳定型劳力性心绞痛,隐匿性冠心病,冠状动脉分流术和腔内成型术后,心脏移植术后,安装起搏器后。

(3) 禁忌证:临床情况不稳定患儿,包括未控制的心衰、严重左心功能障碍、严重心律失常、急性冠脉综合征、急性心包炎、心肌炎、心内膜炎、严重高血压(>210/100mmHg)、急性肺栓塞、传染病、发热、瓣膜病、肺水肿、精神病发作等。

治疗方案:①运动方面,有运动平板仪器和抗阻脚踏车。提高冠状动脉的供血量,提升心肌内收缩性。②理疗,超短波可使血管扩张,血流加速,组织器官血液循环改善,血管壁通透性增高。

4. 作业疗法 恢复日常功能训练。

5. 医疗体操、太极拳、八段锦等 总的原则要注意因人而异、循序渐进、持之以恒,同时配合兴趣性。

四、预防及预后

先天性心脏病的预后一般取决于畸形的类型和严重程度,如手术矫正者的手术时机及术前心功能状况,有无合并症等。无分流类或者左到右分流类,轻者无症状、心电图和X线无异常者,以及中、重度均可通过手术矫正,预后较佳;若已产生严重肺动脉高压,双向分流则预后较差;右至左分流或复合畸形者或病情较重者,应争取早日手术。轻者可选择手术时机,以10岁左右为佳。先天性心脏血管病中室间隔缺损、动脉导管未闭和法洛四联症较易并发感染性心内膜炎,影响预后,需注意防治。总之,早期对CHD做出诊断,防治肺动脉高压及心力衰竭,能减少CHD死亡率且能为最终的根治争取时间。随着相应医疗设备的改进及各种技术的发展,相信还会有更多、更好的诊断治疗措施用于CHD患儿。

本章小结

本章主要讲述了儿童糖尿病、分娩性臂丛神经损伤、分娩性面神经损伤、先天性心脏病的基本概念、分型、诊断、评估、康复治疗、预防及预后。其中需要重点掌握上述疾病的基本概念、评估、康复治疗技术及临床应用,为临床工作提供保障。本章内容在编写过程中参考了康复医学治疗技术教学大纲的相关内容及要求,能够满足学生的考试需要。

(孙来信)

思考题

1. 儿童糖尿病的健康宣教有哪些内容?
2. 分娩性臂丛神经损伤的临床表现有哪些?
3. 分娩性面神经损伤恢复期的康复治疗方法有什么?
4. 常用的心功能康复评定方法有哪些?

扫一扫,测一测

思路解析

实训指导

实训指导一　儿童体格发育评定

【实训目的】

1. 掌握对患儿进行体格发育各项指标的测量,并根据结果判断其是否存在发育障碍。

2. 熟悉各项指标的临床意义。

【实训条件】

1. 评估环境的要求。

2. 用物准备　皮尺、记录单、笔、身高(长)测量仪、体重测量仪。

【实训内容及方法】

1. 体重的测量

(1) 测量前准备:测量前先选择合适的磅秤,并检查量具是否平稳,各部件是否齐全,并校正磅秤的零点。

(2) 测量时:要求被测儿童先排空大小便,脱去鞋、袜、帽子和外衣,仅穿背心(或短袖衫)、短裤。

(3) 测量时的体位要求:婴儿可卧于秤盘中,1~3岁儿童可选择坐位磅秤,年长儿可立于磅秤中央,要求被测者不要摇动或接触其他物体,以免影响测量准确性。测量时加砝码于横杆的自由端,调整游锤,直到杠杆呈正中水平位。读数时将砝码和游锤所示读数相加,以kg为单位,记录至小数点后两位数。

2. 身高(长)的测量

(1) 测量前准备:先选择合适的身长计(3岁以下)或身高计(3岁以上),测量前检查测量床和立柱上的刻度是否准确。测量时要求脱去被测儿童鞋、袜、帽子和外衣,仅穿单裤。

(2) 测量方法:3岁以内儿童仰卧于量床底板中线上,助手将头扶正,头顶接触头板,儿童面向上,两耳在同一水平上。测量者位于儿童右侧,左手握住双膝,使腿伸直相互接融并贴紧底板,右手滑动足板使其接触两侧足跟。如果量床两侧有刻度,应注意量床两侧的读数应该一致,否则应注意足板底边与量尺紧密接触,使足板面与后者垂直,读刻度,记录到小数点后一位。3岁以上儿童,立于木板台,取立正姿势,两眼直视正前方,胸部稍挺起,腹部微收,两臂自然下垂,手指并拢,脚跟靠拢,脚尖分开60°,脚跟、臀部和两肩胛角间同时靠着立柱,头部保持正直位置。测量者手扶滑测板,使之轻轻向下滑动,直到板底与头顶点恰相接触,此时再看被测者姿势是否正确,待校正后读滑测板底面立柱上的读数,记录到小数点后一位。

3. 坐高(顶臀长)的测量　测量前准备同身高(长)的测量。3岁以下儿童测量顶臀长,取卧位,助手固定儿童头及身体,测量者位置同测身长的要求。测量者左手提起儿童小腿,膝关节弯曲,同时使骶骨紧贴底板,大腿与底板垂直,移动足板,使其压紧臀部,读刻度误差不超过0.1cm。3岁以上测量坐高,被测者坐于坐高计合适高度的矮凳上,坐下时脚可以接触足底板但不致屈曲,先是身躯前倾,骶部紧靠墙壁或立柱,然后坐直,两大腿伸直与身躯成直角而与地面平行,大腿与凳面完全接触,相互靠拢,膝关节屈曲成直角,足尖向前,两脚平放在地面或脚底板上,头及肩部位置同测身高的要求。令被测者挺身,移下头板使其与头顶接触,读数到小数点后一位。

4. 指距的测量　测量时要求儿童两手臂向两侧平伸,手掌向前,臂长轴既与地面平行,又与身体的矢切面垂直。通过画于墙壁上的刻度读出两手指中指尖的距离。

5. 头围的测量　测量前脱下帽子,解去头饰。测量时的体位可为立位、坐位或仰卧位。测量者立或坐于儿童前方或右方。测量时左手拇指将皮尺零点固定于头部右侧齐眉弓上缘处,从头部右侧经枕骨粗隆,从左侧眉弓上缘回至零点,皮尺紧贴皮肤,左右对称,读数到0.1cm。

6. 胸围的测量　测量时被测者应处于平静状态,测量时要求3岁以下儿童取卧位或立位,3岁以上儿童取立位,不要取坐位。两手自然平放(卧位时)或下垂(立位时),两眼平视。测量者立于其前方或右方,用左手拇指将皮尺零点固定于被测者胸前乳头下缘,乳腺已突起的女孩以胸骨中线第四肋间高度为固定点,右手拉皮尺使其绕经右侧背部肩胛下角下缘,经左侧乳头下缘回至零点,注意皮尺紧贴皮肤,左右前后对称,取平静呼吸的中间读数至小数点后一位。

7. 上臂围的测量 测量前被测者脱去一侧(非利手)衣袖,测量时被测上肢放松下垂,皮尺在肩峰与尺骨鹰嘴两点连线中点,周径与肱骨成直角,紧贴皮肤绕臂一圈。

8. 皮下脂肪的测量及评定

(1) 测量前准备:可使用皮脂卡尺进行测量,带有弹簧的皮脂卡尺弹簧的牵力应保持恒定。测量前应检查卡尺的钳板是否灵活。测量时用左手拇指及示指在测量部位捏起皮肤,捏时两指的间距为3cm。右手提量具,张开两钳,使得从捏起皮肤的两旁伸下并钳住皮肤皱褶两面,同时读数。以下为不同皮脂部位测量要点。

(2) 腹部脂肪测量:位置在锁骨中线上平脐处,皮褶方向与躯干长轴平行,左手拇指和示指在测量部位捏起3cm,右手提量具,张开两钳,使其从捏皮褶的两旁伸下并钳住皮褶两面,读数到0~5mm。

(3) 背部脂肪厚度测量:位置在肩胛下角稍偏外侧处,皮褶自下侧至上中方,与脊柱成45°角。

(4) 面颊部脂肪厚度测量:拇指固定于儿童嘴角外侧,示指对着耳垂,两指相距约3cm,捏起皮褶,得稍紧一些,但不应过重,以免引起疼痛。

(5) 腰部脂肪厚度测量:侧卧或直立位,在腰部沿腋中线,于髂峰与最低肋骨之间,皮褶自后上向前下方向,与腋中线约成45°角。

(6) 二头肌部脂肪度测量:在二头肌上面,上臂前面,肩峰与桡骨连线中点的水平处,皮褶方向与上臂长轴平行。

(7) 大腿部脂肪厚度测量:大腿屈曲外展,在其内侧上1/3及中1/3交接处捏起皮褶,方向与大腿长轴平行。

【实训报告】

实训报告包括:

1. 实训目的与要求。

2. 实训所需仪器设备。

3. 实训步骤和内容 重点记录评定方法及评定结果。

4. 注意事项。

5. 实训体会。

【思考题】

1. 儿童体格发育评定包括哪些内容?

2. 儿童体格发育评定时需注意哪些问题?

(颜益红)

实训指导二 超声波疗法

【实训目的】

1. 掌握超声波疗法操作方法。

2. 熟悉超声波疗法操作条件。

3. 了解超声波疗法操作的注意事项。

【实训条件】

1. 治疗环境的要求 注意环境温度适宜。

2. 用物准备 超声治疗机,水槽、水枕或水袋,漏斗,声头接管,反射管,支架,凹镜和透镜,甘油,凡士林等。

【实训内容及方法】

(一)直接法

1. 固定法

(1) 在需要治疗部位的皮肤上涂上凡士林。

(2) 治疗时超声治疗机声头必须与患儿体表紧密接触,固定在治疗部位。

（3）治疗剂量宜小,一般剂量在 0.2~0.5W/cm²,时间 3~5min,常用于小部位、痛点治疗。

2. 移动法

（1）在治疗部位皮肤上涂上接触剂,声头直接与治疗部位接触。

（2）操作者在声头上稍加压力并缓慢移动声头,可以做环形移动或直线移动。

（3）移动速度要均匀,每分钟不超过 180cm,强度 0.8~1.5W/cm²,时间 6~12min,适用于大面积治疗。

（二）间接法

1. 水下法

（1）使用水槽或水盆,内盛 37~38℃的温水作为介质。

（2）将患儿需要治疗部位浸入水中,超声治疗机声头放入水中对准治疗部位固定好。

（3）声头与患儿治疗部位距离 1~2cm。

（4）注意擦掉声头表面产生的气泡,超声波强度 0.5~1W/cm²,适用于治疗表面不平的部位,如手、足、踝、肘等部位。

2. 水袋法

（1）用塑料袋或薄乳胶膜制成大小不同的袋,袋内盛满煮沸后冷却的水,密闭（袋内不允许有空气）。

（2）在水袋表面涂上接触剂后置于声头与治疗区之间,声头紧压水袋。

（3）治疗时声头、水袋、患儿皮肤三者紧密接触,适用于体表不平的部位,如眼睛、会阴部等。

【实训报告】

实训报告包括:

1. 实训目的与要求。

2. 实训所需仪器设备。

3. 实训步骤和内容:重点记录训练方法及效果。

4. 注意事项。

5. 实训体会。

【思考题】

1. 超声波疗法的治疗作用有哪些?

2. 超声波疗法训练需注意哪些问题?

（方　琼）

实训指导三　日常生活活动训练设计

【实训目的】

1. 掌握日常生活活动能力训练方法。

2. 熟悉日常生活活动能力评定及训练方案的制订。

3. 了解阻碍完成某一作业活动的问题所在以及寻找解决问题的方法。

【实训条件】

1. 治疗环境的要求　注意环境温度适宜。

2. 用物准备　Barthel 指数评定、功能独立性评定（FIM）、洛文斯顿作业治疗认知评定（LACTA）、肌力评定、关节活动度评定（ROM）、汉密尔顿焦虑评定量表（HAMA）、纸、笔、各种认知功能评定用具、直立床、轮椅、各种运动训练器械、认知功能训练用具、日常生活物品等。

【实训内容及方法】

（一）实训内容

1. 评估

（1）评估患儿体质、心理状态。

（2）对患儿进行全面康复评定（Barthel 评定、FIM 等）。

（3）确定患儿的配合程度。

2. 日常生活活动训练设计

(1) 核对患儿姓名、诊断。

(2) 对患儿进行康复功能评估。

1) 认知功能评估:评定记忆、注意、思维等能力。

2) 情绪障碍评估:抑郁者用汉密尔顿抑郁量表进行评定,焦虑者用汉密尔顿焦虑量表进行评定。

3) 行为障碍评估:依据患儿的临床症状评估。

4) 运动功能评估:①肌力评估,使用 Loveet 徒手肌力检查法。②对患儿进行关节活动度评定(ROM)。③对患儿进行平衡和协调功能评定。

5) 日常生活活动能力评估:使用 Barthal 指数、功能独立性评定(FIM)、社会功能活动问卷。

6) 言语功能评估:与患儿交谈,让患儿阅读、书写及采用标准化量表。

7) 感觉功能评估:对患儿浅感觉、深感觉、复合感觉进行评估。

(3) 记录评定结果并分析。

(4) 制订康复治疗目标。

(5) 根据康复治疗目标,为患儿设计日常生活活动训练方案。

1) 床上运动训练:①翻身运动训练;②卧坐转换训练;③坐站转换训练;④床椅转换训练。

2) 室内活动训练:①扶墙步行训练;②上下楼梯训练;③拐杖助行器使用训练;④轮椅使用训练。

3) 日常生活活动训练:①饮食训练;②更衣训练;③如厕训练;④大小便控制训练;⑤个人卫生打理训练。

4) 家务活动训练:①清扫训练;②家用电器使用训练;③烹饪训练;④物品整理训练。

(6) 康复治疗师根据设计好的日常生活活动训练方案依次指导患儿进行训练,训练内容如上。

(7) 评价治疗效果是否达到预期目标。

(二) 实训方法

2 人一组,一人扮演康复治疗师,一人扮演患儿,进行日常生活活动训练设计及作业治疗练习。教师巡回查看,随时纠正互相检查过程中出现的各种错误。

【实训报告】

实训报告包括:

1. 实训目的与要求。

2. 实训所需仪器设备。

3. 实训步骤和内容。

4. 注意事项。

5. 实训体会。

【思考题】

什么是日常生活活动能力(ADL)训练? ADL 训练内容包括哪些?

（孟　伟）

实训指导四　小儿脑性瘫痪的关节活动度评定

【实训目的】

1. 掌握脑性瘫痪儿童的关节活动度评定内容及操作方法。

2. 熟悉脑性瘫痪儿童关节活动度评定的注意事项。

【实训条件】

1. 评估环境　注意环境温度适宜。

2. 用物准备　布偶娃娃、训练垫、纸、笔等。

【实训内容及方法】

1. 明确脑瘫患儿关节活动度评定内容及正常反应。

2. 向患儿或患儿家属进行介绍或解释说明,争取患儿及家属配合。

3. 关节活动度评定操作

(1) 头部侧向转动试验

1) 体位:仰卧位、坐位或站立位。

2) 治疗师示范动作:头部转向一侧至最大范围,将头部摆正后再示范另一侧。

3) 治疗师双手扶住患儿头部,对患儿进行头部侧方转动的被动活动。

4) 观察下颌是否达到肩峰。

5) 记录结果。

(2) 臂弹回试验

1) 体位:仰卧位,上肢屈曲。

2) 治疗师用手被动伸展患儿双上肢,然后松开使其弹回到原来的屈曲位,观察弹回的速度。

3) 记录结果。

(3) 围巾征

1) 体位:坐位或站立位。

2) 治疗师将患儿手通过前胸拉向对侧肩部,使上臂围绕颈部,尽可能向后拉,观察肘关节是否过中线。

3) 记录结果。

(4) 腘窝角

1) 体位:仰卧位。

2) 治疗师将患儿大腿屈曲使其紧贴到胸腹部,再伸直小腿。

3) 观察大腿与小腿之间的角度。

4) 记录结果。

(5) 足背屈角

1) 体位:仰卧位。

2) 治疗师一手固定小腿远端,另一手托住足底向背推。

3) 观察足从中立位开始背屈的角度。

4) 记录结果。

(6) 跟耳试验

1) 体位:仰卧位。

2) 治疗师牵拉足部尽量靠向同侧耳部,注意骨盆不离开床面。

3) 观察足跟与髋关节的连线与桌面的角度。

4) 记录结果。

(7) 股角

1) 体位:仰卧位。

2) 治疗师握住小儿膝部使下肢伸直并缓缓拉向两侧,尽可能达到最大角度。

3) 观察两大腿之间的角度。

4) 记录结果。左右两侧不对称时应分别记录。

(8) 牵拉试验

1) 体位:仰卧位。

2) 治疗师握住小儿双手向小儿前上方牵拉。

3) 观察头有无后垂。

4) 记录结果。

4. 结果分析 头部侧向转动试验:下颌难以达肩峰,肌张力增高。围巾征:新生儿不过中线,4~6个月小儿过中线。肌张力低下时,手臂会像围巾一样紧紧围在脖子上,无间隙;肌张力增高时肘不过中线。腘窝角:肌张力增高时角度减小,降低时角度增大。足背屈角:肌张力增高时足背屈角减小,降低时足背屈角增大。跟耳试验:正常4个月龄后应大于90°,或足跟可触及耳垂。股角(又称内收肌角):肌张力增高时角度减小,降低时角度增大。牵拉试验:肌张力低时头后垂,不能主动屈肘。

【实训报告】

实训报告包括：

1. 实训目的与要求。

2. 实训所需仪器设备。

3. 实训步骤和内容　重点记录评定方法及评定结果。

4. 注意事项。

5. 实训体会。

【思考题】

1. 脑性瘫痪儿童的关节活动度评定有哪些内容？

2. 肌张力增高时，脑性瘫痪儿童做关节活动度检查时会有哪些表现？

（李 渤　王丽婷）

实训指导五　Bobath 疗法控制关键点的操作训练

【实训目的】

1. 掌握脑性瘫痪儿童的关键点内容、作用及操作方法。

2. 熟悉脑性瘫痪儿童控制关键点操作的注意事项。

【实训条件】

1. 评估环境　注意环境温度适宜。

2. 用物准备　布偶娃娃、训练垫、纸、笔等。

【实训内容及方法】

1. 明确 Bobath 疗法关键点内容及作用。

2. 向患儿或患儿家属进行介绍或解释说明，争取患儿及家属配合。

3. 控制关键点操作。

（1）头部关键点的控制

1）头部的伸展

体位：俯卧位、坐位和立位。

治疗师双手扶住患儿头枕部，使患儿头部伸展，即后屈。

2）头部的屈曲

体位：仰卧位、坐位和立位。

治疗师双手扶住患儿头枕部，使患儿头部屈曲。

3）头部的回旋

体位：仰卧位、俯卧位、坐位、膝立位和立位。

治疗师双手扶住患儿头枕部，使患儿头部左右回旋。

（2）肩胛带及上肢关键点的控制

1）肩胛带的前伸

体位：仰卧位、坐位和立位。

治疗师双手握持两肩胛带并将其向前推，或面对患儿向前方拉患儿的双上肢。

2）肩胛带的后缩

体位：仰卧位、坐位和立位。

治疗师双手握持患儿的双肩肩胛带处并将其向后方牵拉，使之退向后方。

3）肩关节的内旋

体位：坐位和立位。

治疗师首先使患儿前臂处于旋前状态，然后使两侧肩关节完全的内旋。

4）肩关节的外旋

体位：坐位和立位。

治疗师首先使患儿前臂处于旋后状态，然后使两侧肩关节完全的外旋。

5）上肢的水平外展

体位：坐位和立位。

治疗师首先使患儿前臂处于旋后、肘关节处于伸展、肩关节处于外旋的状态，即掌心向上，然后使处于这一肢位上的上肢水平外展。

6）上肢的上举

体位：坐位和立位。

治疗师首先使患儿肩关节处于外旋位，然后将同侧上肢上举，即举起后掌心向后。

7）上肢的对角线伸展

体位：坐位和立位。

治疗师在患儿后方，使患儿上肢后伸并越过身体中线。

（3）躯干关键点的控制

1）躯干前屈

体位：仰卧位、坐位和立位。

操作方法：在各体位上使躯干前屈。

作用：抑制全身伸展模式，促进屈曲姿势和屈曲运动。例如"抱球姿势"。

2）躯干后伸

体位：仰卧位、坐位和立位。

操作方法：在各体位上使躯干后伸。

作用：抑制全身屈曲模式，促进伸展姿势和伸展运动。

3）躯干的回旋

体位：侧卧位、仰卧位、坐位和立位。

操作方法：使患儿的躯干分别向两侧回旋。

作用：破坏全身伸展模式和屈曲模式，促进体轴回旋。

（4）骨盆及下肢关键点的控制

1）骨盆带后倾

体位：坐位和立位。

治疗师扶持患儿两侧骨盆，并使之成为后倾位。

2）骨盆带前倾

体位：坐位和立位。

治疗师扶持患儿两侧骨盆，并使之成为前倾位。

3）下肢伸展位上外旋

体位：俯卧位或立位。

治疗师使患儿下肢伸展，并外旋。

4）足趾背屈

体位：仰卧位或坐位。

治疗师使足趾，特别是 2、3、4、5 趾背屈。

4. 讨论　小组讨论 Bobath 疗法关键点作用及操作过程中存在的问题。

【实训报告】

实训报告包括：

1. 实训目的与要求。

2. 实训所需仪器设备。

3. 实训步骤和内容。

4. 注意事项。

5. 实训体会。

【思考题】

1. Bobath 疗法关键点有哪些?

2. Bobath 疗法关键点操作有何作用?

(李 渤 王丽婷)

实训指导六 脊髓损伤患儿的康复

【实训目的】

1. 掌握轮椅减压、床至轮椅间的转移。

2. 熟悉各种杖的测量及使用各种助行器的步行方式。

3. 自我体验患儿日常生活活动的困难,培养学生的爱伤观念。

【实训条件】

1. 评估环境 注意环境温度适宜。

2. 用物准备 床、普通轮椅、手杖、腋杖、步行式助行架、前方有轮式助行架、米尺、衣裤、袜子和鞋、自助具。

【实训方法和内容】

(一) 实训方法

1. 学生分组 每 5 人为一组,每组两名学生分别扮演患儿和治疗师,采用临床模拟教学方法。

2. 掌握脊髓损伤患儿的常用康复治疗方法,对不同脊髓节段损伤患儿制订不同的康复治疗计划与方案。

(二) 实训内容

1. 轮椅减压训练 每隔 30min 进行一次,每次持续 15s。

(1) C_5 损伤患儿将一侧上肢放在靠背后面,肘关节伸展与轮椅把手锁住,躯干侧屈、旋转、前屈,片刻后再换另一侧。双侧上肢轮流进行。

(2) C_6 损伤患儿躯干向一侧倾斜,对侧臀部离开椅面减轻压力,稍待片刻后再换另一侧。

(3) 胸髓损伤患儿利用双上肢支撑轮椅扶手或轮椅轮使臀部悬空进行减压。

2. 床至轮椅间的转移训练

(1) 利用滑板转移:轮椅与床成 30° 夹角,刹闸,卸下靠近床侧扶手,将滑板架于床和轮椅之间,患儿通过一系列的支撑动作转移到床上。

(2) 侧方转移:轮椅与床成 30° 夹角,刹闸。一手支撑床面,一手支撑远离床侧的轮椅扶手,同时向下用力撑起躯干转移到床上。

(3) 垂直转移:轮椅与床成 90° 夹角,距离床边约 30cm 处刹闸。分别将手腕置于对侧膝下,通过屈肘动作将下肢抬至床面。打开轮椅闸,向前驱动轮椅至紧贴床缘,刹闸。双手扶住轮椅扶手向上支撑,向前移动到床上。

(4) 平行转移:轮椅与床平行放置,刹闸。卸下靠近床侧扶手,将双腿抬至床面,外侧腿交叉置于内侧腿上,应用侧方转移的方法从轮椅转移到床上。

3. 杖的测量

(1) 手杖的测量:让患儿穿鞋或下肢支具站立,肘关节屈曲 30°,腕关节背伸,手掌面与足小趾前外侧 15cm 处的距离即为手杖的长度。最简单的测量方法为站立时股骨大转子的高度。

(2) 腋杖的测量:患儿如前站立,用上述方法可确定把手的高度;测量患儿足小趾前外侧 15cm 处到腋窝前襞的距离,或测量腋前襞到地面的垂直距离再加上 5cm 为腋托的高度。最简单的方法为身高减去 41cm 即为腋杖的长度。

4. 使用助行器的步行方式

(1) 应用步行式助行架及前方有轮式助行架步行:训练时先向前移动助行架的一侧,再移动另一侧;前方有轮型提起助行架后脚向前推即可。提起助行架放在上肢前方的远处,向前迈出一侧下肢,落在架子两后脚连线水平附近,再迈出另一下肢。如此反复向前移动。

（2）持腋杖步行

1）摆至步：双腋杖同时向前伸出，患儿身体重心前移至腋杖，利用上肢支撑力使双足离地，将双腿向前摆至双腋杖的稍后方。

2）摆过步：双腋杖同时向前伸出，患儿支撑把手，身体重心前移，用力向前摆动身体，使双足超过双腋杖的着地点，再将腋杖向前移动取得平衡。

3）四点步：先伸出左腋杖→迈右腿→伸出右腋杖→迈左腿，完成一个步行周期，如此反复进行。

4）两点步：伸出一侧的腋杖和对侧的足，再伸出另一侧的腋杖与相对应的足，如此交替进行。

5. 日常生活活动能力的训练

（1）四肢瘫患儿：使用自助具或独自完成吃饭、洗漱及穿上衣，当在床上可进行时，就可过渡到轮椅水平。如病情允许，裤子的穿脱应在床上完成。

（2）截瘫患儿：独立完成吃饭、洗漱和穿脱衣裤，首先在床上，然后在轮椅上进行。

【注意事项】

1. 注意患儿的心理康复，消除患儿顾虑，做好解释工作以取得患儿配合。

2. 床至轮椅间的转移训练　操作前先检查轮椅的安全性能；转移时动作要轻稳快捷；注意患儿的安全，防止跌伤。

3. 穿脱衣服的训练　照顾患儿自尊，尽量少暴露患儿，室内保持一定的温度，避免受凉；衣物上的扣件尽可能少，有利于穿脱，更衣困难者应借助自助具（如系扣器、穿袜器、多功能固定带等）完成。

【实训报告】

实训报告包括：

1. 实训目的与要求。

2. 实训所需仪器、设备。

3. 实训步骤和内容　重点记录康复评定方法及评定结果，详细的康复治疗方案。

4. 注意事项。

5. 实训体会。

【思考题】

1. 截瘫患儿持腋杖步行的方式有哪些？

2. 乘坐轮椅的患儿如何进行床至轮椅间的转移？

3. 手杖和腋杖长度如何确定？

（程金叶）

实训指导七　瑞氏综合征的康复

【实训目的】

1. 通过实际操作熟练掌握瑞氏综合征患儿的功能障碍特点、康复评定和康复治疗方法。

2. 熟悉瑞氏综合征患儿的康复分期和不同时期的康复目标。

【实训条件】

1. 评估环境　注意环境温度适宜。

2. 用物准备　儿童综合功能评定表、纸、笔、录音机、各种认知功能评定用具、PT床、直立床、减重步态训练仪、各种运动训练器械、认知功能训练用具等。

【实训方法和内容】

（一）实训方法

1. 学生分组对提供的瑞氏综合征患儿的病例进行分析讨论。讨论内容：瑞氏综合征的功能障碍特点、康复评定和康复治疗方法，预测康复结局。

2. 制订康复治疗计划与方案。

3. 学生每2人一组，进行角色扮演，一人扮演患儿，一人扮演治疗师，练习瑞氏综合征患儿的康复评定和康复治疗。

(二) 实训内容

1. 瑞氏综合征的康复功能评定 采用儿童综合功能评定量表对患儿进行评定,包括:认知功能、言语功能、运动功能、自理能力和社会适应五个部分。

2. 记录评定结果并进行分析。

3. 确定康复治疗目标。

4. 根据康复治疗目标,针对康复分期制订康复治疗方案。具体方法如下:

(1) 患儿危险期后,生命体征逐渐平稳,但仍处于昏迷状态,此时期康复治疗的目的就是维持关节活动度,防止关节挛缩,预防压疮及呼吸系统、泌尿系统感染等并发症。

1) 良肢位的摆放:为了预防压疮的发生,定时翻身,仰卧位和侧卧位交替进行,一般仰卧位保持不超过30min,侧卧位保持不超过2h。

2) 肢体的被动活动:每天2次被动活动四肢的各个关节,尽量使各个关节达到最大活动范围,活动量视患儿的病情而定。被动活动时手法要缓慢轻柔,有节奏,先从近端关节开始,逐渐到远端关节,注意避免代偿运动。休息时,保持手的五指伸开,足背屈。为了避免诱发握持反射,加重痉挛,禁止在手中和足底放置任何物品。

3) 物理因子治疗:包括功能性电刺激治疗、痉挛肌治疗、蜡疗,提高患儿肌力,缓解痉挛;经颅磁刺激、脑电治疗,改善脑循环,促进患儿意识恢复。

4) 针灸治疗:通过针刺相关穴位可促进患儿苏醒。

5) 高压氧治疗:高压氧可以提高血氧含量,改善脑细胞缺氧状态,减轻脑水肿,降低颅内压,使脑细胞功能恢复。高压氧还可以增加椎 - 基底动脉血流量,提高脑干的供氧量,有利于网状结构功能的恢复,从而促进患儿苏醒。

6) 声音刺激:让患儿熟悉的人经常呼唤患儿的名字,多和患儿交流,给患儿讲故事。播放患儿喜欢的音乐、动画片。

7) 视觉刺激:让患儿观看颜色鲜艳的图片、玩具和患儿喜欢的动画片。

8) 触觉刺激:多抚摸患儿。

9) 冷热刺激:用冰块和热水袋交替在患儿手掌、足底、面部快速摩擦。

10) 味觉刺激:用酸、甜、苦、辣分别刺激患儿的味觉。

(2) 患儿苏醒后,能听懂指令,此阶段采用综合的康复治疗措施。

1) 运动训练:运用Bobath技术结合其他运动疗法抑制患儿痉挛,降低患儿肌张力,提高患儿肢体功能,训练内容包括:上肢功能训练、翻身、坐起训练,坐位平衡调练;站起、坐下训练,站位平衡、行走训练等。训练内容由少到多,由简单到复杂。

2) 作业疗法和日常生活能力的训练:上肢和手的精细功能的训练,穿衣、进食、如厕的等日常生活能力的训练。

3) 言语和认知功能的训练。言语训练包括:口语表达能力的康复训练、听理解障碍的康复训练、文字理解力的康复训练。认知训练包括:时间、人物、空间定向力训练,记忆训练,思维训练等。

4) 针灸治疗。

5) 高压氧治疗。

6) 物理因子治疗。

【注意事项】

1. 做好瑞氏综合征的常识宣教。

2. 在对患儿评定和治疗中注意做好解释工作以取得家长及患儿的配合。

3. 在康复评定和康复治疗操作中注意安全。

4. 注意心理康复,消除家长及患儿的顾虑。

【实训报告】

实训报告包括:

1. 实训目的与要求。

2. 实训所需仪器、设备。

3. 实训步骤和内容　重点记录康复评定方法及评定结果,详细的康复治疗方案。

4. 注意事项。

5. 实训体会。

【思考题】

1. 瑞氏综合征有哪些主要临床表现?

2. 诊断瑞氏综合征常用哪些辅助检查?

3. 瑞氏综合征的患儿可能需要哪些康复评定?

(程金叶)

实训指导八　特发性脊柱侧凸的康复评定及手法治疗

【实训目的】

1. 掌握特发性脊柱侧凸的康复评定方法及姿势训练、运动疗法。

2. 熟悉特发性脊柱侧凸的体格检查。

3. 了解康复治疗的适应证。

【实训条件】

1. 环境的要求　安静的示教室或评定室,诊疗床。

2. 用物准备　全脊柱站立位正侧位片、骨盆正位片、格尺、铅笔、纸等。

【实训内容及方法】

(一) 实训内容

1. 康复评定

(1) Cobb角:在脊柱X线正位片上,先在弧度最上端椎体上缘画一水平线,再沿弧度最下端椎体下缘再画一水平线,最后画这两条水平线的垂直线,两垂线的交角即为Cobb角。

(2) 脊柱的旋转程度:在脊柱X线正位片上,根据椎体椎弓根的位置可粗略判断脊柱的旋转程度。

(3) 骨成熟度评定:最常用的骨成熟度评价方法是观察髂骨髂嵴骨骺的生长情况。

2. 记录评定结果并进行分析。

3. 确定康复治疗目标(近期、远期)。

4. 根据康复治疗目标,制订康复治疗方案,具体方法有:

(1) 骨盆倾斜训练:①卧位训练;②立位训练。

(2) 姿势对称性训练:患儿通过主动的自我姿势矫正,保持坐位和立位时躯干姿势挺拔和对称。

(3) 运动疗法

1) 矫正体操:在卧位或匍匐位进行矫正体操。选用特定姿势练习矫正特定部位的脊柱侧凸。

2) 不对称爬行:俯卧位时,一侧上肢前伸过头同时同侧下肢后伸以牵拉同侧脊柱。右侧弯时,左臂右腿尽量向前迈进,右臂左腿随后跟进,但始终不超越左臂右腿,方向为向右侧成弧形地前进。

3) 呼吸训练:其要点是指导患儿进行胸腹式呼吸训练。

(二) 实训方法

1. 学生分组对提供的病例进行分析讨论。讨论内容:特发性脊柱侧凸的类型、体格检查、康复评定方法与姿势训练、运动疗法的适应证。

2. 制订康复治疗计划与方案。

3. 学生每2人一组,进行角色扮演,一人扮演患儿,一人扮演治疗师,练习特发性脊柱侧凸康复评定与姿势训练、运动疗法。

【实训报告】

实训报告包括:

1. 实训目的与要求。

2. 实训所需器械、物品。

3. 实训内容和步骤:重点记录评定方法及评定结果,详细的康复治疗方案。

4. 实训体会。

【思考题】

1. 特发性脊柱侧凸 Cobb 角的测量方法?

2. 特发性脊柱侧凸的康复治疗方法?

(徐智春)

实训指导九　骨折后患儿的康复评定及康复治疗

【实训目的】

1. 掌握骨折后患儿的评定方法、康复治疗方法及常见骨折的康复方法。

2. 熟悉康复治疗的注意事项。

3. 了解康复治疗的适应证及禁忌证。

【实训条件】

1. 环境的要求　安静的示教室或评定室。

2. 用物准备　握力计、捏力计、通用量角器、软尺、直尺、ADL 评定量表、感觉评定用大头针、棉签、音叉、笔和纸等。

【实训内容及方法】

(一) 实训内容

1. 骨折的康复功能评定

(1) 一般情况评定:疼痛和压痛、局部肿胀、畸形与功能障碍。

(2) 运动功能评定

1) 肌力检查:采用徒手肌力检查法(MMT)、握力计、捏力计等检查。

2) 关节活动度检查:可用量角器测量,需双侧进行对比。

3) 步态分析:通过步态分析了解下肢功能障碍程度。

(3) 感觉评定:进行深、浅感觉评定,判断有无神经损伤及损伤程度。

(4) 其他评定。

1) 肢体长度和周径测量:两侧肢体进行对比,判断骨折后肢体长度有无改变及改变程度。

2) ADL 能力评定:骨折后影响日常生活活动的患儿,应对其进行 ADL 能力评定,选用 Barthel 指数评定量表。

3) 心肺功能评定:对于长期卧床的患儿,应注意对心、肺功能的评定。

2. 记录评定结果并进行分析。

3. 确定康复治疗目标(近期、远期)。

4. 根据康复治疗目标,针对康复分期制订康复治疗方案。

(二) 实训方法

1. 学生分组对提供的病例进行分析讨论。讨论内容:骨折类型、临床分期、存在的康复问题、康复评定和康复治疗方法、康复结局的预测。

2. 制订康复治疗计划与方案。

3. 学生每 2 人一组,进行角色扮演,一人扮演患儿,一人扮演治疗师,练习常见骨折患儿康复评定和康复治疗的方法。

【实训报告】

实训报告包括:

1. 实训目的与要求。

2. 实训所需仪器设备。

3. 实训内容和步骤　重点记录评定方法及评定结果,详细的康复治疗方案。

4. 注意事项。

5. 实训体会。

【思考题】

1. 常见骨折康复问题有哪些?

2. 骨折患儿进行康复治疗如何分期? 各期的康复方法有哪些?

（徐智春）

实训指导十　糖尿病的高压氧治疗

【实训目的】

1. 掌握高压氧舱的操作规程;高压氧治疗的注意事项。

2. 熟悉高压氧的保养与维修。

【实训条件】

1. 环境要求　高压氧治疗环境的要求。

2. 用物准备　高压氧仪器 1 台、医用氧气罐等。

【实训内容及方法】

（一）加压前准备

1. 氧源准备。

2. 连接供氧管。

3. 连接排氧管。

4. 婴儿进舱　婴儿应头部略高,右侧卧位,舱内被褥、枕头和衣物都应采取全棉制品,不得使用可能产生静电的化纤、丝绸、毛皮等材料。

（二）加压

1. 加压前洗舱　加压前洗舱应于常压下进行,目的是用氧气置换出舱内的部分空气,使舱内氧浓度在加压前即可达到较高水平。

方法:虚掩舱门,门缝仅留 1mm 左右,缓慢开启氧气瓶开关阀,调节氧气减压器,使供氧压力控制在 0.25MPa,打开控制板上的供氧阀和供养流量计,供氧流量可调节在 10~15L/min,换气 5~10min。

2. 关门加压　关紧舱门,关闭排气阀;加压至治疗方案所规定的治疗压力,关闭供氧阀,加压时间为 10~15min。

（三）稳压

当舱压达到要求的治疗压力后,关闭供氧阀,进入稳压治疗阶段。在稳压过程中可实行稳压换气,以稀释舱内患儿呼出的废气和提高舱内氧浓度。

稳压换气的方法是同时打开进、排气阀,进、出流量计读数均为 10L/min 左右,以达到舱内气体的动态平衡。第一次稳压换气应在稳压后 20min 左右进行。亦可采用持续小流量换气的方法进行换气。

（四）减压

稳压治疗结束后,打开排氧阀,当压力表显示的舱压值为零时,即可打开舱门,婴儿出舱。减压时间一般为 15~20min。

（五）出舱后整理

1. 关闭氧气瓶瓶头阀,排除供氧管内余气,关闭供氧阀、供氧流量计、排氧阀、排氧流量计,关闭总电源,详细填表记录。

2. 清洁消毒　婴儿氧舱有机玻璃筒体用清洁全棉湿毛巾擦干净。筒体内部的消毒采用对人体无毒、对塑料制品无腐蚀的消毒液（如"84"消毒液等）。不能用酒精或紫外线直接对有机玻璃筒体消毒。

【实训报告】

实训报告包括:

1. 实训目的与要求。

2. 实训所需仪器、设备。

3. 实训步骤和内容 重点记录操作流程。

4. 注意事项。

5. 实训体会。

【思考题】

1. 简述婴儿氧舱应急处理程序。

2. 简述高压氧舱内的保养与维修。

(孙来信)

实训指导十一 分娩性臂丛神经损伤的物理治疗

【实训目的】

1. 掌握肌肉兴奋治疗仪的操作规程、注意事项。

2. 熟悉肌肉兴奋治疗仪的原理。

【实训条件】

1. 环境要求 物理治疗环境的要求。

2. 用物准备 肌肉兴奋治疗仪 1 台、电极贴片 4 个、导线等。

【实训内容及方法】

1. 肌兴奋治疗仪的原理 采用特定的脉冲信号,直接兴奋神经组织,引起肌肉收缩,防止肌肉萎缩,松解粘连。

2. 肌兴奋治疗仪的操作流程如下:

(1) 检查机器是否处于正常状态,各导线是否连接正确。

(2) 打开电源开关。

(3) 将电极片插入输出插孔,粘贴在相应治疗部位上(清洁皮肤)。

具体方法:将一路输出电极片置于痉挛肌两端肌腱处,另一路输出电极片置于拮抗肌肌腱处。

(4) 启动治疗键,选择治疗方案,调节剂量。

先将频率旋钮调到 3~5,调节刺激痉挛肌输出强度旋钮至肌肉产生运动。

(5) 治疗结束,(按钮旋转至 0 档)取下电极片,关闭电源。

(6) 治疗时间及疗程 时间为 20min / 次,10~20d/ 疗程。

【实训报告】

实训报告包括:

1. 实训目的与要求。

2. 实训所需仪器、设备。

3. 实训步骤和内容 重点记录操作流程。

4. 注意事项。

5. 实训体会。

【思考题】

1. 肌肉兴奋治疗仪治疗前应该核查哪些内容?

2. 肌兴奋治疗仪的注意事项有哪些?

(孙来信)

中英文名词对照索引

参考文献

1. 李晓捷.实用儿童康复医学.第2版.北京:人民卫生出版社,2016.

2. 燕铁斌.物理治疗学.第2版.北京:人民卫生出版社,2013.

3. 窦祖林.作业治疗学.第2版.北京:人民卫生出版社,2013.

4. 李胜利.语言治疗学.北京:人民卫生出版社,2013.

5. 王玉龙,张秀花.康复评定技术.北京:人民卫生出版社,2017.

6. 李晓捷.儿童康复医学.北京:人民卫生出版社,2016.

7. 王卫平.儿科学.北京:人民卫生出版社,2016.

8. 张绍岚,何小花.疾病康复.第2版.北京:人民卫生出版社,2014.

9. 王玉龙,张秀花.康复评定技术.第2版.北京:人民卫生出版社,2014.

10. 陈秀洁.小儿脑性瘫痪的神经发育学治疗法.第2版.郑州:河南科学技术出版社,2012.

11. 李晓捷.实用小儿脑性瘫痪康复治疗技术.北京:人民卫生出版社,2009.

12. 沈晓明.儿科学.第7版.北京:人民卫生出版社,2008.

13. 吴梓梁.小儿内科学.郑州:郑州大学出版社,2003.

14. 魏轼梁.中医综合疗法配合康复训练治疗21-三体综合征合并运动障碍病案1例.第三届中西医结合儿童康复学术会议论文集,2015:425-427.

15. 刘振寰.儿童遗传代谢疾病的康复治疗.第三届中国中医药发展大会论文集,2009:1222-1226.

16. 李瑞锡,江开达,彭裕文.孤独症研究新进展.复旦学报:医学版,2010,37(1):110-115.

17. 余汉辉,周东,陈发军.正常压力性脑积水病理生理学研究概况.中华神经外科杂志,2011,27:536-538.

18. 宋明,战祥新,吴斌,等.脑室-腹腔分流术的常见并发症与对策.中华神经外科杂志,2011,27:428-430.

19. 李邦惠,冉茂群.高压氧综合康复治疗瑞氏综合征1例报告.护理与康复,2004,3(3):212-213.

20. 左启华.小儿神经系统疾病.第2版.北京:人民卫生出版社,2002.

21. 李林.小儿脑性瘫痪的教育康复.中国康复理论与实践杂志,2007,13(12):1110-1112.

22. 王永峰,李晓捷,赵建慧.核心稳定性训练对痉挛型脑瘫患儿粗大运动功能及步行能力的影响.中国康复理论与实践,2012,18(4):350-352.

23. 张长杰.肌肉骨骼康复学.北京:人民卫生出版社,2014:292-310.

24. 燕铁斌.骨科康复评定与治疗技术.第4版.北京:人民军医出版社,2015.

25. Winn H.R.尤曼斯神经外科学.王任直,主译.北京:人民卫生出版社,2009:2711-2725.

26. Eva Bower.脑瘫儿童家庭康复与管理.史惟,杨红,王素娟,译.上海:上海科学技术出版社,2016.

27. Gecz J,Mulley J C.Genes for cognitive function:Development son the X.Genome Res,2000,10:157-163.

28. Beck A,Daley D,Hastings RP.et al.Mother expressed emotion towards children with and without intellectual disabilities.J Intellect Disabil Res,2004,48(7):628-638.

29. Frankel F,Myatt R,Cantwell DP,et al. Parent assisted neurogen of Children's social skills training:effects on children with and without attention deficit hyperactivity disorder. J Am Acad Child Adolesc Psychiatry,1997,36:1056-1064.

30. Fmlich J,Banaschewski T,Dopfner M,et al.An evaluation of the phanilacokinetics of methylphenidate for the treatment of attention-deficit/hyperactivity disorder.Expen Opin Drug Metab Toxicol,2014,10(8):1169-1183.

31. Victor MM,Rovads DL,Salgado CA,et al.Severity but not comorbidities predicts response to methylphenidate in adults with attention-deficit/hyperactivity disorder:results from a naturalistic study. J clin Psychophannacol,2014,34(2):212-217.

32. Kathy E,Janek D,Art therapy with children on the autistic spectrum. London:Jessica Kingsley Publishers Ltd,2001:289-316.

33. MacGillavry HD,Kerr JM,Kassner J,et al. Shank-cortactin interactions control actin dynamics to maintain flexibility of neuronal spines and synapses.Eur J Neurosci,2016,43(2):179-193.

34. Mochida GH,Walsh CA.Molecular genetics of human microcephaly.Curr Opin Neurol,2001,14:151-156.

35. Krauss MJ,Morrissey AE,Winn HN,et al.Microcephaly:an epidemiologic analysis.Am J Obstet Gynecol,2003,188:1484-1490.

36. Agre JC, Rodriquez AA, Franke TM.Subjective recovery time after exhausting muscular activity in postpolio and control subjects. Am J Phys Med Rehabil, 1998, 77 (2): 140-144.

37. Samii A, Lopez Devine J, Wasserman EM, et al.Normal postexercise facilitation and depresstion of motor evoked potentials in postpolio patients.Muscle Nerve, 1998, 21 (7): 948-950.

38. Draak TH, Gorson KC, Vanhoutte EK, et al.Does ability to walk reflect general functionality in inflammatory neuropathies.J Peripher Nerv Syst, 2016, 21 (2): 74-81.DOI: 10.1111/jns.12167.

39. Kizilbash SJ, Ahrens SP, Bruce BK, et al.Adolescent fatigue, POTS, and recovery: a guide for clinicians.Curr Probl Pediatr Adolesc Health Care, 2014, 44 (5): 108-133.DOI: 10.1016/j.cppeds.2013.12.014.

40. Kajjmoto M, Koga M, Nsrumi H, et al.Successful control of radicular pain in a pediatric patient with Guillian-Barre syndrome. Brain Dev, 2015, 37 (9): 897-900.DOI: 10.1016/j.braindev.2015.01.004.